応用栄養学実習ワークブック 第4版

■編集
北島幸枝

みらい

●執筆者及び執筆分担 （執筆順、※は編者）

山本由喜子（やまもとゆきこ）	元大阪市立大学	第1部、第2部序章
狩野百合子（かのう　ゆりこ）	神戸女子大学	第1部第4章、第2部第8章
今井　絵理（いまい　えり）	滋賀県立大学	第2部第1章
松本　洋子（まつもとようこ）	北海道文教大学	第2部第2章
髙橋　孝子（たかはしたかこ）	大阪公立大学	第2部第3章
妻木　陽子（つまき　ようこ）	広島女学院大学	第2部第4章
塩谷亜希子（しおたにあきこ）	大手前大学	第2部第5章
※北島　幸枝（きたじまゆきえ）	東京医療保健大学	第1部、第2部序章・第6章
本　　国子（もと　くにこ）	聖徳大学	第2部第7章
樹山　敦子（きやま　あつこ）	京都女子大学	第2部第9章
杉島　有希（すぎしまゆうき）	至学館大学	第2部第10章
堀尾　拓之（ほりおひろゆき）	東海学園大学	第2部第11章

はじめに

　管理栄養士国家試験出題基準（ガイドライン）は、2023（令和4）年の改訂において、近年の個人及び地域における栄養課題の多様化・複雑化に対応し、栄養の専門職としてエビデンスやデータを基に、論理的思考により最適解としての栄養管理をいかに打ち出し、多職種連携の中で他職種にも分かる形で提案できる高い専門性をもつ管理栄養士が求められていることをふまえ、「管理栄養士としての第一歩を踏み出す際の基本的知識及び技能について的確に評価する」ことを出題の基準として見直しがされた。ガイドラインにおける応用栄養学の大項目は、栄養ケア・マネジメント、食事摂取基準の基礎的理解、各ライフステージにおける生理的特徴および栄養アセスメントと栄養ケア、運動・スポーツやストレス・特殊環境における栄養ケアなどとされた。

　実習内容については、2011（平成23）年に日本栄養改善学会から「管理栄養士養成課程における専門基礎分野・専門分野の実験・実習・演習について」の検討結果が報告されている。この報告では、応用栄養学実習は各ライフステージにおける栄養ケア・マネジメントの具体化を目指すことを到達目標としている。さらに、Society5.0等政府の成長戦略に健康寿命の延伸が位置付けられ、疾病予防・重症化予防、介護予防等の取り組みが推進されるなか、論理的思考により最適な栄養管理をいかに提案していくかが、求められる。

　本実習書では上記を鑑み、妊娠、成長・発達、加齢など各ライフステージや、運動・スポーツ、ストレス・特殊環境下における栄養ケア・マネジメントの基礎を効果的に学習することを編集目的とした。具体的には、管理栄養士として必要な実践力を育てるために、対象例と課題を設定して、栄養ケア・マネジメントを自主的に実習することを可能にした。また、実習の過程で、課題・対象についての基礎的理論を背景として技能を修得すること、逆に技能を実習する過程で理論的な理解を深めることが可能となるよう、次の3点を配慮して編集した。

① 第1部で各実習項目に共通する基礎知識を説明し、第2部で実習項目ごとに対象例をあげて、実習課題、実習方法、解説を記載した。
② 実習方法は、実習プロセスが具体的に記載されたフローチャートを採用して、学生の自主的な実習を可能にした。
③ 実習結果の整理と考察を容易にするために、実習課題ごとのワークシートを準備して電子媒体で提供した。

　今後、本書が、ライフステージ別栄養特性の理解と栄養ケア・マネジメントの基礎を学習することに活用され、応用栄養学の理解を深めることに役立つことを期待する。最後に、本書の刊行に至るまで、多大なご援助、ご尽力をいただいた㈱みらい編集部に対して、心より感謝申し上げる。

2025年2月

編　者

● **本書の活用にあたって**

本実習書の特に第2部についての留意点は、以下の通りである。

① 第2部は、ライフステージごとに栄養アセスメント実習と栄養ケア実習の課題が設定されている。これらの実習課題のうち、重要度や実習時間などに応じて選択する。

② 実習単位には個人実習とグループ実習がある。グループ実習は、主に調理を伴う実習などであるが、実習環境によって変更することが可能である。なお、特に記載のない場合は基本的に個人実習とする。

③ 実習課題ごとに示した所要時間は一応の目安であり、科目の配当年次やそれまでの履修状況、学生数などに応じて変更させる。また、実習の準備や片付け、レポート作成や発表などの時間は教育的配慮のもとに決める。

④ 実習課題ごとに示した実習手順フローチャートにしたがって実習するか、その一部のみを実習するかは、実習時間や実習環境などの状況に応じて柔軟に選択する。例えば、栄養ケア実習では、栄養ケア計画の作成、献立作成、調理、試食と続く場合、栄養ケア計画と献立の作成を中心に実習を行うことも可能である。

⑤ 各実習で用意するもののうち、日本食品標準成分表や栄養計算ソフトは記載を省略したので、必要に応じて用意して実習に臨む。また、栄養ケア実習ではp.56を参照する。

⑥ 「日本人の食事摂取基準（2025年版）」では、現在入手可能な研究結果等が主に「日本食品標準成分表（七訂）」相当の方法で計算されたエネルギー量やエネルギー産生栄養素量を使用していることをふまえ、指標値は日本食品標準成分表（七訂）に基づき計算されたエネルギー・栄養素摂取量に対応するものとして策定されている。そのため、本書における栄養アセスメント実習での栄養素等摂取量評価は、日本食品標準成分表（七訂）に基づき算出された栄養素等摂取量をもって評価を行うこととする。

⑦ 課題ごとのワークシートは、以下のサイトに電子媒体で提供されている。
　ダウンロードページ：
　㈱みらいホームページ（https://www.mirai-inc.jp/）→「MENU」の「ワークシートダウンロード」

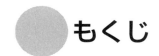

はじめに
本書の活用にあたって

第1部　栄養ケア・マネジメントの基礎知識

第1章　日本人の健康と食生活状況の特徴 ……………………………………………………10
1　日本人の主な死因　／10
2　生活習慣病の予防　／10
3　食生活の現状　／11

第2章　栄養ケア・マネジメント ……………………………………………………………15
1　栄養ケア・マネジメントの目的　／15
2　栄養ケア・マネジメントの進め方　／15
3　栄養スクリーニング　／16
4　栄養アセスメント　／16
5　栄養ケア計画　／35
6　モニタリングと評価　／36

第3章　食事摂取基準の概要 …………………………………………………………………38
1　食事摂取基準の指標　／38
2　エネルギー産生栄養素バランス　／39
3　対象者、栄養摂取源および摂取期間　／39
4　生活習慣病および生活機能の維持・向上に係る疾患等との関連　／41
5　食事摂取基準の活用　／42

第4章　食事計画 ………………………………………………………………………………45
1　食事計画の流れ　／45
2　献立作成　／46
3　調理　／51
4　喫食・評価　／52

第2部 ライフステージ別 栄養ケア・マネジメント実習

序章 実習を進めるにあたって ……………………………………………………… 54
1 ライフステージの年齢区分 ／54
2 食事摂取基準の指標の選び方 ／55
3 実習の進め方 ／55
4 本書で標準とする栄養ケア実習の方法 ／56

第1章 妊娠期の栄養ケア・マネジメント実習 ……………………………………… 58
1 妊娠期の基本事項 ／58
2 妊娠期の栄養アセスメント実習 ／64
　実習1-1 妊婦のつわり、貧血の栄養アセスメント／64
3 妊娠期の栄養ケア実習 ／68
　実習1-2 つわり、貧血の食事／68
　実習1-3 妊娠高血圧症候群の予防／69
　実習1-4 妊娠糖尿病の栄養ケア／71

第2章 授乳期の栄養ケア・マネジメント実習 ……………………………………… 74
1 授乳期の基本事項 ／74
2 授乳期の栄養アセスメント実習 ／77
　実習2-1 初産婦の産褥期における栄養アセスメント／77
　実習2-2 授乳期における授乳方法と体重管理のための栄養アセスメント／80
3 授乳期の栄養ケア実習 ／84
　実習2-3 産褥期の食事／84
　実習2-4 授乳期における授乳方法と体重管理のための食事／86

第3章 乳児期の栄養ケア・マネジメント実習 ……………………………………… 89
1 乳児期の基本事項 ／89
2 乳児期の栄養アセスメント実習 ／93
　実習3-1 低出生体重児の発育状況にあった栄養アセスメント／93
3 乳児期の栄養ケア実習 ／96
　実習3-2 育児用ミルクの調乳／96
　実習3-3 発育段階に応じた離乳食の準備／100

第4章 幼児期の栄養ケア・マネジメント実習 ……………………………………… 107
1 幼児期の基本事項 ／107
2 幼児期の栄養アセスメント実習 ／113
　実習4-1 偏食・食欲不振児の栄養アセスメント／113

3　幼児期の栄養ケア実習　／119
　　　　実習4−2　保育所給食／119
　　　　実習4−3　食物アレルギー対応食／122

第5章　学童期の栄養ケア・マネジメント実習　……127
　　1　学童期の基本事項　／127
　　2　学童期の栄養アセスメント実習　／131
　　　　実習5−1　肥満傾向児の栄養アセスメント／131
　　3　学童期の栄養ケア実習　／133
　　　　実習5−2　小学校給食／133
　　　　実習5−3　給食前の時間を使った「食に関する指導」／136

第6章　思春期の栄養ケア・マネジメント実習　……139
　　1　思春期の基本事項　／139
　　2　思春期の栄養アセスメント実習　／145
　　　　実習6−1　思春期男性の生活習慣病予防のための栄養アセスメント／145
　　　　実習6−2　思春期女性の鉄欠乏性貧血予防のための栄養アセスメント／149
　　3　思春期の栄養ケア実習　／153
　　　　実習6−3　食習慣の改善／153

第7章　青年期の栄養ケア・マネジメント実習　……155
　　1　青年期の基本事項　／155
　　2　青年期の栄養アセスメント実習　／159
　　　　実習7−1　大学生（実習生自身）の栄養アセスメント／159
　　3　青年期の栄養ケア実習　／163
　　　　実習7−2　朝食欠食への対応／163
　　　　実習7−3　青年期の肥満予防・対応のための食事／166

第8章　壮年期・中年（実年）期の栄養ケア・マネジメント実習　……169
　　1　壮年期・中年（実年）期の基本事項　／169
　　2　壮年期・中年（実年）期の栄養アセスメント実習　／174
　　　　実習8−1　壮年期女性の生活習慣病予防のための栄養アセスメント／174
　　　　実習8−2　中年（実年）期男性の生活習慣病予防のための栄養アセスメント／178
　　3　壮年期・中年（実年）期の栄養ケア実習　／182
　　　　実習8−3　壮年期女性の生活習慣病予防のための食事／182

第9章　高齢期の栄養ケア・マネジメント実習　……184
　　1　高齢期の基本事項　／184
　　2　高齢期の栄養アセスメント実習　／190
　　　　実習9−1　低栄養の高齢者に対する栄養アセスメント／190

  3 高齢期の栄養ケア実習 ／194
   実習9-2 介護食への展開／194
   実習9-3 嚥下機能低下に対応した水分補給／197

第10章 運動・スポーツ時の栄養ケア・マネジメント実習 200

  1 運動・スポーツの基本事項 ／200
  2 運動・スポーツ時の栄養アセスメント実習 ／206
   実習10-1 男子サッカー選手のための栄養アセスメント／206
  3 運動・スポーツ時の栄養ケア実習 ／214
   実習10-2 男子サッカー選手の体重コントロールを目的とした栄養ケア／214
   実習10-3 学生スポーツ選手の食の自己管理能力向上を目的とした栄養ケア／217

第11章 特殊環境下での栄養ケア・マネジメント実習 222

  1 特殊環境の基本事項 ／222
  2 特殊環境下での栄養アセスメント実習 ／228
   実習11-1 ストレス時の栄養アセスメント／228
  3 特殊環境下での栄養ケア実習 ／231
   実習11-2 ストレス時の栄養ケア／231
   実習11-3 ストレス時の運動・休養ケア実習／234
   実習11-4 熱中症予防のための行動変容を目的とした栄養ケア／236
   実習11-5 熱中症予防のための栄養ケア／240

資料編

資料1：日本人の食事摂取基準（2025年版） ／244
資料2：食生活指針 ／257
資料3：妊娠前からはじめる妊産婦のための食生活指針　〜妊娠前から、健康なからだづくりを〜 ／257
資料4：健康づくりのための休養指針 ／258
資料5：健康づくりのための睡眠ガイド2023　〜睡眠の推奨事項〜 ／258
資料6：身体活動（生活活動・運動）のメッツ表 ／259
資料7：児童福祉施設における「食事摂取基準」を活用した食事計画について ／261
資料8：保育所における給与栄養目標量の設定のポイントと設定例 ／263
資料9：学校給食摂取基準と食品構成表 ／264

索引 ／267
参考文献 ／269

第1部 栄養ケア・マネジメントの基礎知識

第1章 日本人の健康と食生活状況の特徴

　近年の日本人の健康においては、悪性新生物（がん）、心臓病、脳卒中、糖尿病などの生活習慣病が増加していることが重要な問題で、健康長寿の最大の阻害要因となっているだけでなく、国民医療費にも大きな影響を与えている。これらの疾病の発症・進行は、食事、運動、休養などの生活習慣と密接に関連しており、健康的な食生活の実践など生活習慣を見直して疾病の発症そのものを予防する「一次予防」が重要である。

1　日本人の主な死因

　日本人の死因を死因別死亡数からみると、第1位は悪性新生物、第2位は心疾患、第3位は老衰となっている（図1-1）。全死亡者のおおよそ4人に1人が第1位の悪性新生物で死亡したことになり、第4位までの疾患で、全死亡者の約60％を占めている。

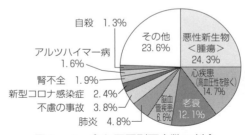

図1-1　主な死因別死亡数の割合
出所）厚生労働省「令和5年（2023）人口動態統計（確定数）の概況」

2　生活習慣病の予防

　悪性新生物、心疾患、脳血管疾患などの疾病は、生活習慣とともに外部環境、遺伝要因などが複合的に作用しあって発症する。これらの要因のうち生活習慣は、他の要因と比べて比較的改善が容易である。生活習慣の改善には、食習慣の改善、適度な運動、休養、禁煙などがあり、なかでも毎日の食生活を見直し、適切な食習慣を身につけることが重要である。
　これまで食生活改善のために、行政の施策が実施されてきた。2000（平成12）年には、第3次国民健康づくり対策として「21世紀における国民健康づくり運動」（健康

日本21）が策定され、生活習慣病の原因と考えられる課題について基本方針、現状と目標、対策などが設定され、その一次予防が推進されてきた。健康日本21は改正を重ね、2024（令和6）年4月からは「21世紀における第3次国民健康づくり運動」（健康日本21（第3次））が実施されている。その基本的な方向は、①健康寿命の延伸と健康格差の縮小、②個人の行動と健康状態の改善、③社会環境の質の向上、④ライフコースアプローチを踏まえた健康づくりの4つで、それぞれに具体的目標が設定された。

また、2005（平成17）年には、栄養・食生活について、健康の維持・増進のために「何を」「どれだけ」食べればよいかを示す指針として、厚生労働省・農林水産省から「食事バランスガイド」が示された。これは、食事摂取基準を基本とする適切な摂取量を料理の量で示したものである。さらに、2008（平成20）年には「特定健診・特定保健指導」が導入され、メタボリックシンドローム（内臓脂肪症候群）に着目した健診が実施され、リスクの程度に応じて「動機づけ支援」と「積極的支援」に分けて生活習慣を見直すための特定保健指導が行われている。

3 食生活の現状

日本人の食生活の現状で、生活習慣病を予防するために改善が必要と考えられる主な特徴には、次のようなものがある。

1──朝食の欠食

朝食の欠食率は、男女ともに20〜49歳（青年期以降）において高い割合であり、この時期の食生活習慣の不規則性を示唆している（表1−1）。近年は減少傾向にあるものの、特に男性の欠食率は30％近くと著しく高く、約3.5人のうち1人は朝食を摂取していない。一方、女性も同時期に高い割合を示してはいるものの、こちらも近年は減少傾向にある。この時期のこのような食生活の不規則性は、健康をそこなう要因となるばかりでなく、青年期以降の生活習慣病の発症との関連も懸念される。中年（実年）期、高齢期と進むにしたがって欠食率は低下しているものの、どの年齢層においても朝食の欠食率を現状よりも低下させることが望ましい。

小児期においても朝食の欠食がみられ、近年、欠食率は増加傾向にある（図1−2）。この年齢層は、心身ともに発育の盛んな時期であり、健康な体づくりのために、だれもが朝食を摂取するように改善する必要がある。また、この時期は食生活習慣を形成する時期でもあり、規則的な食事の習慣を形成するために朝食欠食をなくすことが望ましい。習慣的に朝食をとらない成人のうち、その習慣が「小学生」または「中学・

高校生」の頃から始まった人は、男性で約30％、女性で約25％と高い割合である（表1－2）。小学生、中学・高校生の朝食の欠食者を減少させて、成長期における欠食状況を改善させることが重要な課題である。

表1－1　朝食欠食率の年次推移
(%)

		平成19年	20年	21年	22年	23年	24年	25年	26年	27年	28年	29年	30年	令和元年
男性	20～29歳	28.6	30.0	33.0	29.7	34.1	29.5	30.0	37.0	24.0	37.4	30.6	29.9	27.9
	30～39歳	30.2	27.7	29.2	27.0	31.5	25.8	26.4	29.3	25.6	26.5	23.3	28.3	27.1
	40～49歳	17.9	25.7	19.3	20.5	23.5	19.6	21.1	21.9	23.8	25.6	25.8	24.5	28.5
	50～59歳	11.8	15.1	12.4	13.7	15.0	13.1	17.8	13.4	16.4	18.0	19.4	18.0	22.0
	60～69歳	7.4	8.1	9.1	9.2	6.3	7.9	6.6	8.5	8.0	6.7	7.6	8.2	9.6
	70歳以上	3.4	4.6	4.9	4.2	3.7	3.9	4.1	3.2	4.2	3.3	3.4	3.7	3.4
女性	20～29歳	24.9	26.2	23.2	28.6	28.8	22.1	25.4	23.5	25.3	23.1	23.6	18.9	18.1
	30～39歳	16.3	21.7	18.1	15.1	18.1	14.8	13.6	18.3	14.4	19.5	15.1	12.7	22.4
	40～49歳	12.8	14.8	12.1	15.2	16.0	12.1	12.2	13.5	13.7	14.9	15.3	12.6	17.1
	50～59歳	9.7	13.4	10.6	10.4	11.2	9.2	13.8	10.7	11.8	11.8	11.4	13.0	14.4
	60～69歳	5.1	8.6	7.2	5.4	7.6	6.5	5.2	7.4	6.7	6.3	8.1	5.3	6.8
	70歳以上	3.8	5.2	4.7	4.6	3.8	3.6	3.8	4.4	3.8	4.1	3.7	3.7	4.5

注）「欠食」とは、食事をしなかった場合、栄養ドリンクのみの場合、菓子、果物、乳製品、嗜好飲料などの食品のみを食べた場合、錠剤などの食品のみを食べた場合、の合計のことである。
出所）厚生労働省「国民健康・栄養調査報告」より作成

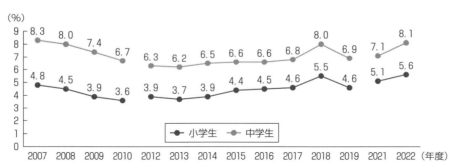

図1－2　子どもの朝食欠食率の推移

注1）朝食を「全く食べていない」及び「あまり食べていない」の合計。
注2）小学6年生、中学3年生が対象。
注3）2011年度は東日本大震災の影響等、2020年度は新型コロナウイルス感染症の影響等により、調査を実施していない。
出所）文部科学省「全国学力・学習状況調査」より作成

表1－2　朝食欠食が始まった時期（20歳以上）

		小学生の頃から	中学・高校生の頃から	高校を卒業した頃から	20歳以降
男性	平成17年	6.2	23.5	23.6	46.7
	平成21年	6.4	26.3	17.2	50.1
女性	平成17年	6.0	18.5	14.6	60.9
	平成21年	6.3	18.9	14.1	60.7

出所）厚生労働省「平成21年国民健康・栄養調査報告」

2 ── 肥満とやせ

　日本人の健康と食生活の関連を考える場合、肥満とやせの両方が課題である。肥満については、成人のうちでも男性の30～60歳代、女性の40歳以上でその割合が高い（図1－3）。生活習慣病の予防の観点から、今後、減少させることが健康管理上の重要な課題である。やせについては、学童期、思春期、青年期にかけての若年女性において問題である（図1－4）。近年、胎児期における低栄養の状態が、出生時体重ばかりでなく将来の健康状態に影響を及ぼすことが報告されており[1,2]、妊娠可能な若年女性のやせを減少させて、適正に体重を管理することが望ましい。

　一方、高齢者における低栄養のリスクも問題である。表1－3にみるように、特に

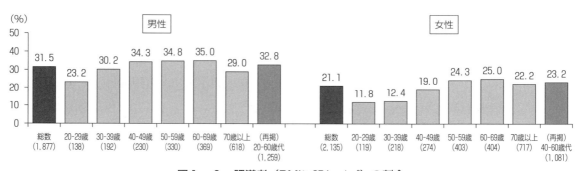

図1－3　肥満者（BMI≧25 kg/m²）の割合

出所）厚生労働省「令和5年国民健康・栄養調査結果の概要」

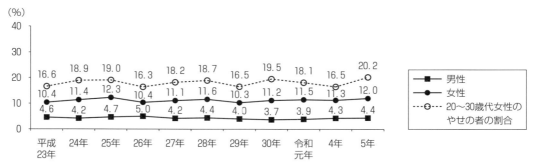

図1－4　やせの者（BMI＜18.5 kg/m²）の割合の年次推移（20歳以上）

注）令和2年及び3年は調査中止。
出所）図1－3に同じ

表1－3　低栄養傾向の高齢者の割合　　　　　　　　　　　　　　　　　　（％）

	総数	65～69歳	70～74歳	75～79歳	80～84歳	85歳以上
男性	12.2	7.8	8.7	11.2	18.2	22.8
女性	22.4	23.5	22.0	22.0	20.5	24.8

注）低栄養傾向：BMI≦20　65歳以上、性・年齢階級別
出所）図1－3に同じ

女性高齢者は20%以上が低栄養傾向（BMI≦20 kg/m²）の状態にあり、生活の質（quality of life：QOL）や日常生活動作（activities of daily living：ADL）の低下への影響が考えられる。

3 ── 食品・栄養の摂取状況

❶ 野菜の摂取量

野菜の摂取量は、健康日本21（第3次）においても改正前と同様に、カリウム、食物繊維の適量摂取が期待される量として、1日当たり平均350 g以上が目標値として設定された。しかし、現状では表1－4にみるように、すべての年齢層で目標値が充足されておらず、特に20〜40歳代の摂取量が少ない。生活習慣病の予防・改善のために、成人の野菜摂取量を増加させることが課題である。

❷ 食塩の摂取量

日本人の食生活の特徴として食塩の摂取量が多いことがあり、高血圧やがんの発症との関係が危惧されている。食塩摂取量は表1－5にみるように女性よりも男性で多く、また、女性では若年者よりも中・高齢者で多い。日本人の食事摂取基準（2025年版）では、目標量として成人男性7.5 g/日未満、成人女性6.5 g/日未満が設定されており、いずれの年齢層でも摂取量を現状より減少させることが望ましい。

表1－4　野菜の摂取量

	20〜29歳	30〜39歳	40〜49歳	50〜59歳	60〜69歳	70歳以上
野菜（g/日）	221.8	231.1	229.3	248.2	267.3	280.8
緑黄色野菜（g/日）	61.6	69.6	66.9	74.1	81.0	95.6

注）「野菜」は緑黄色野菜とその他の野菜の合計
出所）図1－3に同じ

表1－5　食塩の摂取量

		20〜29歳	30〜39歳	40〜49歳	50〜59歳	60〜69歳	70歳以上
食塩（g/日）	男性	10.4	10.6	10.6	10.3	11.1	10.7
	女性	8.3	8.1	8.9	8.9	9.5	9.4

出所）図1－3に同じ

【引用文献】
1）Barker DJP et al.：Weight in infancy and death from ischaemic disease. Lancet Ⅱ：577-580, 1989.
2）Barker DJP and Clark PM：Fetal undernutrition and disease in late life. Rev. Reprod. 2：105-112, 1997.

第2章 栄養ケア・マネジメント

1 栄養ケア・マネジメントの目的

　個人や特定集団の栄養状態や健康状況の適切な評価、最適な栄養ケア計画の作成・実施など、栄養管理にかかわる様々な作業・手順を総括したものを栄養ケア・マネジメントという。栄養ケア・マネジメントの目的は、栄養状態の改善によりQOLを向上させることにあるが、その具体的な目標はライフステージごとに異なる。妊娠期・授乳期では母性保護と胎児・乳児の成長・発達、成長期では子どもの正常な成長・発達、成人期（青年期、壮年期、中年（実年）期）では、生活習慣病など疾患の予防・改善、高齢期では自立支援・介護予防などがある。

2 栄養ケア・マネジメントの進め方

　栄養ケア・マネジメントの最初のステップは栄養スクリーニングで、個人や集団の栄養状態のリスクを判定する（図2−1）。次いで、栄養アセスメントでは、栄養リスクのある対象者について適切な検査項目を用いて、科学的根拠（エビデンス）に基づき、栄養状態を客観的に評価・判定する。そして、栄養不良の状態に適切な対応を進めるため、栄養ケア計画を作成・実施する。栄養ケア計画には、①対象者への適切なエネルギー・栄養素の補給量と補給方法（栄養補給）、②栄養状態の改善につながる生活習慣に変えることを目的とする知識の習得や指導（栄養教育）、③多種類の専門領域が情報を共有して行う栄養リスクの改善のための専門的栄養ケア（多領域からの栄養ケア）が含まれる。栄養ケア計画の実施後、栄養状態、疾病状態がどのように改善されたか、日常生活動作（activities of daily living：ADL）やQOLがどのように改善されたかをモニタリングし、臨床栄養的ならびに医療経済的視点から効果を判定する。これらの栄養ケア・マネジメントは1回だけの過程でなく、必要に応じて栄養アセスメントの段階や栄養ケア計画の作成（修正）の段階に戻って再び実施される。

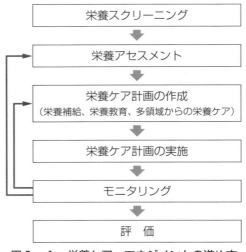

図2-1　栄養ケア・マネジメントの進め方

3　栄養スクリーニング

　栄養スクリーニングは、対象者の栄養や疾病の状態を判定するために行われ、エネルギーや栄養素の潜在的・顕在的な欠乏や過剰、それに関連する健康上の問題点を把握する。この段階で何らかの栄養障害が認められたら、次のアセスメントへと進めていく。栄養スクリーニングの実施には、簡便で対象者の負担が少ない方法が望ましく、Malnutrition Universal Screening Tool（MUST）、Nutritional Risk Screening2002（NRS-2002）、Mini Nutritional Assessment Short-Form®（MNA-SF®）などが用いられる。一方、主観的包括的栄養評価法（subjective global assessment：SGA）は、栄養スクリーニングだけでなく栄養アセスメントまで行うツールである。そのため、低栄養診断（図2-2）のアプローチにおける栄養スクリーニングには用いない。

4　栄養アセスメント

　栄養アセスメントでは、栄養状態や栄養リスクの程度を、適切な栄養指標を用いて評価・判定する。その方法には、臨床診査、臨床検査、身体計測、食事調査などがあり、栄養指標の項目としては、これらの中から対象者のライフステージや栄養状態に対応した適切なものを選択する。

● 栄養スクリーニング
・全ての対象者に対して栄養スクリーニングを実施し、栄養リスクのある症例を特定
・検証済みのスクリーニングツール（例：MUST、NRS-2002、MNA®-SFなど）を使用

↓ 栄養リスクあり

● 低栄養診断

表現型基準（フェノタイプ基準）			病因基準（エチオロジー基準）	
意図しない体重減少	低BMI	筋肉量減少	食事摂取量減少/消化吸収能低下	疾病負荷／炎症
□ >5%/6ヶ月以内 □ >10%/6ヵ月以上	□ <18.5、70歳未満 □ <20、70歳以上	□ 筋肉量の減少 ・CTなどの断層画像、バイオインピーダンス分析、DEXAなどによって評価、下腿周囲長などの身体計測値でも代用可。 ・人種に適したサルコペニア診断に用いる筋肉量減少の基準値を使用	□ 1週間以上、必要栄養量の50%以下の食事摂取量 □ 2週間以上、様々な程度の食事摂取量減少 □ 消化吸収に悪影響を及ぼす慢性的な消化管の状態	□ 急性疾患や外傷による炎症 □ 慢性疾患による炎症
それぞれの項目で1つ以上に該当			それぞれの項目で1つ以上に該当	

表現型基準と病因基準の両者から1項目上該当

↓ 低栄養と診断

■ グレーの欄はGLIM原著で、日本人のカットオフ値が定められていない項目

● 重症度判定

	意図しない体重減少	低BMI	筋肉量減少
重度低栄養と診断される項目	□ >10%、過去6ヵ月以内 □ >20%、過去6ヵ月以上	□ 高度な減少	□ 高度な減少

表現型基準の3項目で、より高度な基準値を超えたものが一つでもある場合は重度低栄養と判定され、一つも該当しない場合は中等度低栄養と判定

図2-2　GLIM基準による低栄養診断のプロセス

注）【略語】MUST：Malnutrition Universal Screening Tool, NRS-2002：Nutritional Risk Screening 2002, MNA®-SF：Mini Nutritional Assessment Short-Form, BMI：body mass index, DEXA：Dual energy X-ray Absorptiometry
参考文献　Cederholm T, et al. GLIM criteria for the diagnosis of malnutrition－A consensus report from the global clinical nutrition community. Clinical Nutrition 2019；38：1-9. https://doi.org/10.1016/j.clnu.2018.08.002.
出所）日本栄養治療学会ウェブサイト「GLIM基準について」（日本栄養治療学会GLIMワーキンググループ作成（2024.10.10改訂版））
https://www.jspen.or.jp/glim/glim_overview

1──臨床診査

　臨床診査とは、主として観察や問診により、健康・栄養状態を把握することである。観察では、対象者との面接で視診や触診を行う。視診では皮膚、眼、頭髪、口唇、爪などの状態を、触診では浮腫、甲状腺やリンパ腺などの状態を観察して病的な兆候の有無を調べる。問診では、既往歴、現有病、家族の病歴、自覚症状、体重の変化、睡眠、食欲、咀嚼・嚥下の状況や、その他の生活習慣について聴き取り、健康と栄養の状態を把握する。面接や問診は、簡単な身体計測と外来診療で実施可能であり、簡便に有益な情報を収集できる方法である。

2 ── 臨床検査

❶臨床検査の主な項目

　血液および尿の生化学検査による客観的アセスメントの検査項目の例を表2－1に示す。これらの項目の中には、静的アセスメント、動的アセスメント、予後判定アセスメントに用いられるものがある。静的アセスメントは、ある一時点での栄養状態か

表2－1　主要な臨床検査項目と基準値

	検査項目	基準値
血液	赤血球数（RBC） ヘモグロビン（Hb） ヘマトクリット（Ht） 平均赤血球容積（MCV） 平均赤血球血色素量（MCH） 平均赤血球血色素濃度（MCHC） 血小板数（PLT） 白血球数（WBC） 血清鉄（Fe） アスパラギン酸アミノトランスフェラーゼ（AST） アラニンアミノトランスフェラーゼ（ALT） γ－グルタミルトランスフェラーゼ（γ－GT） 乳酸脱水素酵素（LD） クレアチンキナーゼ（CK）	男性：$435 \times 10^4 \sim 555 \times 10^4/\mu L$、女性：$386 \times 10^4 \sim 492 \times 10^4/\mu L$ 男性：13.7〜16.8 g/dL、女性：11.6〜14.8 g/dL 男性：40.7〜50.1%、女性：35.1〜44.4% 83.6〜98.2 fL[*1] 27.5〜33.2 pg 31.7〜35.3 g/dL $158 \times 10^3 \sim 348 \times 10^3/\mu L$ $3.3 \times 10^3 \sim 8.6 \times 10^3/\mu L$ 男性：50〜200 μg/dL、女性：40〜180 μg/dL 13〜30 U/L 男性：10〜42 U/L、女性：7〜23 U/L 男性：13〜64 U/L、女性：9〜32 U/L 124〜222 U/L 男性：59〜248 U/L、女性：41〜153 U/L
	空腹時血糖（FBS） ヘモグロビンA1c（HbA1c）	70〜109 mg/dL 4.9〜6.0%[*2]
	中性脂肪（TG） 遊離脂肪酸（FFA） 総コレステロール（TC） HDLコレステロール（HDL-C） LDLコレステロール（LDL-C）	男性：40〜234 mg/dL、女性：30〜117 mg/dL 140〜850 μEq/L 142〜248 mg/dL 男性：38〜90 mg/dL、女性：48〜103 mg/dL 65〜163 mg/dL
	総蛋白（TP） アルブミン（Alb） トランスサイレチン（TTR）[*3] レチノール結合蛋白（RBP） トランスフェリン（Tf）	6.6〜8.1 g/dL 4.1〜5.1 g/dL 22〜40 mg/dL 男性：2.7〜6.0 mg/dL、女性：1.9〜4.6 mg/dL 190〜320 mg/dL
	尿酸（UA） 総ビリルビン（T-Bil）	男性：3.7〜7.8 mg/dL、女性：2.6〜5.5 mg/dL 0.4〜1.5 mg/dL
尿	クレアチニン（Cr） 尿酸（UA）	男性：0.70〜2.20 g/日、女性：0.40〜1.50 g/日 0.4〜1.2 g/日

*1　フェムトリットル、$1 fL = 1 \mu m^3$
*2　NGSP値
*3　プレアルブミンとも呼ばれていた。
出所）矢冨裕・山田俊幸監修、下澤達雄他編『今日の臨床検査2023 - 2024』南江堂　2023年をもとに作成

ら評価するもので、比較的半減期の長い項目がこれに用いられる。動的アセスメントは、栄養状態の経時的な変化をとらえて判定するもので、急速代謝回転タンパク質（rapid turnover protein：RTP）であるトランスサイレチン（プレアルブミン）、レチノール結合タンパク質、トランスフェリンなど比較的半減期の短い項目が用いられる。予後判定アセスメントは、予後あるいは治療効果を推測するために用いられる。特に外科領域で採用されており、アルブミン、上腕三頭筋皮下脂肪厚、トランスフェリン、遅延型皮膚過敏反応の４つのデータから予後栄養指数を求めて判定される。

❷メタボリックシンドロームの診断基準

メタボリックシンドローム（内臓脂肪症候群）は、生活習慣病の大きな要因であるが、その診断基準は表２－２のようである。小児の生活習慣病については、６～15歳の小児を対象にしたメタボリックシンドロームの診断基準が示されている（表２－３）。

❸糖尿病、高血圧症、脂質異常症の診断基準

糖尿病の診断基準は表２－４のように示されている。また、高血圧の診断基準は、成人と小児のそれぞれについて表２－５、表２－６、脂質異常症の診断基準は、成人と小児のそれぞれについて表２－７、表２－８の通りである。

❹貧血の診断基準

貧血の診断には、ヘモグロビンとヘマトクリットの測定値を用いる世界保健機関（WHO）の基準値が使用される（表２－９）。また、貧血の分類には、赤血球の大き

表２－２　メタボリックシンドローム診断基準

必須項目	内臓脂肪（腹腔内脂肪）蓄積 　　ウエスト周囲径（腹囲）　　男性≧85 cm、女性≧90 cm
追加項目	上記に加え以下のうちから２項目以上を満たす 　①中性脂肪（トリグリセリド）　≧150 mg/dL　かつ／または　HDLコレステロール　＜40 mg/dL 　②最大血圧（収縮期血圧）　≧130 mmHg　かつ／または　最小血圧（拡張期血圧）　≧85 mmHg 　③空腹時血糖値　≧110 mg/dL

出所）メタボリックシンドローム診断基準検討委員会　2005年

表２－３　小児期（６～15歳）のメタボリックシンドローム診断基準

必須項目	腹腔内脂肪蓄積 　腹囲　≧80 cm（中学生）、≧75 cm（小学生）、もしくは〔腹囲(cm)÷身長(cm)〕≧0.5
追加項目	上記に加え、以下のうちから２項目以上を満たす 　①トリグリセリド　≧120 mg/dL　かつ／または　HDLコレステロール　＜40 mg/dL 　②収縮期血圧　≧125 mmHg　かつ／または　拡張期血圧　≧70 mmHg 　③空腹時血糖値　≧100 mg/dL

出所）厚生労働省研究班（主任研究者：大関武彦）　2007年

表2－4　糖代謝異常の判定基準と糖尿病の診断基準

糖代謝異常の判定区分と判定基準	
①早朝空腹時血糖値　126 mg/dL以上 ②75 gOGTTで2時間値　200 mg/dL以上 ③随時血糖値＊200 mg/dL以上 ④HbA1c　6.5%以上	①〜④のいずれかが確認された場合は「糖尿病型」と判定する。
⑤早朝空腹時血糖値　110 mg/dL未満 ⑥75 gOGTTで2時間値　140 mg/dL未満	⑤および⑥の血糖値が確認された場合には「正常型」と判定する。
・上記の「糖尿病型」「正常型」いずれにも属さない場合は「境界型」と判定する。	

糖尿病の診断基準
・糖尿病の診断は、高血糖が慢性に持続していることを証明することによって医師が行う。
・別の日に行った検査で、糖尿病型が再確認できれば糖尿病と診断できる。ただし、初回検査と再検査の少なくとも一方で、必ず血糖値の基準を満たしていることが必要で、HbA1cのみの反復検査による診断は不可。
・血糖値とHbA1cを同時測定し、ともに糖尿病型であることが確認されれば、初回検査のみで糖尿病と診断できる。
・血糖値が糖尿病型を示し、かつ次のいずれかが認められる場合は、初回検査だけでも糖尿病と診断できる。 　1）口渇、多飲、多尿、体重減少などの糖尿病の典型的な症状。 　2）確実な糖尿病網膜症。

＊　随時血糖値：食事と採血時間との時間関係を問わないで測定した血糖値。糖負荷後の血糖値は除く。
出所）日本糖尿病学会 編・著「糖尿病治療ガイド2024」文光堂　2024年　p.14、16-17

表2－5　成人における血圧値の分類

分類	診察室血圧（mmHg）			家庭血圧（mmHg）		
	収縮期血圧		拡張期血圧	収縮期血圧		拡張期血圧
正常血圧	<120	かつ	<80	<115	かつ	<75
正常高値血圧	120－129	かつ	<80	115－124	かつ	<75
高値血圧	130－139	かつ／または	80－89	125－134	かつ／または	75－84
Ⅰ度高血圧	140－159	かつ／または	90－99	135－144	かつ／または	85－89
Ⅱ度高血圧	160－179	かつ／または	100－109	145－159	かつ／または	90－99
Ⅲ度高血圧	≧180	かつ／または	≧110	≧160	かつ／または	≧100
（孤立性）収縮期高血圧	≧140	かつ	<90	≧135	かつ	<85

出所）日本高血圧学会高血圧治療ガイドライン作成委員会編：「高血圧治療ガイドライン2019」ライフサイエンス出版、p.18、表2－5

表2－6　小児の年代別、性別高血圧基準

	収縮期血圧（mmHg）	拡張期血圧（mmHg）		収縮期血圧（mmHg）	拡張期血圧（mmHg）
幼児	≧120	≧70	中学校　男子	≧140	≧85
小学校　低学年	≧130	≧80	女子	≧135	≧80
高学年	≧135	≧80	高等学校	≧140	≧85

出所）日本高血圧学会高血圧治療ガイドライン作成委員会編：「高血圧治療ガイドライン2019」ライフサイエンス出版、p.165、表11－1

表2－7　脂質異常症診断基準

LDLコレステロール	140 mg/dL以上	高LDLコレステロール血症
	120〜139 mg/dL	境界域高LDLコレステロール血症[*2]
HDLコレステロール	40 mg/dL未満	低HDLコレステロール血症
トリグリセライド	150 mg/dL以上（空腹時採血[*1]）	高トリグリセライド血症
	175 mg/dL以上（随時採血[*1]）	
Non-HDLコレステロール	170 mg/dL以上	高non-HDLコレステロール血症
	150〜169 mg/dL	境界域高non-HDLコレステロール血症[*2]

*1　基本的に10時間以上の絶食を「空腹時」とする。ただし水やお茶などカロリーのない水分の摂取は可とする。空腹時であることが確認できない場合を「随時」とする。
*2　スクリーニングで境界域高LDL-C血症、境界域高non-HDL-C血症を示した場合は、高リスク病態がないか検討し、治療の必要性を考慮する。
●LDL-CはFriedewald式（TC－HDL-C－TG/5）で計算する（ただし空腹時採血の場合のみ）。または直接法で求める。
●TGが400 mg/dL以上や随時採決の場合はnon-HDL-C（＝TC－HDL-C）かLDL-C直接法を使用する。ただしスクリーニングでnon-HDL-Cを用いる時は、高TG血症を伴わない場合はLDL-Cとの差が＋30 mg/dLより小さくなる可能性を念頭においてリスクを評価する。
●HDL-Cは単独では薬物介入の対象とはならない。
出所）日本動脈硬化学会「動脈硬化性疾患予防ガイドライン2022年版」p.22

表2－8　小児（小中学生）の脂質異常症の基準（空腹時採血）

総コレステロール（TC）	220 mg/dL以上
LDLコレステロール（LDL-C）	140 mg/dL以上
HDLコレステロール（HDL-C）	40 mg/dL未満
トリグリセライド（TG）	140 mg/dL以上
non-HDLコレステロール（non-HDL-C）	150 mg/dL以上

注）Okada T, Murata M, Yamauchi K, et al. New criteria of nomal serum lipid levels in japanese children : the nationwide study. pediatr Int 2002 ; 44 : 596-601.に基づき、TC、LDL-C、TGは95パーセンタイル値、HDL-Cは5パーセンタイル値から設定されている。
出所）日本動脈硬化学会「動脈硬化性疾患予防ガイドライン2022年版」p.190

表2－9　貧血の診断基準

年齢・性別	ヘモグロビン（g/dL）	ヘマトクリット（%）
6か月〜4歳	<11.0	<33
5〜11歳	<11.5	<34
12〜14歳	<12.0	<36
成人男性	<13.0	<39
成人女性	<12.0	<36
妊婦	<11.0	<33

出所）World Health Organization : Iron deficiency anemia : assessment, preventation, and control : A guide for programme managers, 2001.

さやヘモグロビン量などを表す赤血球恒数が用いられる（表2－1）。赤血球恒数には平均赤血球血色素量（MCH）、平均赤血球容積（MCV）、平均赤血球血色素濃度（MCHC）があり、これらの値により①小球性低色素性貧血、②正球性貧血、③大球性貧血に分類される。鉄欠乏性貧血は小球性低色素性貧血、ビタミンB_{12}や葉酸欠乏による巨赤芽球性貧血は大球性貧血に分類される。

❺妊娠糖尿病、妊娠高血圧症候群の診断基準

妊娠糖尿病は妊娠期の重要な症状であるが、その定義と診断基準は表2－10のようである。また、妊娠高血圧症候群は、妊娠期において発症頻度が高いことが知られているが、その症候による分類は表2－11の通りである。

3 ── 身体計測

身体計測は、栄養アセスメントの最も基本的な手段であり、また比較的安価、簡便で、かつ対象者の負担が少ないため、実施が容易である。栄養ケア・マネジメントの対象者を選別する栄養スクリーニングや、栄養ケアの効果を評価する時に有益な客観的指標となる。主な身体計測の検査項目には、身長・体重、体格指数、体重減少率、ウエスト周囲径、除脂肪体重、骨格筋量などがあり、成長期の発育の評価、成人の肥満の程度の評価、高齢期の栄養障害度の評価など、ライフステージごとの目的に応じて適切な項目を使用する。身体計測値は、一時点だけでなく継続的に観察し、また、1つの指標だけで判断せず、複数の検査結果から総合的に評価することが望ましい。

❶身長・体重

身長と体重は、ともに体格指数の算定に用いられ、栄養アセスメントの基本となる重要な指標である。特に体重は、栄養状態を直接的に反映するため、栄養スクリーニ

表2－10　妊娠中の糖代謝異常と診断基準

1）妊娠糖尿病 gestational diabetes mellitus（GDM） 　75 gOGTTにおいて次の基準の1点以上を満たした場合に診断する。 　①空腹時血糖値　　≧92 mg/dL　　（5.1 mmol/L） 　②1時間値　　　　≧180 mg/dL　　（10.0 mmol/L） 　③2時間値　　　　≧153 mg/dL　　（8.5 mmol/L） 2）妊娠中の明らかな糖尿病 overt diabetes in pregnancy[*1] 　以下のいずれかを満たした場合に診断する。 　①空腹時血糖値≧126 mg/dL 　②HbA1c値≧6.5％ ＊随時血糖値≧200 mg/dLあるいは75 gOGTTで2時間値≧200 mg/dLの場合は、妊娠中の明らかな糖尿病の存在を念頭におき、①または②の基準を満たすかどうか確認する[*2]。 3）糖尿病合併妊娠 pregestational diabetes mellitus 　①妊娠前にすでに診断されている糖尿病 　②確実な糖尿病網膜症があるもの

＊1　妊娠中の明らかな糖尿病には、妊娠前に見逃されていた糖尿病と、妊娠中の糖代謝の変化の影響を受けた糖代謝異常、および妊娠中に発症した1型糖尿病が含まれる。いずれも分娩後は診断の再確認が必要である。
＊2　妊娠中、特に妊娠後期は妊娠による生理的なインスリン抵抗性の増大を反映して糖負荷後血糖値は非妊時よりも高値を示す。そのため、随時血糖値や75 gOGTT負荷後血糖値は非妊時の糖尿病診断基準をそのまま当てはめることはできない。
出所）日本糖尿病・妊娠学会と日本糖尿病学会との合同委員会「妊娠中の糖代謝異常と診断基準の統一化について」
　　（2015年8月1日発出）

表2-11 妊娠高血圧症候群の病型分類

	病型分類
妊娠高血圧腎症	1）妊娠20週以降に初めて高血圧を発症し、かつ、蛋白尿を伴うもので、分娩12週までに正常に復する場合 2）妊娠20週以降に初めて発症した高血圧に、蛋白尿を認めなくても以下のいずれかを認める場合で、分娩12週までに正常に復する場合 　　 i ）基礎疾患の無い肝機能障害　　ii ）進行性の腎障害 　　iii）脳卒中、神経障害　　　　　　iv）血液凝固障害 3）妊娠20週以降に初めて発症した高血圧に、蛋白尿を認めなくても子宮胎盤機能不全を伴う場合
妊娠高血圧	妊娠20週以降に初めて高血圧を発症し、分娩12週までに正常に復する場合で、かつ妊娠高血圧腎症の定義に当てはまらないもの
加重型妊娠高血圧腎症	1）高血圧が妊娠前あるいは妊娠20週までに存在し、妊娠20週以降に蛋白尿、もしくは基礎疾患の無い肝腎機能障害、脳卒中、神経障害、血液凝固障害のいずれかを伴う場合 2）高血圧と蛋白尿が妊娠前あるいは妊娠20週までに存在し、妊娠20週以降にいずれかまたは両症状が増悪する場合 3）蛋白尿のみを呈する腎疾患が妊娠前あるいは妊娠20週までに存在し、妊娠20週以降に高血圧が発症する場合 4）高血圧が妊娠前あるいは妊娠20週までに存在し、妊娠20週以降に子宮胎盤機能不全を伴う場合
高血圧合併妊娠	高血圧が妊娠前あるいは妊娠20週までに存在し、加重型妊娠高血圧腎症を発症していない場合
	症候による亜分類
重症	以下の1）または2）に該当するものを重症と規定する。なお、軽症という用語はハイリスクでない妊娠高血圧症候群と誤解されるため、原則用いない。 1）妊娠高血圧・妊娠高血圧腎症・加重型妊娠高血圧腎症・高血圧合併妊娠において収縮期血圧が160 mmHg以上、または、拡張期血圧が110 mgHg以上の場合 2）妊娠高血圧腎症・加重型妊娠高血圧腎症において、母体の臓器障害または子宮胎盤機能不全を認める場合
	発症時期による亜分類
早発型	妊娠34週未満に発症するもの
遅発型	妊娠34週以降に発症するもの

注）妊娠高血圧症候群において蛋白尿とは次のいずれかに該当した場合をいう。
　1．24時間尿でエスバッハ法などによって300 mg/日以上の蛋白尿が検出された場合
　2．随時尿でprotein/creatinine（P/C）比が0.3 mg/mg・CRE以上である場合
　　（24時間蓄尿や随時尿での（P/C）比測定のいずれも実施できない場合には、2回以上の随時尿を用いたペーパーテストで2回以上連続して尿蛋白1＋以上陽性が検出された場合を蛋白尿と診断することを許容する。）
出所）日本妊娠高血圧学会「妊娠高血圧症候群新定義・臨床分類」（日本産科婦人科学会学術講演会資料）2018年を抜粋・一部改変
　　　http://www.jsshp.jp/journal/pdf/20180625_teigi_kaiteian.pdf

表2-12 BMIによる肥満度分類

BMI（kg/m²）	判定		WHO基準
BMI＜18.5	低体重		Underweight
18.5≦BMI＜25	普通体重		Normal range
25≦BMI＜30	肥満（1度）		Pre-obese
30≦BMI＜35	肥満（2度）		Obese class Ⅰ
35≦BMI＜40	高度肥満	肥満（3度）	Obese class Ⅱ
40≦BMI		肥満（4度）	Obese class Ⅲ

出所）日本肥満学会「肥満症診療ガイドライン2022」p.2

ングや栄養ケアにおける基本的な客観的指標である。

❷体格指数

　身長と体重から、以下の計算式で体格指数（body mass index：BMI）が求められる。BMIは、成人の低体重や肥満の判定に使用される（表2－12）。成長期には、カウプ指数、ローレル指数などの体格指数が用いられる。

式1　BMI＝体重（kg）÷［身長（m）］^{2}

❸標準体重（ideal body weight：IBW）

　WHOや日本肥満学会では、有病率や死亡率が最も低いとされるBMIが22の場合の体重を標準体重としている。したがって、標準体重（理想体重）は、次の式で求められる。

式2　標準体重（kg）＝［身長（m）］^{2}×22

❹％標準体重比（％ideal body weight：％IBW）

　標準体重に対する個人の体重の割合のことで、栄養障害の程度は、70％以下は高度、70～80％は中等度、80～90％は軽度である。％標準体重比は、次の式により算出する。

式3　％標準体重比＝測定体重（kg）÷標準体重（kg）×100

❺体重減少率（％loss of body weight：％LBW）

　体重減少率は、体重変化の割合により栄養状態を評価するもので、高齢者や疾病による低栄養状態などにおいて栄養障害の予後判定に有用である。1か月に5％以上、3か月に7.5％以上、6か月に10％以上の体重減少は高度な栄養障害が疑われる。体重減少率は、次の式で求められる。

式4　体重減少率（％）＝［健常時体重(kg)－現体重(kg)］÷健常時体重(kg)×100

❻ウエスト周囲径（west circumference）

　ウエスト周囲径は腹囲とも呼ばれ、内臓脂肪型肥満を評価するものとしてメタボリックシンドロームの診断基準に用いられる。メタボリックシンドローム診断の必須条件は、男性で85cm以上、女性で90cm以上である。

❼体脂肪率

　体脂肪率は、高過ぎても低過ぎても健康上好ましくない。高過ぎると肥満のリスク

が高まり、逆に低すぎると体温の低下、女性の場合はホルモンバランスの異常を招くことがある。主要な体脂肪率の測定方法には、水中体重測定法、二重エネルギーX線吸収法、皮下脂肪厚法（キャリパー法）、生体インピーダンス法、コンピューター断層撮影法などがある。

体脂肪率は男女差があり、標準は成人男性で15〜19％、成人女性で25％前後である。体脂肪率と肥満度の関係は表2−13の通りである。

❽除脂肪体重（lean body mass：LBM）

除脂肪体重は、体重から体脂肪を除いた値で、筋肉量の推定に用いられる。この値の増減は栄養状態を反映し、特に高齢者の低栄養で著しく低下する。

❾骨格筋量

高齢期では、低栄養状態からたんぱく質・エネルギー栄養障害（protein energy malnutrition：PEM）になると、やがて寝たきりとなり、褥瘡を発症しやすい。PEMの評価・判定には、体タンパク質貯蔵量を反映する骨格筋量が有用である。筋肉量の指標には、上腕筋周囲長（arm muscle circumference：AMC）や上腕筋面積（arm muscle area：AMA）が用いられるが、それらは、上腕周囲長（arm circumference：AC）と上腕三頭筋皮下脂肪厚（triceps skin fold：TSF）から、次の式で求められる。

測定値は、表2−14の基準値と比較して栄養状態を評価する。基準値の90％以上は正常、80〜90％は軽度、60〜80％は中等度、60％以下は高度の消耗状態にあると考える。

式5

上腕筋周囲長（AMC）（cm）＝［上腕周囲長（cm）］－π×［上腕三頭筋皮下脂肪厚（cm）］
上腕筋面積（AMA）（cm²）＝［上腕筋周囲長（cm）］²÷4π

❿妊娠期の体重変化

非妊娠時の体格や妊娠中の体重増加量が、妊娠高血圧症候群のリスク増加、分娩時における帝王切開や分娩時出血の増加など妊娠や分娩の経過に影響するとともに、胎

表2−13　体脂肪率と肥満度の関係

判　定		軽度肥満	中等度肥満	重度肥満
男性（全年齢）		20％以上	25％以上	30％以上
女性	（6〜14歳）	25％以上	30％以上	35％以上
	（15歳以上）	30％以上	35％以上	40％以上

出所）日本肥満学会編集委員会編『肥満・肥満症の指導マニュアル　第2版』
　　　医歯薬出版　2001年　p.5

表2-14 身体計測値（筋肉量等）の性・年齢区分別基準値（中央値）

年齢	男性				女性			
	上腕周囲長 (cm)	上腕三頭筋皮下脂肪厚 (mm)	上腕筋周囲長 (cm)	上腕筋面積 (cm^2)	上腕周囲長 (cm)	上腕三頭筋皮下脂肪厚 (mm)	上腕筋周囲長 (cm)	上腕筋面積 (cm^2)
18～24歳	27.00	10.00	23.23	42.97	24.60	14.00	19.90	31.54
25～29歳	27.35	11.00	23.69	44.70	24.25	14.00	19.47	30.18
30～34歳	28.60	13.00	24.41	47.45	24.30	14.00	19.90	31.53
35～39歳	28.00	12.00	24.10	45.77	25.00	15.00	20.23	32.57
40～44歳	27.98	11.00	24.36	47.25	26.40	15.50	21.09	35.42
45～49歳	27.80	10.17	24.00	45.88	26.00	16.00	20.60	33.80
50～54歳	27.60	10.00	23.82	45.19	25.60	14.50	20.78	34.38
55～59歳	27.00	9.00	23.68	44.65	26.20	16.00	20.52	33.52
60～64歳	26.75	9.00	23.35	43.39	25.70	15.10	20.56	33.64
65～69歳	27.50	10.00	24.04	45.99	26.20	20.00	20.08	32.10
70～74歳	26.80	10.00	23.57	44.25	25.60	16.00	20.28	32.73
75～79歳	26.20	9.25	22.86	41.61	24.78	14.00	20.16	32.36
80～84歳	25.00	10.00	21.80	37.85	24.00	12.50	19.96	31.72
85歳～	24.00	8.00	21.43	36.57	22.60	10.00	19.25	28.81
計(total)	27.20	10.00	23.73	44.83	25.20	15.00	20.18	32.40

出所）「日本人の新身体計測基準値JARD2001　栄養評価と治療　第19巻増刊号」メディカルレビュー社　2002年　p.52、56、60、62をもとに作成

児の成長や出生児の体重にも影響する可能性がある。順調な妊娠経過をたどるために、非妊娠時の体重や妊娠中の体重増加量を適切な範囲にすることが推奨される。

　妊娠時の体重増加量は、分娩直前の体重と妊娠前の体重の差で表され、妊娠全期間を通しての推奨体重増加量は表2-15に示すように妊娠前の体格により区分されている。なお、体格区分「ふつう」は、BMIの範囲が18.5以上25.0未満と広いため、BMIが「低体重（やせ）」に近い場合には推奨体重増加量の上限側に近い範囲を、「肥満」に近い場合には推奨体重増加量の下限側の低い範囲を推奨することが望ましい。また、BMIが30.0をやや超える程度の場合は、おおよそ5kgを目安とし、著しく超える場合には、他のリスクなどを考慮しながら臨床的な状況をふまえて個別に対応していく。

⓫小児期の身体計測

　小児期の発育を評価する場合には、平均的な健常の子どもがどのように発育するかを知る必要があるが、それは成長率（1年当たりの身長の伸びで成長速度とも呼ばれる）で示される。小児期のうちでも特に学童期から思春期にかけては、第二発育急進期（思春期スパート）にあたり、身長、体重が急速に増加する。その間の身長と体重の成長速度（年間発育量）の推移は、図2-3に示す通り、身長のピークは女子が男子よりも2歳早い。

　小児の発育の評価には、身体発育曲線、標準体重（身長体重曲線）、体格指数など

表2-15 妊娠中の体重増加量の目安[*1]

妊娠前の体格[*2]		体重増加量指導の目安
低体重（やせ）	18.5未満	12～15 kg
普通体重	18.5以上25.0未満	10～13 kg
肥満（1度）	25.0以上30.0未満	7～10 kg
肥満（2度以上）	30.0以上	個別対応 （上限5 kgまでが目安）

*1 「増加量を厳格に指導する根拠は必ずしも十分ではないと認識し、個人差を考慮したゆるやかな指導を心がける。」産婦人科診療ガイドライン産科編2020　CQ010　より
*2 日本肥満学会の肥満度分類に準じた。
出所）厚生労働省「妊娠前からはじめる妊産婦のための食生活指針」2021年　p.15

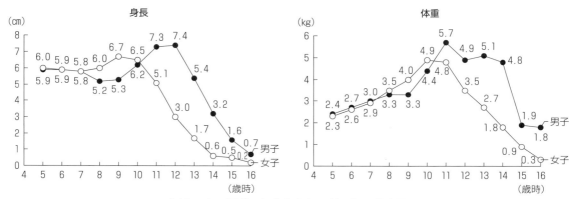

図2-3　平成12年度生まれの者の年間発育量
注）平成12年度生まれの者は、平成30年度17歳
出所）文部科学省「学校保健統計調査―平成30年度（確定値）結果の概要―」をもとに作成

が用いられ、これらのうちから各時期に応じた評価方法を選ぶようにする。また、この時期の発育は個人差が大きく、さらに様々な要因が発育に関与するので、1回だけの身体計測ではなく継続的な測定により総合的に評価することが望ましい。

身体発育曲線を用いた発育評価

　乳幼児身体発育調査は、厚生労働省が10年ごとに実施している。2023（令和5）年の調査結果をもとにした身体発育曲線は、図2-4から図2-7の通りである。発育曲線はパーセンタイルで示されている。パーセンタイルとは、測定値を小さいほうから大きいほうへ順にならべて全体を100とした時に、下から何番目に該当するかを示したものである。母子健康手帳には、これらの曲線のうち3パーセンタイルと97パーセンタイルの曲線が描かれており、保健・栄養指導の際に用いられている。その場合に、身長、体重ともに3～97パーセンタイル内にあることが望ましいとされているが、その範囲外にあっても発育曲線に沿って成長している場合は、その子どもなりの発育をしていると判断する。逆に、計測値がこの範囲からどんどん離れていく場合には、

• 第1部　栄養ケア・マネジメントの基礎知識 •

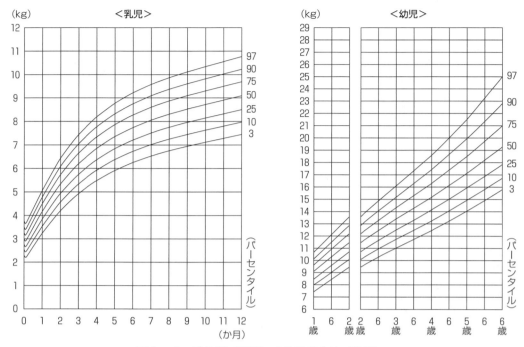

図2－4　乳幼児（男子）身体発育曲線（体重）

出所）こども家庭庁「令和5年乳幼児身体発育調査報告書」2024年

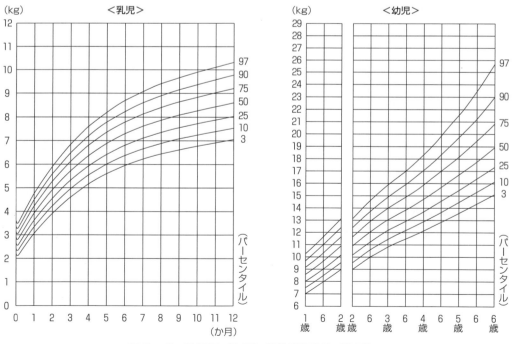

図2－5　乳幼児（女子）身体発育曲線（体重）

出所）図2－4に同じ

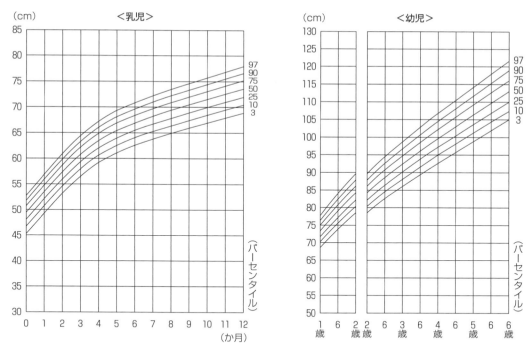

図2－6　乳幼児（男子）身体発育曲線（身長）
出所）図2－4に同じ

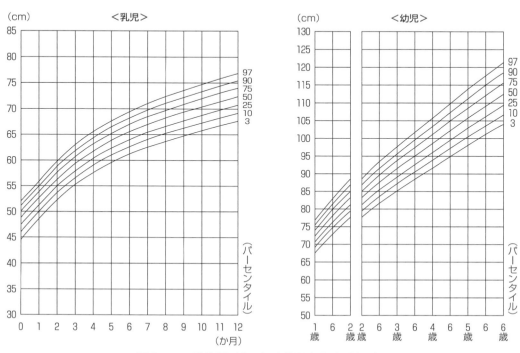

図2－7　乳幼児（女子）身体発育曲線（身長）
出所）図2－4に同じ

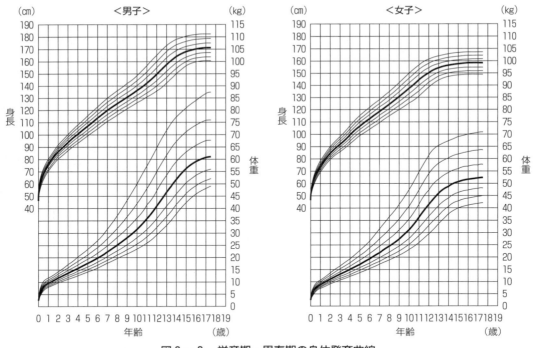

図2-8 学童期・思春期の身体発育曲線

注）7本の線は、それぞれ下から3、10、25、50、75、90、97パーセンタイル値を示す。
出所）日本小児内分泌学会ホームページ

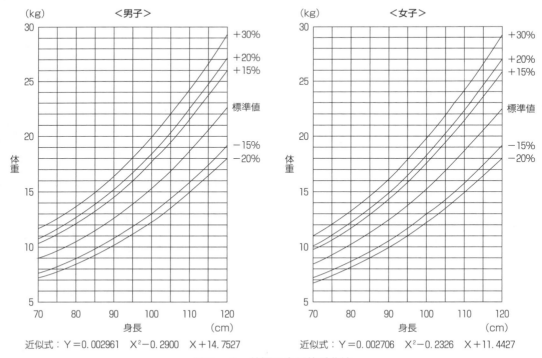

近似式：$Y=0.002961\ X^2-0.2900\ X+14.7527$　　　近似式：$Y=0.002706\ X^2-0.2326\ X+11.4427$

図2-9 幼児の身長体重曲線

注）身長70〜118cmのデータを基に2次曲線で近似した成績を採用。
出所）図2-4に同じ。

医療機関に相談するなど注意する必要がある。

学童期、思春期については、図2－8を用いて評価する。この曲線は、2000（平成12）年の乳幼児身体発育調査報告書（0～6歳）と学校保健統計調査報告書（6～17歳）のデータをもとに示されたもので、身体計測結果を比較的長期にわたり継続的に評価して小児肥満や思春期の不健康なやせなどを発見するために有用である[1]。

標準体重を用いる肥満度の評価

肥満ややせについては、体重と身長の相対的な関係をみて評価する必要がある。その評価のために、身長別の標準体重を表わす曲線（身長体重曲線）が用いられる。

幼児期では1～6歳まで式6により標準体重が求められ、図2－9のような幼児の身長体重曲線が示されている。幼児期の肥満度は、式6で求めた標準体重を用いて式7で算出され、肥満度±15％以内を「ふつう」としている。

式6 幼児（男子）の標準体重（kg）
$$= 0.002961 \times [身長(cm)]^2 - 0.2900 \times 身長(cm) + 14.7527$$

幼児（女子）の標準体重（kg）
$$= 0.002706 \times [身長(cm)]^2 - 0.2326 \times 身長(cm) + 11.4427$$

式7 肥満度（％）＝［実測体重(kg)－身長別標準体重(kg)］÷身長別標準体重(kg)×100

就学期以降の子ども（学童期および思春期）のやせおよび肥満の評価には、式8と表2－16の係数から性別年齢別身長別標準体重（以下「身長別標準体重」）を求め、さらに式7により算出した肥満度を用いる。肥満度に基づく判定は表2－17である。

式8 身長別標準体重（kg）＝ a ×実測身長（cm）－ b

体格指数

肥満ややせを判断するためには、身長と体重を組み合わせた体格指数が用いられる。成長期に用いられる体格指数としてカウプ指数（kaup index）（式9）やローレル指数（Rohrer index）（式10）があり、カウプ指数は3か月以上の乳幼児に用いられ、ローレル指数は学童期に用いられる。

カウプ指数は月齢・年齢により大きく変動するので、月齢・年齢ごとで異なる判定基準が用いられている（図2－10）。ローレル指数はおおよそ100以下でやせすぎ、160以上で太りすぎと考えられる。なお、ローレル指数は身長が高い場合には低値に、逆に身長が低い場合には高値になるので注意が必要である。

表2-16 身長別標準体重を求める係数

年齢	男子 a	男子 b	女子 a	女子 b
5	0.386	23.699	0.377	22.750
6	0.461	32.382	0.458	32.079
7	0.513	38.878	0.508	38.367
8	0.592	48.804	0.561	45.006
9	0.687	61.390	0.652	56.992
10	0.752	70.461	0.730	68.091
11	0.782	75.106	0.803	78.846

年齢	男子 a	男子 b	女子 a	女子 b
12	0.783	75.642	0.796	76.934
13	0.815	81.348	0.655	54.234
14	0.832	83.695	0.594	43.264
15	0.766	70.989	0.560	37.002
16	0.656	51.822	0.578	39.057
17	0.672	53.642	0.598	42.339

出所）日本学校保健会「児童生徒等の健康診断マニュアル（平成27年改訂）」2015年 p.22

表2-17 肥満度に基づく判定

	やせ傾向		普通	肥満傾向		
	-20%以下			20%以上		
判定	高度やせ	やせ		軽度肥満	中等度肥満	高度肥満
肥満度	-30%以下	-30%超 -20%以下	-20%超～ +20%未満	20%以上 30%未満	30%以上 50%未満	50%以上

出所）日本学校保健会「児童生徒等の健康診断マニュアル（平成27年改訂）」2015年 p.22

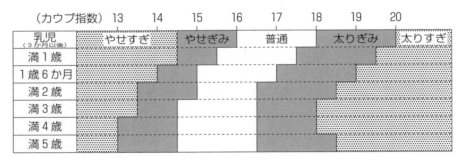

図2-10 カウプ指数による発育状況の判定（今村）

出所）今村榮一：巷野悟郎編『子どもの保健 改訂第7版追補』診断と治療社 2018年 p.31

式9 カウプ指数＝体重（g）÷［身長（cm）]^2×10

注1）体重（kg）÷［身長（m）]^{2}とも表わされる。
注2）判定基準が年齢により異なる（図2-9）。

式10 ローレル指数＝体重（kg）÷［身長（cm）]^3×10^7

• 第2章　栄養ケア・マネジメント •

⓬高齢期の身体計測

身長の推定値

　高齢者では、身長を立位では計測できない場合がある。そのような場合には、仰臥位（ぎょうがい）で測定可能な膝高（しっこう）と年齢からの推定式（式11）が利用されている[2)3)]。なお、膝高は、仰臥位で膝関節を直角に曲げた状態で膝高計測器を用いて計測する。式11で求めた推定身長は実測値と強い正相関が認められている。一方、同様に膝高計測器を用いて求めた推定体重は正確性に欠けている。

式11　推定身長（男性）(cm) ＝ 64.19 ＋ 2.02 × KH － 0.04 × 年齢
　　　　推定身長（女性）(cm) ＝ 84.88 ＋ 1.83 × KH － 0.24 × 年齢
　　　注）KH：膝高（cm）

低栄養状態の評価

　高齢者は、低栄養状態を起こしやすく、低栄養状態からたんぱく質・エネルギー栄養障害（PEM）に陥る危険性が高い。低栄養のリスクは、BMIや体重減少率、アルブミンなどを用いて評価し、低リスク、中リスク、高リスクに分類される（表2－18）。

サルコペニアおよびフレイルの評価

　高齢者は加齢や老化による様々な影響を受けるが、個々の栄養状態や身体活動などでその影響は大きく異なる。加齢・老化に伴う筋力および筋肉量の減少をサルコペニアといい、老化に伴う様々な機能低下によって健康障害に陥りやすい状態をフレイルという。表2－19、表2－20に評価方法を示す。

表2－18　低栄養状態のリスクの判断

リスク分類	低リスク	中リスク	高リスク
BMI	18.5～29.9	18.5未満	
体重減少率	変化なし （減少3％未満）	1か月に3　～　5％未満 3か月に3　～　7.5％未満 6か月に3　～　10％未満	1か月に5％以上 3か月に7.5％以上 6か月に10％以上
血清アルブミン値	3.6 g/dL以上	3.0～3.5 g/dL	3.0 g/dL未満
食事摂取量	76～100％	75％以下	
栄養補給法		経腸栄養法 静脈栄養法	
褥瘡			褥瘡

注1）全ての項目が低リスクに該当する場合には、「低リスク」と判断する。高リスクにひとつでも該当する項目があれば「高リスク」と判断する。それ以外の場合は「中リスク」と判断する。
注2）BMI、食事摂取量、栄養補給法については、その程度や個々人の状態等により、低栄養状態のリスクは異なることが考えられるため、入所（入院）者個々の状態等に応じて判断し、「高リスク」と判断される場合もある。
出所）厚生労働省老健局老人保健課長通知「リハビリテーション・機能訓練、栄養、口腔の一体的取組に関する通知　別様式4－1－1」令和6年3月15日老高発0315第2号

• 第1部　栄養ケア・マネジメントの基礎知識 •

　サルコペニアの存在は、転倒や骨折につながり、ALD低下や要介護状態などフレイルに陥る危険性があり、サルコペニアとフレイルは密接に関係する。サルコペニアを早期に発見し、介入するために、一般の診療所や地域において下腿周囲長やSARC-F質問票[4]を用いて症例抽出し、握力（男性＜28 kg、女性＜18 kg）と5回椅子立ち上がりテスト（≧12秒）でサルコペニア可能性ありと評価することもできる。また、「指輪っかテスト」という簡易チェック法があり、指で輪っかをつくり、ふくらはぎを囲み、隙間ができるとサルコペニアの危険や発症リスクの可能性があると報告されている[5]。早期発見、早期介入が重要である。

4 ── 食事調査

　栄養アセスメントにおいては食事調査の実施が重要な過程で、アセスメントの目的に対応して、エネルギーや栄養素の摂取状況、摂取した食品の種類や量、料理名や献立、食生活状況などを調査して把握・評価する。

　食事調査の方法には、陰膳法、食事記録法、食事思い出し法、食物摂取頻度調査法、

表2-19　アジア人のサルコペニアの評価

診断は、項目1に加え、項目2または項目3を併せもつ場合に診断される。
1．筋肉量の減少（骨格筋量の低下） 　骨格筋指数[*1]：DXA（二重エネルギーX線吸収測定法）男性7.0 kg/m²未満、女性5.4 kg/m²未満 　　　　　　　　　BIA（バイオインピーダンス法）男性7.0 kg/m²未満、女性5.7 kg/m²未満
2．筋力の低下 　握力：男性28 kg未満、女性18 kg未満
3．身体能力の低下（いずれか） 　・6 m歩行速度：1.0 m/秒未満 　・5回椅子立ち上がりテスト：12秒以上 　・SPPB（Short Physical performance Battery）：9点以下
症例発見として、下腿周囲長（男性34 cm未満、女性33 cm未満）やSARC-F質問票（4以上）などを用いることで早期発見につながる。

*1　骨格筋指数（Skeletal muscle mass index：SMI）：四肢の骨格筋量（kg）/身長（m）²
出所）アジア人のサルコペニア評価（AWGS2019）　https://jssf.umin.jp/pdf/revision_20191111.pdf

表2-20　Friedらのフレイルの評価[6]

1．体重減少 2．主観的疲労感 3．日常生活活動量の減少 4．身体能力（歩行速度）の減弱 5．筋肉（握力）の低下
上記の5項目中、3項目以上該当すればフレイル、1～2項目でプレフレイルと診断される。

食事歴法などがあり、調査目的が達成されるように適切な方法を選択する。例えば、現在の食習慣の問題点を把握するには、食事思い出し法や食事記録法を用いて、食事の選び方・組み合わせ方や食生活状況の実態を調べるのが適している。これらの方法では、実際に摂取した食事の内容を把握でき、また定量的な調査が可能であるが、習慣的な摂取量を反映しているとはいえない。習慣的な摂取量を把握するためには1か月間以上の調査を必要とするが、このような長期にわたる調査には困難を伴う。日々の摂取量の変化（日間変動）の問題に対応するためには、2日間（できれば非連続な2日間）以上の日数にわたって調査を行い、その平均値を用いることが望ましい[7]。

　栄養素の摂取状況を食事摂取基準と比較して評価するには、習慣的な摂取量を把握する必要があり、その目的には、食物摂取頻度調査法や食事歴法が優れている[8]。食物摂取頻度調査法では、数十～百数十の食品の摂取頻度の調査結果から、日本食品標準成分表を用いて栄養素摂取量を計算する。食事歴法では、食事摂取頻度調査法と同様に食品の摂取頻度を調査するとともに、食行動、調理や調味などについても質問し、その回答をもとに日本食品標準成分表を用いて栄養素摂取量を計算する。これらの方法は、習慣的な摂取量を把握するには優れた方法であるが、実際に摂取した食事の内容や組み合わせ方など食事の実態を把握するには適していない。

5　栄養ケア計画

　栄養アセスメントの結果を受けて、対象者の栄養改善のために、栄養補給、栄養教育、多領域からの栄養ケアの3点について栄養ケア計画を作成して実施する。

1──栄養補給

　栄養ケアでは、栄養補給について補給量の決定と補給方法の選択が行われ、適切な栄養補給計画が作成される。

　栄養補給量は、エネルギーについては体格や体重変化を考慮して決定され、各種栄養素については日本人の食事摂取基準（2025年版）を基本にして決定される。食事摂取基準を用いるには、対象者の諸特性や使用目的から適切な指標を選択し、性・年齢別を考慮して栄養補給量を決定する。

　栄養補給法には、食品からの経口摂取のほかに、経管栄養（経鼻、経腸）や静脈栄養（末梢静脈栄養、中心静脈栄養）がある。対象者の生体機能、特に摂食・消化機能に応じて適切な方法を選択するが、消化・吸収機能を保持するためには、経口摂取を栄養補給の基本とする。咀嚼・嚥下機能の低下に対しては、普通食からきざみ食やゼリー食などに食事の形態を変更することや、自助具の使用、食事介助の実施などによ

り経口摂取の継続を試みる。

2 ── 栄養教育

　栄養状態を改善するためには、対象者自身がその行動特性や問題行動を認識して、行動変容により適切な生活習慣を行えるようになることが望ましい。そのために、行動療法の知見やカウンセリングの技法を取り入れて、対象者やその家族に対する栄養教育計画を作成して実施する。

3 ── 多領域からの栄養ケア

　対象者の身体状況のほかに、精神状況、経済問題、社会・環境の問題などが栄養状態に深くかかわっているために、管理栄養士・栄養士のほかに、医師、歯科医師、看護師、薬剤師、理学療法士、言語聴覚士、歯科衛生士など多領域からの専門家が参加することにより、総合的な栄養ケア計画を作成する。医療機関や高齢者・介護福祉施設などでは、多職種からなる栄養サポートチーム（nutrition support team：NST）を編成して栄養ケアを実施する。また、保健所・保健センターなどの公的組織や、営利・非営利組織など様々な社会資源の活用を考えた計画を作成して栄養ケアを進める。

4 ── 栄養ケア・マネジメントの目標設定

　栄養アセスメントにより抽出された健康と食生活の課題を整理・分析して、一定期間に実現可能な栄養ケア計画の目標を設定する。その期間の長さにより、短期目標、中期目標、長期目標がある。短期目標は、数週間から1か月程度で効果が得られるような目標で、対象者の現段階の能力や環境にあったものとする。中期目標は、短期目標が達成された後、改善された内容が一定期間維持できることを目標にする。長期目標は、課題の解決が達成できる最終目標（goal）で、対象者の健康上の課題が解決されて健康な行動が習慣化することである。

6　モニタリングと評価

　モニタリングは、栄養ケア計画に基づく栄養管理の実施過程で行われ、適切に実施されているかを評価する。モニタリング期間は、例えば、喫食率は毎日、身体計測値は1週間ごとなどのようにアセスメント項目ごとに適切に設定する。また、実施上の不備・非効率なども評価する。モニタリングの結果、不適切・不十分な点が明らかに

なれば、再アセスメントあるいは栄養ケア計画の見直しを実施する。

　評価は、実施上の問題点の有無や行動変容が進んだ結果が健康や栄養の改善に反映されたか、また、生活習慣の改善が定着したかどうかを明らかにするために行う。評価の種類には、構造評価、経過評価、影響評価、結果評価があり、これらにより栄養ケア計画を実施するうえでの構造上の問題点や経過、実施による影響・結果を評価し、さらに総合的な評価を実施する。また、経済的側面から結果を評価する経済的評価が実施されることもある。

【引用文献】

1）「食を通じた子どもの健全育成（－いわゆる「食育」の視点から－）のあり方に関する検討会」報告書
　　http：//www.mhlw.go.jp/shingi/2004/02/s0219-4.html
2）Ritz P.：Validity of measuring knee-height as an estimate of height in diseased French elderly persons．J Nutr Health Aging 8：386-388, 2004.
3）金子光伸ほか「高齢者の栄養評価におけるニーハイキャリパーを用いた身長推定値算出の有用性」Nutrition Support Journal 9：7-9, 2008.
4）Kurita N, et al. SARC-F validation and SARC-F+EBM derivation in musculoskeletal diesease：The SPSS-OK-Study The Journal of Nutrition, Health & Aging 2019；23：732-738.
5）飯島勝矢ほか「虚弱・サルコペニアモデルを踏まえた高齢者食生活支援の枠組みと包括的介護予防プログラムの考案および検証を目的とした調査研究」2013年
6）Fried LP, et. al. Cardiovascular health study Collaborative frailty Research Group. Frailty in older adults：Evidence for a phenotype. J Gerontol A Biol Sci Med Sci 2001；56：M146-56.
7）Nusser SM, Carriquiry AL, Dodd KW, et al. A semiparametric transformation approach to estimating usual daily intake distributions. J Am Stat Assoc 1996；91：1440-9.
8）厚生労働省「日本人の食事摂取基準（2025年版）―『日本人の食事摂取基準』策定検討会報告書―」2014年　pp. 25-26

• 第1部 栄養ケア・マネジメントの基礎知識 •

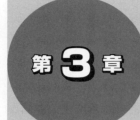

食事摂取基準の概要

→ p.244　「日本人の食事摂取基準（2025年版）」（資料1参照）は、健康な個人ならびに集団を対象としてエネルギーおよび各栄養素の摂取量の基準を示したものである。その目的は、国民の健康の維持・増進と生活習慣病の発症予防と重症化予防・改善に加え、生活機能の維持・向上を視野に入れて策定された。使用期間は2025（令和7）年4月から5年間である。

1　食事摂取基準の指標

　食事摂取基準の指標については、エネルギーの指標は、エネルギー摂取の過不足の回避を目的としてBMIが採用され、当面目標とするBMIの範囲が示された（表3－1）。従来から用いられてきた推定エネルギー必要量は参考資料として示され、成人では基礎代謝量と身体活動レベルの積として策定された。活用に際しては、エネルギー摂取量の過不足の評価には、BMIまたは体重変化量を用いることとされた。
　栄養素については、3つの目的からなる5種類の指標で構成された（表3－2）。指標の目的は、不足を回避するために「推定平均必要量」「推奨量」「目安量」が、過

表3－1　目標とするBMIの範囲（18歳以上）[1,2]

年齢（歳）	目標とするBMI（kg/m^2）
18～49	18.5～24.9
50～64	20.0～24.9
65～74[3]	21.5～24.9
75以上[3]	21.5～24.9

*1　男女共通。あくまでも参考として使用すべきである。
*2　上限は総死亡率の低減に加え、主な生活習慣病の有病率、医療費、高齢者及び労働者の身体機能低下との関連を考慮して定めた。
*3　男女共通。総死亡率をできるだけ低く抑えるためには下限は20.0から21.0付近となるが、その他の考慮すべき健康障害等を勘案して21.5とした。
出所）厚生労働省「『日本人の食事摂取基準（2025年版）』策定検討会報告書」2024年　p.58

表3-2　栄養素の指標

指標	指標の説明
推定平均必要量	ある母集団の50％の人が必要量を満たすと推定される摂取量
推奨量	ある母集団のほとんど（97〜98％）の人が必要量を満たすと推定される摂取量
目安量	特定の集団において、ある一定の栄養状態を維持するのに十分な摂取量のことで、推奨量を算定するのに十分な科学的根拠がない場合に限って算定される。
耐容上限量	健康障害をもたらす危険がないとみなされる習慣的な摂取量の上限量
目標量	生活習慣病の一次予防のために、現在の日本人が当面の目標とすべき摂取量

出所）表3-1に同じ　pp.3-6をもとに作成

剰を回避するために「耐容上限量」が、生活習慣病の発症予防のために現在の日本人が当面の目標とすべき摂取量として「目標量」が設定された。なお、生活習慣病の重症化予防、フレイル予防を目的として基準を設定する必要のある栄養素は発症予防を目的とした量（目標量）とは区別している。栄養素に関するこれら5つの指標は、活用の目的、対象者（個人または集団）および栄養素の特性を十分に理解して活用することが大切である。

2　エネルギー産生栄養素バランス

　エネルギー産生栄養素バランスでは、たんぱく質、脂質、炭水化物（アルコールを含む）とそれらの構成成分が総エネルギー摂取量に占めるべき割合（％エネルギー）が目標量で示され、1歳から49歳では、たんぱく質13〜20、脂質20〜30、炭水化物50〜65とされた（表3-3）。
　食事改善などでの活用に際しては、その値の両端が明確な境界を示すものでないこと、栄養素の質（特に飽和脂肪酸と食物繊維）を十分に配慮すること、疾患の発症予防や重症化予防に利用する場合には、対象者の摂取実態などを総合的に判断して適正な構成比率を判断することなどに注意することとされた。

3　対象者、栄養摂取源および摂取期間

　食事摂取基準を適用する対象は、健康な個人ならびに健康な人を中心に構成された集団であるが、高血圧、脂質異常症、糖尿病、慢性腎臓病に関するリスク、また、高齢者においてはフレイルに関するリスクを有していたりしても自立した日常生活を営んでいる者は含まれる。具体的には、歩行や家事などの身体活動を行い、BMIが標準より著しく外れていない者である。なお、疾患を有していたり、高いリスクを有して

表3-3 エネルギー産生栄養素バランス（％エネルギー）

性別	男性					女性				
	目標量*1,2					目標量*1,2				
年齢等	たんぱく質*3	脂質*4			炭水化物*5,6	たんぱく質*3	脂質*4			炭水化物*5,6
		脂質	飽和脂肪酸				脂質	飽和脂肪酸		
0～11（月）	−	−	−		−	−	−	−		−
1～2（歳）	13～20	20～30	−		50～65	13～20	20～30	−		50～65
3～14（歳）	13～20	20～30	10以下		50～65	13～20	20～30	10以下		50～65
15～17（歳）	13～20	20～30	9以下		50～65	13～20	20～30	9以下		50～65
18～49（歳）	13～20	20～30	7以下		50～65	13～20	20～30	7以下		50～65
50～64（歳）	14～20	20～30	7以下		50～65	14～20	20～30	7以下		50～65
65～74（歳）	15～20	20～30	7以下		50～65	15～20	20～30	7以下		50～65
75以上（歳）	15～20	20～30	7以下		50～65	15～20	20～30	7以下		50～65
妊婦 初・中期						13～20	20～30	7以下		50～65
後期						15～20	20～30	7以下		50～65
授乳婦						15～20	20～30	7以下		50～65

*1 必要なエネルギー量を確保した上でのバランスとすること。
*2 範囲に関しては、おおむねの値を示したものであり、弾力的に運用すること。
*3 65歳以上の高齢者について、フレイル予防を目的とした量を定めることは難しいが、身長・体重が参照体位に比べて小さい者や、特に75歳以上であって加齢に伴い身体活動量が大きく低下した者など、必要エネルギー摂取量が低い者では、下限が推奨量を下回る場合があり得る。この場合でも、下限は推奨量以上とすることが望ましい。
*4 脂質については、その構成成分である飽和脂肪酸など、質への配慮を十分に行う必要がある。
*5 アルコールを含む。ただし、アルコールの摂取を勧めるものではない。
*6 食物繊維の目標量を十分に注意すること。
出所）表3-1に同じ p.149を一部改変

いたりする個人および集団に対しての治療を目的とする場合は、食事摂取基準の基本的な考え方を理解したうえで、各疾患の治療ガイドライン等の指針を用いる。

栄養摂取源としては、食事として経口摂取されるものとする。通常の食品以外では、いわゆるドリンク剤、栄養剤、栄養素を強化した食品（強化食品）、特定保健用食品、栄養機能食品、いわゆる健康食品やサプリメントなどがある。食事摂取基準は、疾病の治療を目的とせず、健康増進の目的で摂取されるこれらの食品に含まれるエネルギーと栄養素も含む耐容摂取量は、健康食品やサプリメントに含まれるエネルギーと栄養素も含む。しかし、通常の食品のみでは必要量を満たすことが困難である妊娠を計画している女性、妊娠の可能性がある女性及び妊娠初期の女性に付加する葉酸に限り、通常の食品以外の食品に含まれる葉酸（folic acid）について提示している。

食事摂取基準値は「1日当たり」を単位としているが、習慣的な摂取量の基準を与えるものであり、短期間（例えば1日間）の食事の基準を示すものではない。これは、栄養素摂取量は日間変動が大きいことに加え、食事摂取基準で扱っている健康障害がエネルギーならびに栄養素の習慣的な摂取量の過不足によって発生するためである。

4 生活習慣病および生活機能の維持・向上に係る疾患等との関連

　食事摂取基準（2025年版）では、現在の日本人にとってその発症予防と重症化予防が特に重要であると考えられる生活習慣病（高血圧・脂質異常症・糖尿病・慢性腎臓病）、および生活機能の維持・向上に係る疾患（骨粗鬆症）を取り上げられた。高血圧・脂質異常症・糖尿病・慢性腎臓病に関しては、保健指導レベルにある者の重症化予防を中心に、骨粗鬆症に関しては、高齢社会における骨粗鬆症の予防や公衆衛生上の対策の重要性を考慮し、その基本的な病態をふまえ、それぞれエネルギー・栄養素摂取との関連について検討された。

　高血圧と栄養素摂取との関連で特に重要なものとして、ナトリウムの過剰摂取、アルコールの多飲、エネルギー過剰による肥満などによる血圧上昇や、カリウム摂取による降圧効果が示された。

　脂質異常症の発症や重症化は、肥満、飽和脂肪酸やコレステロールの過剰摂取、多価不飽和脂肪酸の摂取不足との関連が示され、また水溶性食物繊維摂取量とは負の関連が示された。

　糖尿病については、エネルギー過剰摂取による内臓脂肪型肥満に伴い生じるインスリン抵抗性の予防と改善を目的とした介入が重要である。炭水化物の摂取量と糖尿病の関連は不明であるが、エネルギー比50〜60％にすることが望ましい。食物繊維については、穀物由来の食物繊維に高血糖を抑制する効果が期待された。

　腎機能低下と栄養素摂取量の関連は研究例が少なく、一致した結果も少ないが、慢性腎臓病の重症化との関連で重要なものとしてたんぱく質、ナトリウム、リン、エネルギーの摂取が示された。たんぱく質制限が腎機能の悪化による代謝異常を改善する可能性があり、食塩摂取量との関連では、慢性腎臓病に対する食塩制限の効果が認められている。一方で、3 g/日を下回る極度の食塩制限は推奨されないことが示されている。また、管理栄養士の介入が慢性腎臓病のステージ進行の抑制に不可欠であることもあわせて示されている。

　骨粗鬆症については、食事からのエネルギー・栄養素摂取量と骨粗鬆症・骨折の関連を検討した研究は少なく、結果も一致していないものが多いため、病態の解説と概要を理解するための概念が示された。カルシウムとの関連は、十分なカルシウム摂取量が骨量維持に必要で、カルシウム摂取量が少ないことが低骨量のリスク因子になるといえるが、中高年においてカルシウム摂取量を増やしても骨密度の低下や骨折を予防する効果は小さいこと、1,000 mg/日以上のカルシウムサプリメントの使用は心筋梗塞のリスク上昇につながるため慎重になるべきと述べられた。ビタミンDも同様に骨粗鬆症リスクの低減効果については、今後の検証が必要とされた。

5 食事摂取基準の活用

　健康な個人ならびに集団の食事改善に食事摂取基準を活用する場合は、PDCAサイクルに基づく活用を基本とする。まず、食事摂取状況のアセスメントにより、エネルギー・栄養素の摂取量が適切かどうかを評価し、この食事評価に基づき、食事改善計画の立案（plan）、食事改善を実施（do）し、それらの検証（check）を行う。検証結果をふまえ、計画や実施の内容を改善（act）する。エネルギーおよび栄養素の各指標についての活用上の留意点は表3－4の通りである。

表3－4　エネルギーおよび栄養素の指標についての活用上の留意点

●エネルギー収支バランス
　エネルギーについては、エネルギーの摂取量及び消費量のバランス（エネルギー収支バランス）の維持を示す指標として提示されたBMIを用いることとする。実際には、エネルギー摂取の過不足について体重の変化を測定することで評価する。又は、測定されたBMIが、目標とするBMIの範囲を下回っていれば「不足」、上回っていれば「過剰」のおそれがないか、他の要因も含め、総合的に判断する。生活習慣病の発症予防の観点からは、体重管理の基本的な考え方や、各年齢階級の望ましいBMI（体重）の範囲を踏まえて個人の特性を重視し、対応することが望まれる。また、重症化予防の観点からは、体重の減少率と健康状態の改善状況を評価しつつ、調整していくことが望まれる。

●推定平均必要量
　推定平均必要量は、個人では不足の確率が50％であり、集団では半数の対象者で不足が生じると推定される摂取量であることから、この値を下回って摂取することや、この値を下回っている対象者が多くいる場合は問題が大きいと考える。しかし、その問題の大きさの程度は栄養素によって異なる。具体的には問題の大きさは、おおむね次の順序となる。
・a　集団内の半数の者に不足又は欠乏の症状が現れ得る摂取量をもって推定平均必要量とした栄養素：問題が最も大きい。
・b　集団内の半数の者で体内量が維持される摂取量をもって推定平均必要量とした栄養素：問題が次に大きい。
・c　集団内の半数の者で体内量が飽和している摂取量をもって推定平均必要量とした栄養素：問題が次に大きい。
・x　上記以外の方法で推定平均必要量が定められた栄養素：問題が最も小さい。

●推奨量
　推奨量は、個人の場合は不足の確率がほとんどなく、集団の場合は不足が生じていると推定される対象者がほとんど存在しない摂取量であることから、この値の付近かそれ以上を摂取していれば不足のリスクはほとんどないものと考えられる。

●目安量
　目安量は、十分な科学的根拠が得られないため、推定平均必要量が算定できない場合に設定される指標であり、目安量以上を摂取していれば、不足しているリスクは非常に低い。したがって、目安量付近を摂取していれば、個人の場合は不足の確率がほとんどなく、集団の場合は不足が生じていると推定される対象者はほとんど存在しない。なお、その定義から考えると、目安量は推奨量よりも理論的に高値を示すと考えられる。一方、目安量未満を摂取していても、不足の有無やそのリスクを示すことはできない。

● 耐容上限量

　耐容上限量は、この値を超えて摂取した場合、過剰摂取による健康障害が発生するリスクが0（ゼロ）より大きいことを示す値である。しかしながら、通常の食品を摂取している限り、耐容上限量を超えて摂取することはほとんどあり得ない。また、耐容上限量の算定は理論的にも実験的にも極めて難しく、多くは少数の発生事故事例を根拠としている。これは、耐容上限量の科学的根拠の不十分さを示すものである。そのため、耐容上限量は「これを超えて摂取してはならない量」というよりもむしろ、「できるだけ接近することを回避する量」と理解できる。

　また、耐容上限量は、過剰摂取による健康障害に対する指標であり、健康の保持・増進、生活習慣病の発症予防を目的として設けられた指標ではない。耐容上限量の活用に当たっては、このことに十分留意する必要がある。

● 目標量

　生活習慣病の発症予防を目的として算定された指標である。生活習慣病の原因は多数あり、食事はその一部である。したがって、目標量だけを厳しく守ることは、生活習慣病の発症予防の観点からは正しいことではない。

　例えば、高血圧の危険因子の一つとしてナトリウム（食塩）の過剰摂取があり、主としてその観点からナトリウム（食塩）の目標量が算定されている。しかし、高血圧が関連する生活習慣としては、肥満や運動不足等とともに、栄養面ではアルコールの過剰摂取やカリウムの摂取不足も挙げられる。ナトリウム（食塩）の目標量の扱い方は、これらを十分に考慮し、更に対象者や対象集団の特性も十分に理解した上で、決定する。

　また、栄養素の摂取不足や過剰摂取による健康障害に比べると、生活習慣病は非常に長い年月の生活習慣（食習慣を含む）の結果として発症する。生活習慣病のこのような特性を考えれば、短期間に強く管理するものではなく、長期間（例えば、生涯）を見据えた管理が重要である。

　食事改善を目的として食事摂取基準を活用する場合の基本的事項は、対象が個人の場合は表3－5、集団の場合は表3－6の通りである。

　個人の食事改善を目的とする場合には、まず、食事摂取基準を用いて個人の摂取量のアセスメントを行い、摂取不足や過剰摂取の可能性を推定する。次いで、その結果に食事摂取基準を用いて、摂取不足・過剰摂取を防ぎ、生活習慣病の発症を予防するための適切なエネルギーや栄養素の摂取量について目標とする値を提案し、食事改善の計画、実施につなげる。さらに、食事改善の目標を達成するために、料理・食物の量やバランス、身体活動量の増加に関する具体的な情報提供・効果的なツールの開発など、栄養教育の企画や実施、検証もあわせて行う。

　集団の食事改善を目的とする場合には、まず、食事摂取基準を用いて集団の摂取量のアセスメントを行い、集団の摂取量の分布から摂取不足や過剰摂取の可能性がある人の割合等を推定する。次いで、その結果に食事摂取基準を適用して、摂取不足・過剰摂取を防ぎ、生活習慣病の発症を予防するための適切なエネルギーや栄養素の摂取量について目標とする値を提案し、食事改善の計画、実施につなげる。さらに、食事改善の目標を達成するために、食行動・食生活に関する改善目標の設定やそのモニタリングなど、改善のための効果的な公衆栄養計画の企画や実施、検証もあわせて行う。

表3-5 個人の食事改善を目的として食事摂取基準を活用する場合の基本的事項

目的	用いる指標	食事評価	食事改善の計画と実施
エネルギー摂取の過不足の評価	体重変化量 BMI	●体重変化量を測定 ●測定されたBMIが、目標とするBMIの範囲を下回っていれば「不足」、上回っていれば「過剰」のおそれがないか、他の要因も含め、総合的に判断	●BMIが目標とする範囲内に留まること又はその方向に体重が改善することを目的として立案 〈留意点〉定期的に体重を計測記録し、16週間以上フォローを行う
栄養素の摂取不足の評価	推定平均必要量 推奨量 目安量	●測定された摂取量と推定平均必要量及び推奨量から不足の可能性とその確率を推定 ●目安量を用いる場合は、測定された摂取量と目安量を比較し、不足していないことを確認	●推奨量よりも摂取量が少ない場合は、推奨量を目指す計画を立案 ●摂取量が目安量付近かそれ以上であれば、その量を維持する計画を立案 〈留意点〉測定された摂取量が目安量を下回っている場合は、不足の有無やその程度を判断できない
栄養素の過剰摂取の評価	耐容上限量	●測定された摂取量と耐容上限量から過剰摂取の可能性の有無を推定	●耐容上限量を超えて摂取している場合は耐容上限量未満になるための計画を立案 〈留意点〉耐容上限量を超えた摂取は避けるべきであり、それを超えて摂取していることが明らかになった場合は、問題を解決するために速やかに計画を修正、実施する
生活習慣病の発症予防を目的とした評価	目標量	●測定された摂取量と目標量を比較	●摂取量が目標量の範囲に入ることを目的とした計画を立案 〈留意点〉発症予防を目的としている生活習慣病が関連する他の栄養関連因子及び非栄養性の関連因子の存在と程度を明らかにし、これらを総合的に考慮した上で、対象とする栄養素の摂取量の改善の程度を判断。また、生活習慣病の特徴から考えて、長い年月にわたって実施可能な改善計画の立案と実施が望ましい

出所）表3-1に同じ　p.40

表3-6 集団の食事改善を目的として食事摂取基準を活用する場合の基本的事項

目的	用いる指標	食事評価	食事改善の計画と実施
エネルギー摂取の過不足の評価	体重変化量 BMI	●体重変化量を測定 ●測定されたBMIの分布から、BMIが目標とするBMIの範囲を下回っている、あるいは上回っている者の割合を算出	●BMIが目標とする範囲内に留まっている者の割合を増やすことを目的として計画を立案 〈留意点〉一定期間をおいて2回以上の体重測定を行い、その変化に基づいて計画を変更し、実施
栄養素の摂取不足の評価	推定平均必要量 目安量	●測定された摂取量の分布と推定平均必要量から、推定平均必要量を下回る者の割合を算出 ●目安量を用いる場合は、摂取量の中央値と目安量を比較し、不足していないことを確認	●推定平均必要量では、推定平均必要量を下回って摂取している者の集団内における割合をできるだけ少なくするための計画を立案 ●目安量では、摂取量の中央値が目安量付近かそれ以上であれば、その量を維持するための計画を立案 〈留意点〉摂取量の中央値が目安量を下回っている場合、不足状態にあるかどうかは判断できない
栄養素の過剰摂取の評価	耐容上限量	●測定された摂取量の分布と耐容上限量から、過剰摂取の可能性を有する者の割合を算出	●集団全員の摂取量が耐容上限量未満になるための計画を立案 〈留意点〉耐容上限量を超えた摂取は避けるべきであり、超えて摂取している者がいることが明らかになった場合は、問題を解決するために速やかに計画を修正、実施
生活習慣病の発症予防を目的とした評価	目標量	●測定された摂取量の分布と目標量から、目標量の範囲を逸脱する者の割合を算出する	●摂取量が目標量の範囲に入る者又は近づく者の割合を増やすことを目的とした計画を立案 〈留意点〉発症予防を目的としている生活習慣病と関連する他の栄養関連因子及び非栄養性の関連因子の存在とその程度を明らかにし、これらを総合的に考慮した上で、対象とする栄養素の摂取量の改善の程度を判断。また、生活習慣病の特徴から考えて、長い年月にわたって実施可能な改善計画の立案と実施が望ましい

出所）表3-1に同じ　p.45

第4章 食事計画

1 食事計画の流れ

　栄養ケアの実施に際しては、美味しく喜んで喫食されることが大切である。そのためには、栄養的配慮とともに、献立や調理に工夫をすることにより食事への満足度を高める必要がある。喫食者のニーズに応えるような食事で、栄養ケアの効果を高めるような食事を提供するために食事計画を立てる。食事計画では、栄養ケア計画で決定した栄養必要量に基づいて実際に食事を準備するところから、喫食者が食事を摂取し終えて評価するまでの過程が対象となる（図4－1）。評価結果によっては、喫食者の満足度を高めるように献立や調理を改善させる。計画の作成に際して食事の回数は、一般的な食習慣である1日3食（朝食、昼食、夕食）を基本とし、必要に応じて間食を加える。

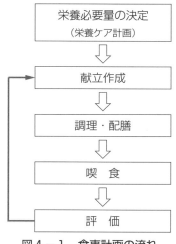

図4－1　食事計画の流れ

2 献立作成

献立作成では、食事の目的、喫食者の栄養生理的条件や社会的・経済的条件、環境条件（特に季節感を出す）などを考慮するとともに、調理をする側の条件についても配慮が必要である。よい献立は、栄養必要量が満たされているとともに、見た目にも食欲を増進させ、食べて美味しいことが重要である。そのために、栄養素のバランスを考慮した食品の選択や組み合わせを行い、喫食者の嗜好にあった調理法、味付け、盛り付け、配膳までを想定して献立を作成する。

1──献立の構成

日本の献立の構成は、主食、副食、汁物を基本とする。主食は、主にエネルギー源となるご飯、めん類、パン類などから選択する。副食には主菜と副菜があり、主菜は副食の中で中心となる料理で、たんぱく質源となる魚介類・魚介加工品、肉類・肉加工品、卵類、大豆・大豆製品などの食品を主材料とする。副菜は野菜類、いも類、きのこ類、海藻類などの食品を材料として食卓に彩りを添える役割を果たし、ビタミン、ミネラル、食物繊維などの給源で、栄養バランスのとれた食事にするために重要である。汁物には、すまし汁、みそ汁、スープ類（コンソメ、ポタージュ、中華スープなど）がある。主菜・副菜の料理法と調和するように決め、献立が鍋料理などの場合、汁物の必要がなくなることもある。

2──献立作成の手順

献立作成は、図4-2のような手順で進める。食品構成は、対象者に適したものを用いることによって、設定された栄養量を充足する献立を作成することが容易になる。食品構成の大まかな手順は、図4-3の通りである。

日本人の食事摂取基準（2025年版）は、摂取時の値を想定したもので、食品の廃棄率や調理に伴う栄養素などの変化は考慮されていない。なお、日本人の食事摂取基準（2025年版）では、現在入手可能な研究結果等が主に日本食品標準成分表（七訂）相当の方法で計算されたエネルギー量やエネルギー産生栄養素量を使用していることから、指標値は日本食品標準成分表（七訂）に基づき計算されたエネルギー・栄養素摂取量に対応するものとして策定された。日本食品標準成分表で示されているのは、食品の可食部100g中の栄養価である。献立作成においては、日本食品標準成分表に示されている廃棄率を参考にして必要とする食品の重量を計算したうえで、食品の発注・購入を行うようにする。調理操作に伴う栄養価の変化については、ビタミンでは

表4－2、表4－3に示すような変化がみられる。乾めんのナトリウム量や野菜類などのカリウム量は、調理後の損失があることも考慮する。

STEP1
栄養ケア計画に基づき、エネルギーと栄養素の摂取量を決めて、対象者の食品構成を設定する。食品構成は、献立を作成する際に使用する食材（種類・量）の目安となる。

STEP2
3食（朝食、昼食、夕食）の食事配分を決める。
- 各食事に、肉、魚、卵、大豆製品を偏らないように配分する。
- 野菜は、3食に等分に配分する。
- 季節の材料を取り入れ、また、いも類、海藻類、きのこ類など多種類の食品を取り入れる。

STEP3
各栄養素を多く含む食品（表4－1）を参考にして献立を作成する。

STEP4
作成した献立の栄養計算を行って、各栄養素の食事摂取基準値と比較する。不十分であれば修正あるいは献立を立て直す。

STEP5
予算、設備、所要時間の条件を満たしているか、調理方法や調理する人の技術も考慮されているか、季節感や対象者の嗜好（美味しいことが重要である）が考慮されているかを確認する。

図4－2　献立作成の手順

STEP1
穀類使用量を設定する。穀類エネルギー比率を設定し（50～60％程度）、全摂取エネルギー中の穀類からのエネルギー量を決める。次いで、米の場合の重量換算を基本に穀類摂取量の内訳（米、パン類、めん類、薄力粉など）を決めて、穀類使用量を設定する。

STEP2
たんぱく質源食品量を設定する。たんぱく質摂取量を動物性たんぱく質と植物性たんぱく質に配分する（動物性たんぱく質比率40～50％）。動物性たんぱく質量から動物性食品摂取量を設定し、さらに植物性たんぱく質量についても同様に設定する。

STEP3
野菜の摂取量は1日350 gを目標にする。いも類、果実類の摂取量を決める。

STEP4
油脂類は、脂肪エネルギー比率から1日の総脂質摂取量を設定する。

STEP5
エネルギーの不足分を、砂糖類、調味料などから摂取できるように設定する。

図4－3　食品構成の手順

表4－1　各栄養素を多く含む食品

①たんぱく質、脂質、食物繊維

たんぱく質* (g/100 g)		脂質* (g/100 g)		食物繊維 (g/100 g)	
凍り豆腐（乾）	50.5	マヨネーズ（全卵型）	76.0	ほしひじき（乾）	51.8
うるめいわし（丸干し）	45.0	和牛（ばら、脂身つき、生）	50.0	乾しいたけ（乾）	46.7
くろまぐろ（赤身、生）	26.4	ベーコン	39.1	カットわかめ	39.2
かつお（春獲り、生）	25.8	和牛（かたロース、脂身つき、生）	37.4	切干しだいこん	21.3
生ハム（促成）	24.0	ポテトチップス	35.2	干しがき	14.0
若鶏（ささ身、生）	23.9	ミルクチョコレート	34.1	おから（生）	11.5
プロセスチーズ	22.7	凍り豆腐（乾）	34.1	えんばく（オートミール）	9.4
べにさけ（生）	22.5	鶏卵（卵黄、生）	33.5	ごぼう（根、生）	5.7
ぶり（成魚、生）	21.4	プロセスチーズ	26.0	ライ麦パン	5.6
和牛（もも、赤肉、生）	21.3				

②ビタミン

ビタミンA (µgレチノール活性当量/100 g)		ビタミンB₁ (mg/100 g)		ビタミンB₂ (mg/100 g)		ビタミンC (mg/100 g)	
にわとり（肝臓、生）	14,000	豚（ヒレ、赤肉、生）	1.32	豚（肝臓、生）	3.60	赤ピーマン（果実、生）	170
豚（肝臓、生）	13,000	ごま（むき）	1.25	あまのり（ほしのり）	2.68	めキャベツ（結球葉、生）	160
うなぎ（きも、生）	4,400	あまのり（ほしのり）	1.21	乾しいたけ（乾）	1.74	パセリ（葉、生）	120
あまのり（ほしのり）	3,600	生ハム（促成）	0.92	脱脂粉乳	1.60	アセロラ（10 %果汁入り飲料）	120
ほたるいか（ゆで）	1,900	豚（ロース、脂身つき、焼き）	0.90	アーモンド（フライ、味付け）	1.07	にがうり（果実、生）	76
うなぎ（かば焼）	1,500	うなぎ（かば焼）	0.75	うなぎ（きも、生）	0.75	キウイフルーツ（緑肉種、生）	71
ぎんだら（生）	1,500			うなぎ（かば焼）	0.74	甘がき（生）	70
しそ（葉、生）	880						
にんじん（根、皮つき、生）	720						

③ミネラル

カルシウム (mg/100 g)		鉄 (mg/100 g)		ナトリウム（食塩相当量） (g/100 g)		カリウム (mg/100 g)	
干しえび	7,100	ほしひじき（鉄釜・乾）	58.0	固形ブイヨン	43.2	刻み昆布	8,200
さくらえび（素干し）	2,000	きくらげ（乾）	35.0	梅干し（塩漬）	18.2	ほしひじき（乾）	6,400
えびつくだ煮	1,800	あさり缶詰（水煮）	30.0	うすくちしょうゆ	16.0	乾燥わかめ（素干し）	6,000
パルメザンチーズ	1,300	豚（肝臓、生）	13.0	カレールウ	10.6	切干しだいこん	3,500
ごま（いり）	1,200	凍り豆腐（乾）	7.5	ウスターソース	8.5	あまのり（味付けのり）	2,700
ほしひじき（乾）	1,000	切干しだいこん	3.1	コーンクリームスープ（粉末タイプ）	7.1	あまのり（焼きのり）	2,400
カットわかめ	870			カップめん（油揚げ）（添付調味料等を含む）	6.9	乾しいたけ（乾）	2,200
みりん干し（かたくちいわし）	800					かんぴょう（乾）	1,800

注）栄養素含量が多くても、乾物など1回当たりの使用量が少ないものは注意が必要。
　　鉄における「ほしひじき（乾）」は、鉄釜の場合の成分値である。鉄以外の各栄養素については、鉄釜、ステンレス釜ともに同じ値である。

出所）※：文部科学省「日本食品標準成分表2015年版（七訂）」
　　　※以外：文部科学省「日本食品標準成分表（八訂）増補2023年」

表4-2　ゆで時間による野菜のビタミンCの変化

試料	測定項目	生	100℃、5秒	100℃、1分	60℃、1分
貝割れ菜	水分（%） ビタミンC（mg/100g） 固形分換算（mg/100g）	94.0±0.0 43.8±0.7 7.3	93.5±0.1 42.7±0.8(97.5%) 6.6(90.4%)	94.9±0.3 26.1±0.9(59.6%) 5.1(69.9%)	93.9±0.1 43.0±2.2(98.2%) 7.0(95.9%)
きゅうり	水分（%） ビタミンC（mg/100g） 固形分換算（mg/100g）	95.7±0.7 14.5±0.1 3.4	95.3±0.1 14.4±1.1(99.3%) 3.1(91.2%)	95.3±0.1 12.5±1.0(86.2%) 2.7(79.4%)	95.7±0.1 12.7±1.2(87.6%) 3.0(88.2%)
レタス	水分（%） ビタミンC（mg/100g） 固形分換算（mg/100g）	96.7±0.1 4.0±0.2 1.2	96.5±0.1 3.8±0.1(95.0%) 1.1(91.7%)	96.7±0.1 3.0±0.1(75.0%) 0.9(75.0%)	96.7±0.1 3.8±0.1(95.0%) 1.1(91.7%)
キャベツ	水分（%） ビタミンC（mg/100g） 固形分換算（mg/100g）	93.7±0.1 25.2±0.0 4.0	93.8±0.0 23.2±0.1(92.1%) 3.7(92.5%)	93.9±0.1 21.3±0.1(84.5%) 3.5(87.5%)	94.1±0.1 23.6±0.1(93.7%) 4.0(100%)

注）（ ）は残存率
出所）吉田企世子作成、香川芳子監修『食品成分表2024　資料編』女子栄養大学出版部　p.104

表4-3　調理によるビタミンの損失

じゃがいもを丸ごと40分蒸した時のビタミンの残存率（%）	B_1=96　B_2=96　C=74
ほうれん草を3分間ゆでた時の残存率（%）	カロテン=90　B_1=70 B_2=80　C=48
ほうれん草のゆで時間とビタミンCの残存率（%）（生（0分）=100%として）	1分=74　2分=61 3分=48　5分=40
生で5分間水にさらした時のビタミンCの残存率（%）	かぶの葉（1枚ずつはがして）=100 レタス1枚=100 ほうれん草=80 白菜1枚=80 せん切りにんじん=70

出所）表4-2に同じ　p.103

表4-4　いため物の油の量

種類	材料に対する油の量（%）
和風いため煮	3〜5
ムニエル	4〜8
チャーハン	5〜6
野菜ソテー	3〜5
中国風いため物	5〜10
カニたま	13〜15
中国風いり卵（炒蛋）	13〜25

注）和風いため煮はきんぴら、いりどりなど。
出所）表4-2に同じ　p.103

表4-5　揚げ物の給油率

種類	材料に対する油の量（%）
素揚げ	2〜15
から揚げ	6〜13
てんぷら	12〜25
フリッター・フライ	6〜20
アーモンド揚げ・クラッカー揚げ・はるさめ揚げ	33〜35

出所）表4-2に同じ　p.103

3──サイクル献立や展開食

　栄養ケアの実施に際して、サイクル献立（サイクルメニュー）を適切に用いることにより、献立作成を合理化することができる。1週間、1か月、あるいは4シーズン、1年間など一定期間分の献立（基本献立）を作成し、それを繰り返して使用するが、一定期間内に同じ料理を提供しないこと、不評の料理は新しい料理と切り替えることなどを原則にする。

　また、一般に、病院や種々の給食施設では食事の種類が多く、栄養成分、形態、量など多岐にわたり、煩雑をきわめている。そこで、正確かつ迅速に治療食や特別食などを準備するために、基本食（多くは一般食・常食）を決め、各疾患別・対象者別の食事へと展開している。展開食を準備する際には、次のような点に注意する。

①まず、展開食のもとになる基本食を考えて設定する。
②展開食からの栄養摂取量を設定する。
③展開食は、できるだけ基本食と同じ食品・食品群を用いた献立とするが、対象者に不適切な食品があれば他の食品に変更する。
④展開食の調理方法は、調味、加熱調理の方法、材料の切り方、料理の形態などについて、対象者の消化力、咀嚼・嚥下能力、その他の特性にあわせて選択する。
⑤咀嚼・嚥下困難者のための材料の切り方には、きざみ（粗きざみ、みじん）、ほぐし、おろし、裏ごし、ミキサーなどがあり、料理の形態としてはとろみ付けやゲル化などを考える。
⑥肉類や野菜類などは、対象者の咀嚼・嚥下能力にあわせて使用部位を選択する。

　献立の展開例を表4－6、また、1食分の献立例を表4－7に示す。このような展開食の考え方は、病院や施設の給食だけでなく、家庭における食事の準備にも用いることができる。例えば、在宅高齢者の食事の準備において、他の家族の食事を基本食として高齢者の摂食機能にあわせた展開食を準備するなどである。

表4－6　献立の展開例（調理法）

	常食	全がゆ食	五分がゆ食	三分がゆ食	流動食
主　菜	揚げる 焼く 干物	焼く ムニエル	煮る 蒸す	煮る　ほぐし 蒸す　つぶし 　　　すりおろし	裏ごし すり流し
副　菜 （おもに野菜類）	酢の物 生野菜 海藻サラダ 山菜・漬物	お浸し（軟らか） 温野菜サラダ	葉先軟らか浸し 野菜煮浸し	おろし煮 野菜軟らか煮 野菜スープ	野菜煮裏ごし スープ
例：にんじん	せん切り	グラッセ	甘煮	煮くずし （粗みじん煮）	軟らか煮裏ごし

出所）芳本信子編『臨床栄養学実習　第4版　─栄養食事アセスメントとケアプラン─』学建書院　2014年　p.42

第4章 食事計画

表4−7 献立例（1食分）

	常食	全がゆ食	五分がゆ食	三分がゆ食	流動食
主食	ごはん 　米　　　　　80	全がゆ 　米　　　　　60	五分がゆ 　米　　　　　30	三分がゆ 　米　　　　　25	おもゆ 　米　　　　　20
主菜	魚フライ 　あじ　　　　80 　しょうが　少々 　塩、こしょう 　小麦粉　　　8 　パン粉　　　5 　植物油　　　8	ムニエル 　あじ　　　　70 　塩　　　　少々 　小麦粉　　　5 　マーガリン　3 　植物油　　　2	煮魚 　白身魚　　　60 　しょうゆ　　8 　砂糖　　　　4 　酒　　　　　5	蒸し魚（ほぐし） 　白身魚　　　40 　大根おろし　30 　砂糖　　　　2 　しょうゆ　　3	蒸し魚（裏ごし） 　白身魚　　　20 　砂糖　　　　1 　酒　　　　　2 　塩　　　　0.5 　スープ　　　40
副菜	生キャベツ　　60 　パセリ　　　1 　レモン　　1/6 　マヨネーズ　5 　トマト　　　30 ポテトフライ 　じゃがいも　50 　植物油　　　5	ゆでキャベツ　50 　パセリ　　0.5 　しょうゆ　　3 　（マヨネーズも可） 皮むきトマト　30 粉ふきいも 　じゃがいも　30 　塩、こしょう　少々	ゆで野菜 　ブロッコリー　30 　（軟らか） 　しょうゆ　　2 皮むきトマト　20 マッシュポテト 　じゃがいも　30 　バター　　　2 　牛乳　　　　30	ゆで野菜 　ブロッコリー　30 　（軟らかゆできざみ） 　しょうゆ　　2 皮むきトマト　20 　（きざみ） マッシュポテト 　じゃがいも　20 　バター　　　1 　牛乳　　　　30	ゆで野菜（裏ごし） 　ブロッコリー　30 　だし汁　　　15 　塩　　　　0.3 皮むきトマト　20 　（裏ごし） ポタージュ 　じゃがいも　20 　にんじん　　10 　牛乳　　　　50
スープ	野菜スープ 　たまねぎ　　20 　にんじん　　10 　ほうれんそう　20 　豆腐　　　　30 　スープ　　　150 　塩、こしょう 　植物油　　　3	野菜スープ 左記に同じ	野菜とろみスープ 　たまねぎ　　10 　にんじん　　10 　ほうれんそう　10 　豆腐　　　　20 　スープ　　　120 　塩　　　　少々 　かたくり粉　1.5 　水　　　　　5 （野菜は5mm角切り）	野菜とろみスープ 左記に同じ	野菜裏ごしスープ 左記に同じ
果物	柿（季節の果物）	りんごコンポート 　りんご　　　100 　砂糖　　　　9	りんごコンポート 　りんご　　　80 　砂糖　　　　8 ヨーグルト　　50	りんごコンポート 　りんご　　　50 　砂糖　　　　5 きざみ煮汁をつける ヨーグルト　　30	りんごコンポート 　（裏ごし） 　りんご　　　50 　砂糖　　　　5 ヨーグルト　　20

出所）表4−6に同じ

3　調　理

　献立が作成されたら、献立表にしたがって発注、検収を経て納品された食品を用いて調理する。実際に調理を始める前に調理計画を立てて、最適な温度と外観で食事を提供することができるようにする。調理の進め方は、調理器具や設備、調理する人の能力、調理の難易度によって異なるが、基本的には図4−4のような手順で進める。

STEP1　身支度
爪を切り、手指の洗浄・消毒を行い、衣服を整えて、三角巾、マスクをする。

⇩

STEP2　調理工程の確認
食品の持ち味を生かし、適温で供食できるように調理工程をよく理解し、調理時間を確認する。

⇩

STEP3　道具や設備の確認
調理を合理的に行うために、道具の数と設備の安全確認を行う。

⇩

STEP4　食品の下処理
食品を十分洗浄し有害物や汚れを除去し、大きさや形、数量などを確認する。

⇩

STEP5　調理操作（加熱操作、非加熱操作）
・食品が本来もっている味や外観を損なわないように調理操作を行う。 ・食事を供する時間から逆算して、加熱操作や味付けのタイミングを設定する。 ・味付けは、うす味を心がける。

⇩

STEP6　配膳
器の選択、見た目に美しい盛り付け、料理の温度に配慮して配膳する。

図4－4　調理の過程

4　喫食・評価

　栄養ケア計画が有効・妥当であったかどうかを評価するためには、提供した食事が残さず摂取されたか、食事が満足のいくものであったかを知る。そこで、残食の有無や量の調査、食後のアンケート調査などが行われる。

第2部 ライフステージ別栄養ケア・マネジメント実習

• 第2部　ライフステージ別栄養ケア・マネジメント実習 •

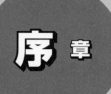

実習を進めるにあたって

1　ライフステージの年齢区分

　　ヒトの生涯は、小児期、成人期、高齢期と経過する。本書で取り上げる各ライフステージの年齢区分は、おおよそ表序－1の通りである。

表序－1　ヒトのライフステージとその年齢区分

ライフステージ		年齢区分
胎芽期		受精後8週未満（妊娠10週未満）
胎児期		受精後8週以降出生まで
小児期[*1]	新生児期	出生から生後4週未満
	乳児期	生後4週以降1歳未満
	幼児期	1歳以降6歳未満
	学童期	6歳以降12歳未満（小学生）
	思春期	12歳以降18歳未満（中学生・高校生）
成人期	青年期[*2]	18歳以降30歳未満
	壮年期	30歳〜49歳
	中年（実年）期	50歳〜64歳
高齢期[*3]	前期	65歳〜74歳
	後期	75歳以上

*1　日本人の食事摂取基準（2025年版）では、1歳から17歳が小児である。
*2　青年期は、発達心理学上、学童期と成人期との中間の時期で思春期を含み、男子では14、15歳から24、25歳くらい、女子では12、13歳から22、23歳くらいまでである。
*3　日本人の食事摂取基準（2025年版）では、65歳以上を高齢者とし、2つの区分を設けている。本書では便宜上、前期高齢者、後期高齢者とした。

2 食事摂取基準の指標の選び方

　栄養アセスメントや栄養ケア計画の作成など食事改善の過程で食事摂取基準を使用する場合は、適切な指標を選択するようにする。ただし、エネルギー摂取量については、食事摂取基準値ではなく、BMIや体重変化量などを食事改善に用いる。栄養素については、食事摂取基準の指標を次のように考える。

①推奨量が算定されている栄養素については推奨量を用いて、推奨量付近かそれ以上であれば現在の摂取量を維持させ、それ未満である場合は推奨量に近づくように計画を立てる。ただし、実施可能性や他の栄養素の摂取状態を考慮し、総合的に判断する。

②目安量が算定されている栄養素については目安量を用いて、目安量付近かそれ以上であれば現在の摂取量を維持させ、それ未満である場合は目安量に近づくように計画を立てる。

③目標量の範囲外の量を摂取している場合は、範囲に入ることを目的とした計画を立てる。生活習慣病の特徴から考え、長い年月にわたって実施可能な改善計画を立案し、実施することが望ましい。

3 実習の進め方

1──基本事項

　各章の基本事項には、それぞれのライフステージの特性、栄養アセスメント、食事摂取基準、食生活の特徴、栄養の特徴などが整理されている。実習を進めるにあたって、あらかじめその章の基本事項を読んで理解を深めておくと、実習がスムーズに進行し、考察も深まる。

2──実習手順フローチャート

①各章の実習方法の中で実習手順フローチャートが用意されている場合はそれを使用し、用意されていない場合は、次節の「本書で標準とする栄養ケア実習の方法」のフローチャートを使用する。

②実習前に予習をすることにより、その実習の目的と実習全体の流れをあらかじめ把握できて実習が進めやすくなる。また、実習内容の理解が深まり、充実したレポートや発表になる。

3 ── ワークシートの利用方法

① 実習の経過と結果は、以下から電子媒体で提供されているワークシートにまとめる。
　ダウンロードページ：㈱みらいホームページ書籍サポートメニュー
　　　　　　　　　https://www.mirai-inc.jp/support/support.html#worksheet
② ワークシートの項目や記述欄の広さは、適宜変更して使用する。
③ 実習結果を整理したり考察する際には、各章の基本事項、ポイント＆アドバイスを参考にする。必要に応じて、さらに詳細に調べることも望ましい。

4　本書で標準とする栄養ケア実習の方法

　栄養ケア実習は、基本的に以下の共通した方法にしたがって進める。ただし、実習3-2、3-3、4-2、4-3、5-2、5-3、7-2、9-2、9-3、10-3、11-3、11-4は、各章で個別に記載した実習方法で行う。

所要時間：1回目160分、2回目90分（＋発表時間90分）
実習単位：1回目は個人実習、2回目はグループ実習
使用するワークシート：栄養ケア実習標準ワークシート1～7
設備・機器、そのほかに用意するもの
　調理実習室（調理台、調理器具、食器）、デジタルカメラ、コンピューター、栄養計算ソフト、電卓、日本食品標準成分表、日本人の食事摂取基準（2025年版）、プレゼンテーションソフト、プロジェクター、ポインター、（コンピューターを用いない発表形式の場合は、ホワイトボード、模造紙）
実習手順フローチャート：
【1回目】

STEP1
対象者の特性と栄養ケアの課題を確認した後、目標を設定して栄養ケア計画（「栄養ケア実習標準ワークシート1」）を作成する。

　　　　　　　　　　　　　　　　　　　　　　　　　　　　　　　　　　　(30分)

STEP2
栄養ケア計画に基づき、BMIや体重変化量を参考にエネルギー摂取量を設定し、また、対象者の食事摂取基準値を参考に栄養素の摂取量を設定して、これらを充足する献立を作成する[*1]。

　　　　　　　　　　　　　　　　　　　　　　　　　　　　　　　　　　　(70分)

STEP3
献立作成の結果は「栄養ケア実習標準ワークシート2」（献立表）と「栄養ケア実習標準ワークシート3」（栄養価表）に記入する。栄養ケア実習標準ワークシート3には対象者の食事摂取基準値も記入する。

　　　　　　　　　　　　　　　　　　　　　　　　　　　　　　　　　　　(40分)

• 序章　実習を進めるにあたって •

STEP4
作成した献立のうち各班で調理する1食分を選んで、調理に必要な材料を「栄養ケア実習標準ワークシート4」（材料発注表）に記入する。

(20分)

STEP5
「栄養ケア実習標準ワークシート4」に基づいて食材を手配し、次回の調理の準備をする。

(時間外)

【2回目】

STEP6
選んだ1食分の調理に先立ち、献立作成者は班員に調理方法の手順やポイントを説明する。

(10分)

STEP7
調理する。

(40分)

STEP8
調理結果については写真撮影を行い[2]、さらに、試食して評価し、「栄養ケア実習標準ワークシート5」（調理結果の評価）にまとめる。

(25分)

STEP9
個人実習の栄養ケア実習結果については評価・考察を行い、「栄養ケア実習標準ワークシート6」（実習結果の自己評価・考察）にまとめ、「栄養ケア実習標準ワークシート1〜3、5、6」をレポートとして提出する[3]。

(15分)

（実習結果を発表する場合）

STEP10
プレゼンテーションソフトを用いて、栄養ケア実習の結果と評価・考察をまとめる。

(30分)

STEP11
実習結果と評価・考察を発表する[4]。

(50分)

STEP12
発表後、「栄養ケア実習標準ワークシート7」（他班の発表の評価）を用いて各自で評価する。

(10分)

[1] 摂取量を設定する栄養素の種類は対象者の特性や実習の目的を参考にして実習ごとに選ぶ。エネルギーおよび栄養素の設定は栄養ケアの目的を達成するための値を考え、計算には栄養計算ソフトなどを使用する。朝食など1食分の献立を作成する実習では、食事摂取基準値の3分の1を参考にする。なお「第11章　特殊環境下での栄養ケア・マネジメント実習」の「実習11-4　熱中症予防のための行動変容を目的とした栄養ケア」では水分摂取量も考慮する。

[2] デジタルカメラやスマートフォン等で撮った写真は、コンピューターからプリントするか、プレゼンテーションソフトに取り込んで利用する。

[3] 実習結果をレポート提出する場合はここまでとし、発表する場合は次のステップに進む。

[4] 他班の発表時には「栄養ケア実習標準ワークシート7」の項目にしたがって評価しながら参加する。

• 第2部 ライフステージ別栄養ケア・マネジメント実習 •

第1章 妊娠期の栄養ケア・マネジメント実習

1 妊娠期の基本事項

1──妊娠期の特性

　胎児は、母体から供給される栄養に依存しており、妊娠期の栄養状態は、胎児の成長・発達に直接影響する。妊婦は、自身の健康維持のためだけではなく、胎児、胎児付属物である胎盤、子宮、乳腺の成長・発達を支えるだけの栄養摂取を必要とする。しかし、近年、20〜30歳代の女性は、やせ（BMI 18.5未満）の割合が高く[1]、栄養バランスの偏り、妊娠中の体重増加不足がみられる[2]。母体の低栄養により胎生期に十分な栄養が得られなかった胎児は、出生後、生活習慣病を発症しやすいというDOHaD説[3]（developmental origins of health and disease）が注目されており、妊娠期の栄養状態は子どもの生涯にわたって健康に影響することが疫学研究で明らかにされている。一方、過栄養で妊娠中の体重増加が過剰になると、妊娠高血圧症候群、妊娠糖尿病、巨大児分娩、帝王切開率の上昇などの異常が起こりやすい。したがって、妊娠中に適切なエネルギーと栄養素を摂取することは、母体の健康維持、妊娠の経過、子どもの正常な成長・発達だけでなく、将来の疾病予防の観点からも重要である。厚生労働省は、2006（平成18）年に「妊産婦のための食生活指針」を策定、それから約15年が経過し、健康や栄養・食生活に関する課題を含む妊産婦を取り巻く社会状況等が変化していることなどを踏まえ、2021（令和3）年に「妊娠前からはじめる妊産婦のための食生活指針〜妊娠前から、健康なからだづくりを〜」を策定した（資料3）。

◎ p.257

2──妊娠期の栄養アセスメント

❶臨床診査

年齢

　妊婦の年齢が妊娠時の健康、胎児の異常、分娩の容易さなどにかかわってくる。20歳未満の若年妊産婦は、自己管理不足による低出生体重児や合併症の発生率が高い。

• 第1章　妊娠期の栄養ケア・マネジメント実習 •

　35歳以上の高齢妊娠では、流産・早産、妊娠高血圧症候群、糖尿病など妊娠時のリスクや、分娩時の出血量増加、帝王切開の増加、先天異常などのリスクが増加する。

　既往歴
　糖尿病、本態性高血圧症、甲状腺疾患、風疹・麻疹などの感染症、食物アレルギー、貧血などについての妊婦の既往歴は、妊娠の経過、分娩、胎児の成長・発達に影響を及ぼす可能性があるため、把握する必要がある。

　妊娠・分娩歴
　過去の妊娠・分娩の回数およびその経過、合併症の有無などの情報が、妊娠・分娩の経過予想に役立つことがある。
　その他、食習慣、飲酒・喫煙状況、服薬、身体活動量、労働環境などを把握する。

❷臨床検査
　血液検査では、貧血の予防・診断のために、赤血球数、ヘモグロビン、ヘマトクリット、フェリチンなどを測定する。
　尿検査では、妊娠高血圧症候群や腎臓機能の検査のために尿タンパクを測定する。また、糖尿病の検査のために尿糖を測定する。
　血圧は、妊娠高血圧症候群の早期発見や症状把握のために測定する。

❸身体計測
　非妊娠時の体重および妊娠中の体重変化を調べて、妊娠中の適切な体重増加量（第1部表2−15）に沿った体重増加であるかを確認する。また、骨盤の大きさは身長に比例し、身長150cm未満の場合は帝王切開率が高いので、身長の測定も重要である。
　腹囲は、母体の体重増加と胎児の発育の目安として測定される。子宮底長は、胎児の成長を診断するために測定され、恥骨結合上縁から下腹部のふくらみが終わるまでの距離で測定される。最近では、超音波検査で診断されることも多い。

◯ p.27

3── 妊娠期の食事摂取基準

❶妊婦期期間の区分
　食事摂取基準（2025年版）では、妊娠期は妊娠初期（〜13週6日）、妊娠中期（14週0日〜27週6日）、妊娠後期（28週0日〜）に区分されている。

❷策定の要点
　妊婦の付加量
　妊娠中に適切な栄養状態を維持し、かつ正常な分娩をするために妊婦と胎児に必要なエネルギーおよび栄養素が、付加量として示された（資料1参照）。妊娠中の栄養

◯ p.244

素蓄積量の算定に体重増加量が必要な場合、最終的な体重増加量を11 kgとした。胎児の成長段階で必要量が異なるエネルギー、たんぱく質、ビタミンA、葉酸、鉄、亜鉛は、妊娠期を初期、中期、後期に区分して付加量が設定された。このうち、エネルギー、たんぱく質は特に後期の付加量が多く、ビタミンAは妊娠期の最後の3か月でほとんどが蓄積されるために後期にのみ付加量がある。鉄は中期と後期で付加量が等しく、初期よりも多く設定されている。この他に付加量が設定されているのは、ビタミンB_1、ビタミンB_2、ビタミンB_6、ビタミンC、マグネシウム、銅、ヨウ素、セレンの8種類である。このうち、ビタミンB_1およびB_2はエネルギー要求量の増大に応じて、ビタミンB_6は体タンパク質の蓄積を考慮して設定された。

エネルギー

推定エネルギー必要量は、妊婦の適切な栄養状態を維持して正常な分娩をするための付加量として、初期50 kcal/日、中期250 kcal/日、後期450 kcal/日と設定された。活用にあたっては、妊婦個々の体格や妊娠中の体重増加量、胎児の発育状況の評価を行うことが必要である。

栄養素

妊娠の初期には赤血球葉酸濃度は適正に維持されていることから、付加量が設定されていない。一方、妊娠の中期、および後期において、赤血球葉酸濃度が減少し、葉酸代謝産物の尿中排泄量が増大する。通常の適正な食事摂取下で100 μg/日の葉酸（folic acid）を補足すると、妊婦の赤血球中葉酸濃度を400 nmol/L以上に維持することができたとする報告がある。相対生体利用率（50%）を考慮すると、葉酸（folic acid）100 μg/日は葉酸（folate）200 μg/日に換算される。この200 μg/日を妊娠（中期および後期）の推定平均必要量の付加量とし、推奨量の付加量は、推定平均必要量に推奨量算定係数1.2を乗じて、240 μg/日とされている。

妊娠期には、カルシウム需要は増大するが、腸管における吸収率が上昇することなどから付加量は設定されていない。しかし、日本人のカルシウム摂取量は低いため、十分摂取するように注意する。その他、妊娠期の食事摂取基準の活用にあたり、妊婦個々の体格や妊娠中の体重増加量、胎児の発育状況の評価を行うことが必要である。

4 ── 妊娠期の栄養と食生活の特徴

❶妊娠初期

つわりは、妊娠5〜7週頃から出現する。主に悪心・嘔吐、食欲不振などの消化器症状を示し、早朝空腹時に多い。食嗜好が変化し、あっさりしたもの、さっぱりしたものを好む傾向があり、特定の食品しか食べられないなどの偏食に陥りやすい。その結果、摂取栄養素にも偏りがみられる。この時期は、器官形成期で細胞増殖が活発であるため、たんぱく質やカルシウムが必要となるが、エネルギー付加量は50 kcalと少

• 第1章　妊娠期の栄養ケア・マネジメント実習 •

ない。そのため、栄養素の摂取量自体を増やすのではなく、良質のたんぱく質の摂取など「質」をよくすることが必要である。また、この時期は奇形発生の臨界期でもあり、母体やその外部からの有害な作用により正常な器官形成が阻害され、奇形が起こりやすい。そのため、特にこの時期は、催奇形性のある薬物の服用、喫煙、アルコール摂取を避け、ビタミンAの過剰摂取、葉酸の摂取量が不足しないよう注意する。

❷妊娠中期

　妊娠中期は、胎盤が形成され、安定期に入り、つわりも消失あるいは軽快することが多い。つわり時は食欲が落ち、特定の食品しか食べられないなどの問題があった場合でも、つわり消失あるいは軽快するにつれ、その反動で食欲が亢進しやすく、体重は増加傾向となる。一方で、発育した胎児や増大した子宮により腸が圧迫されて、便秘がちになる。胎盤から分泌されるエストロゲンの作用により、基礎代謝量の増加、体脂肪蓄積がみられる。また、ヒト胎盤性ラクトゲン（hpL）の作用により、母体の脂質代謝が進んで胎児へのグルコース供給が促進されるとともに、インスリン抵抗性が高まる。このように、妊娠母体での糖・脂質代謝亢進を介して胎児発育に促進的に関与する一方で、母体は高血糖を呈しやすい。さらに、胎児の骨・歯形成のため、妊娠後期にかけてカルシウムの必要量が高まる。

❸妊娠後期

　妊娠後期は、胎児の体重増加が著しく、母体も出産に向けて準備をする期間である。増大した子宮が胃腸を圧迫して1回の食事量が減少するが、胎児の成長と出産に備えて必要な栄養量が全体的に多くなるため、特にバランスのよい食事が重要である。一度に多く摂食できない場合は、間食や分割食を取り入れる。過剰摂取は、体重増加過多をきたし、妊娠高血圧症候群の誘因となる。また、消化機能の低下や運動不足により便秘が生じやすい。基礎代謝は、中期よりもさらに亢進して非妊娠時の＋20％程度になり、脂質代謝は同化から異化へと変化する。循環血液量、特に血漿（けっしょう）量が増加して妊娠貧血（妊娠水血症）を起こしやすい。個人差もあるが、そのピークは妊娠28～32週であり、非妊娠時から貧血症状を呈していた場合は、特に注意する。

5 ── 妊娠期の病態・疾患と栄養ケア

❶低体重・過体重・肥満

⊃ p.27
　妊娠期の推奨体重増加量は、妊娠前の体格（BMI）に基づいて定められている（第1部表2-15）。それを下回る、もしくは上回る体重増加は、母子の健康のみならず、妊娠の経過を悪くする。やせの妊婦や体重増加量が少なすぎる場合、子どもの発育低下や成人後の生活習慣病のリスクを高めるだけでなく、切迫流産、早産などを引き起

こしやすい。日本では若年女性のやせが増加し、妊娠期であっても体重増加に嫌悪感を示す者も少なくない。特に、つわりの時期に極端な体重減少がみられた場合は要注意である。肥満妊婦には、妊娠前からの肥満が継続する場合と、妊娠期に急激に体重が増加する場合とがある。いずれの場合も妊娠期の肥満は、妊娠高血圧症候群、妊娠糖尿病、巨大児分娩、帝王切開率の上昇などの異常を起こしやすいので、適切な体重増加を維持するように栄養管理を行う必要がある。

❷つわりと妊娠悪阻

　つわりは、妊娠によって起こる悪心・嘔吐など消化器系の症状を中心とする症候のことで、妊娠5～6週頃から出現し、多くは一過性で妊娠12～16週頃までに自然に消失する。50～80％の妊婦が経験し、初産婦に多い。つわり症状が増悪し、嘔吐を頻繁に繰り返すことによって脱水、飢餓状態など母体の健康を著しく損なう程度に達したものを「妊娠悪阻（おそ）」という。頻度は1～2％で、経産婦より初産婦にその頻度は高いとされているが、重症化するものは経産婦に多い。食事療法は、好きなものを少量頻回に摂取し、においの強い食品を避けることが重要である。症状は早朝空腹時に悪化しやすいため、起床後すぐに摂取できるものを常備しておくのがよい。悪心・嘔吐が強く、食事療法ができない場合は輸液療法を取り入れるが、ウェルニッケ脳症予防のため、ビタミンB_1の補塡が必須である。

❸妊娠貧血

　出産時の出血に備えるために、血漿・赤血球ともに増加するが、血漿の増加量のほうが著しく多いために、相対的に赤血球の割合が減って見かけ上の貧血（妊娠水血症）が起きる。これを考慮し、妊娠貧血のWHO基準値はヘモグロビン11.0 g/dL未満、ヘマトクリット33.0％未満と定められている（第1部表2-9）。また妊娠期には、胎児の発育を促すために多くの鉄分を胎児へ供給する必要があり、鉄欠乏性貧血に傾きやすく、小球性低色素性貧血を呈してくる。そこで、ヘモグロビン9.0～11.0 g/dL、平均赤血球容積85～100 μm^3の場合は生理的なものとみなして鉄剤の投与を行わず、食事療法を主体とするが、この基準値を下回る極端な母体の貧血は、胎児貧血や子宮内胎児発育遅延などを起こしやすいので、食事療法に加えて鉄剤を投与する。このような妊娠貧血の予防のために、たんぱく質、鉄（特にヘム鉄）、ビタミンB_{12}、葉酸など造血に必要な栄養素を取り入れることが必要である。

→ p.21

❹妊娠高血圧症候群

　妊娠時に高血圧（収縮期血圧140 mmHg以上または拡張期血圧90 mmHg以上）を認めた場合、妊娠高血圧症候群という。成因には不明な点が多いが、母体側の要因として、年齢（20歳未満40歳以上）、肥満、高血圧や糖尿病などの既往歴、経産回数（特

• 第1章 妊娠期の栄養ケア・マネジメント実習 •

に初産）などが考えられる。妊娠高血圧症候群は病態に応じて①妊娠高血圧腎症、②妊娠高血圧、③加重型妊娠高血圧腎症、④高血圧合併妊娠に分類される（第1部表2－11）。従来、④は妊娠高血圧症候群に含まれていなかったが、2018（平成30）年に定義が改訂され追加された。また、この改訂では、蛋白尿の多寡による重症分類を行わないこと、早発型の定義を妊娠32週未満から34週未満に発症するものと変更された。

○ p.23

なお、1998（平成10）年に「妊娠中毒症の栄養管理指針」（表1－1）が策定されたが、同指針に記載の「妊娠中の適切な体重増加の推奨」について、妊娠による生理的な体重増加値を下回っている可能性があること、その他エビデンスに乏しいことから指針の推奨が取り下げられた。妊娠中の体重増加については2020（令和2）年、「妊娠中の体重増加の目安」が新たに示されている（第1部表2－15）。

○ p.27

❺妊娠中の糖代謝異常

妊娠中の糖代謝異常は、①妊娠糖尿病、②妊娠中の明らかな糖尿病、③糖尿病合併妊娠の3つに分類される。①と②は妊娠中に初めて発見された糖代謝異常をいい、③は1型糖尿病、2型糖尿病の病型にかかわらず妊娠前に糖尿病が診断されている、あるいは確実な網膜症がある者が妊娠に至った場合をいう（第1部表2－10）。いずれの場合も厳重な血糖管理の下に妊娠・分娩管理を行うことが母児の合併症予防のために最重要である。妊娠中の血糖管理目標値については、日本産科婦人科学会[4]と日本糖尿病学会[5]が定めており、空腹時血糖95 mg/dL未満かつ食後1時間値140 mg/dL未満（または、空腹時95 mg/dL未満かつ食後2時間値120 mg/dL未満）としている。一方、HbA1cの目標値は、6.5％未満としている（日本産科婦人科学会はHbA1c 6.0～6.5％未満；6.0％未満が理想的としている）。上記の目標値を達成するには適切な

○ p.22

表1－1 妊娠中毒症（現妊娠高血圧症候群）の生活指導および栄養管理指針

1．生活指導		● 安静 ● ストレスを避ける	予防には軽度の運動、規則正しい生活がすすめられる
2．栄養指導 （食事指導）	a．エネルギー摂取 （総カロリー）	● 非妊娠時BMI24以下の妊婦： 　30 kcal×理想体重（kg）＋200 kcal/日 ● 非妊娠時BMI24以上の妊婦： 　30 kcal×理想体重（kg）/日	予防には妊娠中の適切な体重増加がすすめられる
	b．塩分摂取	7～8 g/日程度とする （極端な塩分制限はすすめられない）	予防には10 g/日以下がすすめられる
	c．水分摂取	1日尿量500 mL以下や肺水腫では前日尿量に500 mLを加える程度にするが、それ以外は制限しない。口渇を感じない程度の摂取が望ましい	
	d．たんぱく質摂取量	理想体重×1.0 g/日	予防には理想体重×1.2～1.4 g/日が望ましい
	e．動物性脂肪、糖質、ビタミン	動物性脂肪と糖質は制限し、高ビタミン食とすることが望ましい	予防には食事摂取カルシウム900 mg/日に加え、1～2 g/日のカルシウム摂取が有効との報告、また海藻中のカリウムや魚油、肝油（不飽和脂肪酸）、マグネシウムを多く含む食品に高血圧予防効果があるとの報告もある

注）現在は指針の推奨が停止されている（日本産科婦人科学会『日本産科婦人科学会雑誌』第71巻第8号　2019年）。妊娠中の体重増加の目安については第1部表2－15参照。
出所）日本産科婦人科学会周産期委員会　1998年を一部改変

食事療法、運動療法を行うことが重要であり、これらを実施してもなお目標値を達成できない場合はインスリン療法も併用して血糖コントロールを行う。分割食では血糖値に最も影響する炭水化物の摂取量を分けることが重要である。

　妊娠期の高血糖や糖尿病を予防するためには、妊娠前から適正な体重の維持とエネルギー摂取を心がける。食事療法では、①母児ともに健康に妊娠を維持するのに必要なエネルギーを供給し、かつ、②食後の高血糖を誘発せず、③空腹時のケトン体産生を亢進させないという3条件を満たす適正エネルギー制限を実施する[6]。1日の摂取エネルギー量については確立したエビデンスがなく、結論が明確でないが、日本糖尿病・妊娠学会では、正常妊婦の必要エネルギー量のおおむね30％カット程度のエネルギー制限食で、それ以上の過剰なエネルギー制限は避けることとしている。また、1日当たりのエネルギー量の設定が同じでも、間食や夜食に分割し、1日4～6回食とすることで高血糖を防ぐことができるとされている。

2　妊娠期の栄養アセスメント実習

実習1-1　妊婦のつわり、貧血の栄養アセスメント

実習目的　妊娠初期にみられるつわりは、個人差が大きく、食べられる食品も多種多様である。また、妊娠時には、貧血も生理的な現象として起きやすい。したがって、妊娠による母体の様々な変化に応じた栄養摂取を工夫することが必要であり、摂取できなかった場合には、母体の健康だけでなく胎児の発育を阻害することもある。そこで本実習により、妊婦の栄養状態を各測定項目から総合的に評価・判定し、食生活の改善方法について説明する能力を養う。

実習課題1-1

つわりや貧血の症状がみられる妊娠11週目の妊婦について、身体計測値、臨床検査値、食事内容、食生活等の状況から栄養状態を総合的に評価・判定する。なお、本実習終了後、同一対象者についての栄養ケア実習（実習1-2）に進んでもよい。

● 対象者の特性

年齢：21歳
妊娠歴等：妊娠11週、初産、単胎妊娠
既往歴：なし
身体計測値：身長156.0 cm、体重44.0 kg（非妊娠時46.0 kg）

• 第1章 妊娠期の栄養ケア・マネジメント実習 •

臨床検査値：赤血球数380×10⁴/μL、ヘモグロビン9.0 g/dL、ヘマトクリット29.0％
食事内容：24時間思い出し法による1日の食事内容は、次の通りである。

　朝食：スクランブルエッグまたは目玉焼き（卵1/2〜1個）
　昼食：菓子パン1個（クリーム、デニッシュなど）
　夕食：ピザ1/4枚、フライドチキン2個、シーザーサラダ1人前
　間食：プリン1個、炭酸飲料500 mL（ノンカロリー）、フライドポテトSサイズ、
　　　　シェーク1杯

健康状態：
　食べ物のにおいで気持ち悪くなったり嘔吐したりして、つわりの症状がみられる。家事で立ち仕事をすると視界が暗くなり倒れそうになることがある。便秘傾向である。

食生活等の状況：
　料理は苦手で外食をすることや総菜を買ってくることが多い。魚と野菜が苦手であまり食べない。専業主婦で、朝食と昼食をとった後は必ず1〜2時間の仮眠をとっている。イライラすることが多く、たばこをやめようと思っているがやめられない（15本/日、喫煙歴2年、夫も喫煙者）。運動習慣はない。

身体活動レベル：低い

実習方法

所要時間：90分（レポートまたは発表資料の作成時間および発表時間を除く）
本実習で使用するワークシート：妊娠期栄養アセスメント実習ワークシート
実習手順フローチャート：

○ p.27

STEP1
妊娠期を3期に区分して、対象者の妊娠期間区分がどれに相当するかを確認する（後述する「ポイント＆アドバイス」参照）。また、妊婦の体格区分別の推奨体重増加量を確認する（第1部表2−15）*¹。

（5分）

STEP2
身体計測値から非妊娠時のBMIと妊娠期間中の体重変化を求め、体格および体重変化を評価する。

（5分）

○ p.18, 21

STEP3
臨床検査値を基準値（第1部表2−1、表2−9）と比較して評価する。さらに、身体計測値とあわせて健康状態を総合的に評価する。

（15分）

STEP4
食事内容から、対象者の食事のバランスを評価する*²。

（15分）

STEP5
食生活等の状況から問題点を考える。

(15分)

STEP6
健康状態、食事内容、食生活等の状況を総合的に考察して評価する。さらに、食生活改善のためのアドバイスを考える。

(15分)

STEP7
参考値として、対象者の食事摂取基準値を求める。算出に際しては、妊婦の付加量を考慮する*3。栄養素について、対象者の習慣的な摂取量が測定可能な場合は食事摂取基準値と比較する。

(20分)

STEP8
実習結果と評価・考察を発表する。あるいはワークシートをレポートとして提出する。

* 1　STEP1～7の結果は、「妊娠期栄養アセスメント実習ワークシート」にまとめる。
* 2　「野菜の摂取量が少ない→野菜が苦手の可能性あり」のように、推測できることがあれば書き出し、情報を整理して問題点を見出す。
* 3　項目は、エネルギー、たんぱく質、脂質、飽和脂肪酸、n-6系脂肪酸、n-3系脂肪酸、ビタミンA、ビタミンD、ビタミンB_1、ビタミンB_2、葉酸、カルシウム、鉄、食物繊維、食塩相当量などとする。

ポイント&アドバイス

1──妊娠期の区分と各時期の特徴

　妊娠13週までが初期、14週から27週までが中期、28週以降が後期と区分される。妊娠初期では、母体の外観は妊娠前とほとんど変わらないが、妊娠開始によりホルモン分泌が変わり、つわり、頻尿、便秘、精神的不安定などがみられることがある。妊娠中期は、つわりもほぼおさまり、妊婦にとって安定期といえる。この時期、胎児はどんどん発育し、それにつれて子宮が大きくなる。また、胎動が感じられるようになる。妊娠後期には胎児がさらに成長し、それに伴い母体への負担が増えてくる。大きくなった子宮に胃が圧迫され、1回の食事量が少なくなり、胃もたれ、胸焼けなどがみられる。

2──体格、健康状態の評価

❶つわりと母体の体重変化について
①健康状態の評価は、身体計測値と臨床検査値の情報から行うが、特に妊娠週数に応じて体重が増加しているかについて評価する。

◯ p.27　②妊婦の体重は、母子の健康状態を知るための大切な指標である（第1部表2-15）。なお、妊娠初期には、一般的につわりによって母体体重が減少するが、その後の回復は速やかで、つわりが消失する12週頃からはほぼ直線的に増加すると考えられるので、そのことも念頭において評価する。

❷つわり症状と健康状態について
①つわりによる食事摂取の偏りが、現在の対象者の健康状態に影響しているのかどうかについて評価する。臨床検査値の情報も参考にする。
②つわりの自覚症状を把握することは、栄養不足などの問題を解決するために重要である。自覚症状を把握して、改善できるような栄養ケア計画を立てるよう留意する。

3──食事内容（食事のバランス）の評価

❶つわりに対応する栄養と食事摂取
①食欲不振、嘔吐や偏食により、栄養素の不足あるいは過剰の可能性が考えられることから、食品の偏りを評価することを主眼とする。
②偏食によりビタミン類が不足しやすく、胎児の健康にも影響することがある。特に、ビタミンB_1の欠乏はウェルニッケ脳症に関連する。
③好きなものを少量頻回に摂取すること、においの強い食品を避けることなどにより食欲を高める工夫をする。
④症状は早朝空腹時に悪化しやすいため、起床後すぐに摂取できるものを常備しておくのがよい。
⑤悪心・嘔吐が強く、食事療法ができない場合は、輸液療法を取り入れる。
⑥つわりが軽快あるいは消失するにしたがって食事量は増加するが、現在の食事内容のままで摂取量が増加した場合、すなわち、質は変わらず量が増加した場合の影響について配慮する。

❷妊娠貧血のリスクと改善策
　妊娠貧血は、血液量の急激な増加がみられる妊娠中期以降に特に起こりやすい。本実習の対象者のような妊娠初期では、つわりによる栄養摂取不足が貧血に関連していると考えられる。妊娠中期以降の栄養要求量の増加に対応するために、妊娠初期から鉄、ビタミンB_{12}、葉酸など造血に必要な栄養素を取り入れることが必要である。そこで、鉄を多く含む食品、鉄が吸収されやすい食品について調べてまとめる（第1部表4−1および実習6−2「ポイント＆アドバイス」参照）。また、ビタミンB_{12}、葉酸を多く含む食品についても調べる。

◯ p.48
◯ p.152

4──栄養状態を総合的に評価するための留意点
　妊娠期におけるつわり・貧血の栄養アセスメントを行う際には、身体計測値、健康状態、食事内容、食生活等の習慣・状況など栄養状態に影響を及ぼしうる要因を総合的に考察する。その際には、以下の点に特に注目する。

①妊娠前の体格とつわりによる体重減少からリスクを評価し、その要因となっている食事内容について考察する。
②貧血を示す検査項目と自覚症状の関連からリスクを評価し、その要因となっている食事内容について考察する。
③つわりの症状が出ている場合、大幅な食事改善は負担となるため、実現性の高い改善アドバイスを考える。
④喫煙のリスクを調べて正しく評価する。

3 妊娠期の栄養ケア実習

実習1-2 つわり、貧血の食事

実習目的　妊娠初期のつわりや貧血に対応し、食欲を高め、栄養摂取状況を改善するための栄養ケア計画を作成する。また、対象者の食生活や生活状況、食事摂取基準の妊婦付加量を考慮した食事計画を作成する。

──実習課題1-2──

実習1-1で栄養アセスメントを行った対象者について、その特性を考慮して妊娠期のつわり、貧血に対応する栄養ケア計画および食事計画を作成する。

対象者の特性

● p.64　実習1-1「対象者の特性」を参照。

実習方法

● p.56　「本書で標準とする栄養ケア実習の方法」にしたがって進める。なお、そのうち、STEP1とSTEP2については、以下の点に留意する。

STEP1　妊娠期の栄養ケア計画を作成する際には「基本事項」で述べたつわりと妊娠貧血を参照する。また、「妊娠前からはじめる妊産婦のための食生活指針」

● p.257　（資料3参照）も参考にする。つわりは、妊娠中期以後に自然に消失することが多いので、栄養ケア計画の目標は短期目標だけとする。

STEP2　対象者の食事摂取基準値は、妊婦付加量を考慮する。食事摂取基準値を考慮する栄養素等は、たんぱく質、脂質、ビタミンA、ビタミンB_{12}、葉酸、

ビタミンC、カルシウム、鉄、食物繊維、食塩相当量の10種類とする。エネルギー摂取量は、非妊娠時体重、妊娠期間中の体重変化、対象者の健康状態などを考慮する。

ポイント&アドバイス

つわりに適した料理例

つわりに適した料理例は、表1-2の通りである。

表1-2 つわりに適した料理例

食品群	料理名
米飯類	おにぎり、すし類（ちらし、にぎり、のり巻き、いなり）、茶漬け、雑炊
パン類	サンドイッチ、カナッペ、トースト類
めん類	うどん、そば、冷麦、そうめん
魚介類	さしみ、たたき、霜降り、やまかけ、酢の物、ゼリー寄せ
肉 類	コールドミート、水炊き、しゃぶしゃぶ
卵 類	卵豆腐、半熟卵、茶碗蒸し
豆 類	冷や奴、あんかけ豆腐、揚げだし豆腐
乳 類	ヨーグルト、プリン、ババロア、アイスクリーム
野菜類	お浸し、酢の物、おろしあえ、サラダ
いも類	マッシュポテト、ポテトサラダ
果実類	ジュース、ゼリー、コンポート、缶詰類

出所）江澤郁子・津田博子編『四訂 応用栄養学』建帛社 2014年 p.70を一部改変

妊娠高血圧症候群の予防

実習目的
→ p.27

妊娠高血圧症候群の予防には、血圧だけでなく体重管理にも重点をおいた栄養管理が必要であり、「妊娠中の体重増加の目安」に沿った栄養改善が望ましい（第1部表2-15）。この目安を考慮し、妊娠高血圧症候群の発症予防のために栄養ケア計画を作成する。また、適切な献立を作成し、実際に調理して試食する。

実習課題1-3

妊娠高血圧症候群は、妊娠期における代表的な疾患で、妊娠の正常な進行のためにその予防が大切である。この疾患の発症を予防し、進行を抑制するために、栄養ケア計画および食事計画を作成する。

対象者の特性

年齢：38歳
妊娠歴等：単胎妊娠、分娩歴あり。第1子を3年前に出産（男児、出生体重3,800 g）。
身体計測値：妊娠32週、身長160.0 cm、体重74.0 kg（非妊娠時より＋9.0 kg）。
臨床検査値：収縮期血圧135 mmHg、拡張期血圧88 mmHg、尿タンパク＋1。
生活状況：フルタイムで勤務しており、仕事と家事・育児に忙しい。車で通勤している。
身体活動レベル：ふつう

実習方法

○ p.56 「本書で標準とする栄養ケア実習の方法」にしたがって進める。なお、そのうち、STEP 1とSTEP 2については、以下の点に留意する。

○ p.23 **STEP1** 「妊娠高血圧症候群の病型分類」（第1部表2－11）から対象者の健康状態を判断して、栄養ケア計画を考える。予防のために献立作成で配慮すべき点は、後述する「ポイント＆アドバイス」を参照する。対象者は妊娠後期であるので、栄養ケア計画の目標は短期目標だけとする。また、非妊娠時の体格から算出したBMIを用いて、「妊娠中の体重増加量の目安」（第1部表2－

○ p.27 15）を確認して、現在の体重増加量を評価する。

STEP2 対象者の食事摂取基準値は、妊婦付加量を考慮する。食事摂取基準値を考慮する栄養素等は、たんぱく質、脂質、飽和脂肪酸、ビタミンA、ビタミンB_1、ビタミンB_2、ビタミンC、カリウム、カルシウム、鉄、食物繊維、食塩相当量の12種類とする。エネルギー摂取量は、非妊娠時体重、妊娠期間中の体重変化、対象者の健康状態などを考慮する。

ポイント＆アドバイス

1──妊娠高血圧症候群の予防・改善について

妊娠高血圧症候群の予防には、生活面では、軽度の運動、規則正しい生活がすすめ
○ p.27 られ、栄養面では、妊娠中の適切な体重増加（第1部表2－15）がすすめられている。また、食事摂取カルシウム900 mg/日に加え、1～2 g/日のカルシウム摂取が有効との報告や、海藻中のカリウムや魚油、肝油（不飽和脂肪酸）、マグネシウムを多く含む食品に高血圧予防効果があるとの報告もある。

妊娠高血圧症候群における塩分制限については、厳重な食塩制限は必要でないとされている。治療のためには7～8 g/日程度とし、予防には10 g/日以下がすすめられ

ている。ただし、日本人の食事摂取基準（2025年版）では、12歳以上の女性の食塩摂取の目標量が6.5 g/日未満と設定されていることに留意する。

2──肥満の妊婦における食事

日本人の食事摂取基準（2025年版）における妊婦に必要なエネルギー付加量は、初期50 kcal/日、中期250 kcal/日、後期450 kcal/日と設定されている。肥満の妊婦の場合は個別に対応するが、妊婦の体重が減少するような極端な食事制限は避けて、軽度のエネルギー制限にとどめ、肥満への本格的な治療は分娩後に行う。食事指導においては、たんぱく質、ビタミン、ミネラルなどは、妊婦付加量を考慮して不足しないようにする。

3──浮腫について

妊娠時には、母体の循環血漿量が増えるために膠質浸透圧が上昇し、その水分が血管壁から移動し、その結果、皮下組織の水分貯留量が増加して浮腫になる。浮腫は、妊娠時に頻繁に発症し、以前は妊娠高血圧症候群の主要な症状と考えられていた。しかし、浮腫のみでは胎児に悪影響を及ぼすことはなく、妊娠時の浮腫は、妊娠高血圧症候群の主要な症状ではないと考えられるようになった。

妊娠糖尿病の栄養ケア

実習目的　妊娠糖尿病の予防には、血糖値管理と体重管理を重点とする栄養ケアが必要である。血糖値を上昇させる栄養成分を考慮し、妊娠糖尿病の発症予防のための栄養ケア計画を作成する。また、適切な献立を作成し、実際に調理して試食する。

> **実習課題1−4**
>
> 妊娠中期以降は、母体の耐糖能が低下しやすい。高血糖を呈した場合の対応として、経口血糖降下薬は催奇形性があり使用不可であることから、食事療法が重要である。この疾患の発症を予防し進行を抑制するために、栄養ケア計画および食事計画を作成する。

対象者の特性

年齢：34歳
妊娠歴等：初産、単胎妊娠
身体計測値：妊娠24週、身長158.0 cm、体重60.0 kg（非妊娠時より＋5.0 kg）
臨床検査値：空腹時血糖90 mg/dL、75gOGTT実施にて1時間値185 mg/dL、2時間値148 mg/dL、HbA1c 6.2%
生活状況：
　週4日パート勤務で事務補助をしており、出勤日は早起きし、お弁当を作るが、休日は昼前まで寝る。通勤は電車で30分かかる。
身体活動レベル：ふつう

実習方法

「本書で標準とする栄養ケア実習の方法」にしたがって進める。なお、そのうち、STEP 1 とSTEP 2 については、以下の点に留意する。

STEP1　「妊娠中の糖代謝異常と診断基準」（第1部表2－10）から対象者の健康状態を判断して、栄養ケア計画を考える。予防・治療のために献立作成で配慮すべき点は、後述する「ポイント＆アドバイス」を参照する。

STEP2　対象者の食事摂取基準値には、妊婦付加量を考慮する。食事摂取基準値を考慮する栄養素等は、たんぱく質、脂質、飽和脂肪酸、炭水化物、ビタミンA、ビタミンB_1、ビタミンB_2、ビタミンC、カリウム、カルシウム、鉄、食物繊維、食塩相当量の13種類とする。エネルギー摂取量は、後述する「ポイント＆アドバイス」を参照する。

ポイント＆アドバイス

1──妊娠糖尿病の予防・改善について

　妊娠糖尿病は、妊娠高血圧症候群を併発しやすいため、血糖調節を行い、体重増加を適切にすることが重要である。また、妊娠期間中の定期検診により、早期に発見して重症化を予防するようにする。耐糖能異常妊婦では、まず食事療法を行い、血糖管理を行う。食事療法によって血糖管理ができない場合にインスリン療法が実施される。

2──妊娠糖尿病の食事療法

　妊娠糖尿病の治療のための食事療法は、原則として妊婦にとって十分なエネルギー必要量を摂取しながら、妊娠中の適正な体重増加を目指す。肥満妊婦に対しては、妊婦の体重が減少するような極端な食事制限は避け、軽度のエネルギー制限にとどめ、肥満の本格的な治療は分娩後に行う。

　また、食事療法による血糖管理では、血糖値を上昇させる炭水化物の扱いが重要である。一度にたくさんの炭水化物を摂取しないように1日4～6回の分割食にすると血糖上昇が抑制される。ただし、分割食にする場合も、1日に摂取する総エネルギー、栄養価は変わらないようにする。

　食事指導においては、母体の健康と健全な胎児発育を目指して、バランスのとれた栄養摂取を指導する。たんぱく質、ビタミン、ミネラルなどの栄養素摂取量は、妊婦付加量を考慮して不足しないようにする。

3──産後の血糖管理について

　妊娠糖尿病の場合、出産後の血糖値は正常化することが多い。しかし、加齢とともにそのまま糖尿病へ移行することもあるため、産後のフォローが必要である。

【引用文献】
1）厚生労働省「令和元年国民健康・栄養調査報告」2020年　pp.119-120
2）中林正雄・星野佑季・竹田善治・安達知子「妊婦の体重増加─最近の傾向─」『臨床婦人科産科』60巻3号　医学書院　2006年　pp.252-255
3）De Boo, H.A., Hardding. J.E. The developmental origins of adult disease（Barker）hypothesis. Aust N Z J Obstet Gynaecol 2006 ; 46, 4-14
4）日本産科婦人科学会・日本産婦人科医会「産婦人科診療ガイドライン─産科編2023」2023年　p.24
5）日本糖尿病学会『糖尿病診療ガイドライン2024』南江堂　2024年　p.368
6）安日一郎「妊娠糖尿病」『臨床婦人科産科』60巻3号　医学書院　2006年　pp.280-283

• 第2部 ライフステージ別栄養ケア・マネジメント実習 •

第2章 授乳期の栄養ケア・マネジメント実習

1 授乳期の基本事項

1 ── 授乳期の特性

　授乳期は、母体が妊娠・出産という大きな変化を経た後に非妊娠時の状態に回復するとともに、母乳の分泌が始まって新生児への栄養補給を開始する時期である。授乳期のうち分娩の終了後6～8週間ほどを「産褥期」と呼び、この時期に母体の子宮復古がみられる。

　出産後には、出産という大きな体験の終了、身体状況の変化、不慣れな育児についての不安などにさらされて、身体的および精神的に不安定になることがある。授乳期の女性が心身ともに安定した状態で、安心して育児や授乳ができるように、授乳婦の健康管理、家庭の環境整備などへの配慮が大切である。

2 ── 授乳期の栄養アセスメント

❶臨床診査
　授乳期の食事は母乳の成分に影響するため、その内容や成分への考慮が必要である。刺激や香りが強い食品、アルコール飲料などは、授乳期間中は禁止することが望ましい。喫煙、服薬などの状態も調べ、さらに、乳房の状態をみて乳腺炎の有無や母乳分泌状態を調べる。

❷臨床検査
　授乳期には、分娩、産褥に伴い、種々の身体的変化が起こる。なかでも鉄欠乏性貧血が、産褥期にみられる貧血として高頻度で発症する。それは、この時期には出産時の出血による鉄の損失とともに、乳汁産生に伴う鉄の需要が高く、食事からの鉄供給に対して相対的に不足するためである。したがって、食事からの鉄補給を適切に行い、

母体の貧血予防を心がける。貧血の診断は、赤血球数、ヘモグロビン、ヘマトクリットおよび平均赤血球容積、平均赤血球血色素量、平均赤血球血色素濃度から判定される（第１部表２−１、表２−９）。

○ p.18、21

❸身体計測

胎児の娩出に伴い、体重は減少するが、分娩直後の体重は妊娠前よりも増加していることが多い。出産後の肥満を予防するには、継続的な身体計測を実施して体重管理を行う。出産後６か月頃までに妊娠前の体重に戻ることが望ましい。

3 ── 授乳期の食事摂取基準

❶策定の要点

エネルギー

推定エネルギー必要量の付加量は、母乳のエネルギー量と体重減少分のエネルギー量から求められて、350 kcal/日である（資料１参照）。

○ p.244

栄養素

栄養素のうち推定平均必要量及び推奨量の設定が可能なものは、母乳中の含有量を基に付加量が設定された。母乳中の含有量を求めるには泌乳量が必要であるが、信頼度の高いデータが得られていない。そこで、日本人の食事摂取基準（2025年版）では、哺乳量（0.78 L/日）を泌乳量として用いることとされた。

目安量が設定された栄養素は、原則として乳児の発育に問題ないと想定される日本人授乳婦の摂取量の中央値を目安量として用いた。

なお、授乳期に母乳栄養を行わず人工栄養を行う場合、食事摂取基準に示されている授乳期の付加量を摂取すると過剰栄養となるので注意する。

4 ── 授乳期の食生活の特徴

❶母乳育児

母乳の利点は明らかで、在院中および退院後を通して母乳育児を基本とした授乳の支援・指導が進められている（表２−１）。母乳の分泌は、乳児による哺乳刺激から引き起こされる。そこで出産後は、いつでも授乳できるような環境が望ましく、早期からの母子同室、自律授乳や頻回授乳が推奨されている。

授乳期は、母乳の分泌に多くの栄養素を必要とする。この時期は、母体の健康維持や乳児の発育のためにも適切な栄養摂取が重要である。授乳期の過度な体重減少は、母体の健康上、大きなリスクとなるばかりでなく、母乳の分泌不足、母乳成分の減少などから、乳児の健康上も好ましくない。

表2-1　母乳育児の利点

- 乳児に最適な成分組成であるために、乳児の代謝負担が少ない。
- 感染症の発症および重症化を抑制する因子を含む（ビフィズス菌増殖因子、ラクトフェリン、免疫グロブリン、リゾチームなど）。
- 良好な母子関係が形成できる。
- 出産後の母体の回復が促進される。

❷喫煙、飲酒、嗜好品

　喫煙や飲酒は、有害な成分が乳児に影響を与えるため授乳期間中は禁止とする。喫煙は能動喫煙以外にも、受動喫煙も乳児に大きな影響を与えるので防ぐようにする。また、授乳婦が摂取した嗜好品も乳児に影響があるため、コーヒーなどに含まれるカフェイン、香辛料などの刺激の強い成分、香りの強い成分などの飲食物も控えるようにする。

5──授乳期の栄養の特徴

　授乳婦は、分娩時における身体的活動や出血による損失、さらに、産褥時の回復や乳汁分泌への備えのために様々な栄養素を必要とする。

　一般的に妊娠前より出産後のほうが体重は増加することが多い。出産後の母体を妊娠前の状態に戻すには、妊娠期間中に蓄積した体脂肪を減らすようにする。そのためには、食事からのエネルギー摂取の調節と、適度な運動によるエネルギーの消費を行う。しかし、妊娠期間中に低体重であった場合や、妊娠高血圧症候群、貧血などを発症した場合は、産褥期に症状の回復をみながら、低下した体重を回復させるようにする。やせ傾向の妊産婦は、授乳による体重減少に注意が必要である。

　授乳期の母親が出産後に妊娠前の体型を取り戻すために過度なダイエットをすることは、母親の健康上好ましくないばかりでなく、母乳の分泌不足、母乳成分の減少などから、乳児の健康上も好ましくない。摂食障害により食事摂取量が極端に少ない場合も、母乳の栄養だけに依存している乳児の成長・発達が順調に進まなくなるため問題である。摂食障害の原因を見出して改善に導くとともに、新生児、乳児の栄養状態に注意する必要がある。授乳期の女性が、子どもの正常な成長・発達への母体栄養の重要性を理解して、食生活の改善に向かえるように支援を進めることが必要である。

2　授乳期の栄養アセスメント実習

　初産婦の産褥期における栄養アセスメント

実習目的　産褥期は、分娩により消耗した体力の回復、乳汁の分泌、育児のための身体活動などによる栄養必要量を補う必要がある。そこで本実習により、母乳育児の利点を考えたうえで産褥期の女性の栄養状態を各測定項目から総合的に評価・判定し、食生活の改善方法について説明する能力を養う。

実習課題2－1

産褥期の女性について産褥3日間の経過をふまえ、身体計測値、臨床検査値、母乳栄養の実施状況、食事摂取状況から栄養状態を総合的に評価・判定する。なお、本実習終了後、同一対象者についての栄養ケア実習（実習2－3）に進んでもよい。

対象者の特性

年齢：29歳
妊娠歴：初産
産褥3日目までの経過：
　妊娠38週2日に3,280gの男児を自然分娩した。産褥経過は順調である。乳汁分泌量は、1日目は非常に少なかったが、3日目には増加してきている。入院中であるが、母子同室であるために育児をほぼ自分で行っている。睡眠時間は、授乳など育児のために途切れることはあるが足りている。疲労感は特に感じていないが、食欲はない。
身体計測値（産褥3日目）：身長162.5cm、体重59.0kg（妊娠前57.0kg）
臨床検査値：収縮期血圧118mmHg、拡張期血圧76mmHg、体温37.1℃、赤血球数480×10^4/μL、ヘモグロビン11.0g/dL、ヘマトクリット30.0％
食事内容：
　産褥1日目、おかゆのみを食べた。産褥2日目、食欲がなく、摂取したのは病院給食（2,300kcal）の3分の1程度である。果物は好んで食べている。産褥3日目、食欲は少し回復し、食事摂取量は病院給食（2,300kcal）の半分程度である。
身体活動レベル：ふつう

食生活状況：

食事は病院給食だけである。乳汁分泌があり母乳栄養を開始したが、食欲はない。しかし、母乳栄養を行うため、現在は病院給食の3分の2程度を食べるように努力している。妊娠前から嫌いな野菜としてかぼちゃ、にんじん、ブロッコリー、春菊があり、妊娠中も全く食べていなかった。出産後は、偏食をなくそうと思っているが、あまり改善できていない。好きなものはコーヒー、プリンであるが、妊娠中はほとんど食べていなかった。

実習方法

所要時間：90分（レポートまたは発表資料の作成時間および発表時間を除く）
本実習で使用するワークシート：授乳期栄養アセスメント実習ワークシート1
実習手順フローチャート：

STEP1
妊娠期間（在胎期間）および出産時の新生児の体重から、妊娠・出産の経過を評価する[*1,2]。
（5分）

STEP2
産褥期とはどの時期を示すのか、また、その時期における母体の特徴について整理する。
（5分）

STEP3 ○ p.18
妊娠前のBMIおよび妊娠前からの体重変化から授乳期の体重管理を考える。また、臨床検査値を基準値（第1部表2-1）と比較して、産褥1日目から現在までの経過とあわせて健康状態を総合的に評価する。
（20分）

STEP4 ○ p.76
母乳育児の利点（表2-1）を参考にして、対象者の母乳栄養の実施状況を評価する。
（15分）

STEP5
産褥期3日間における食事内容および食生活状況から、特に産褥期の母体の経過と母乳栄養に与える影響を考慮して、対象者の食事摂取状況を評価する。
（15分）

STEP6
産褥期3日目までの経過を考えて、健康状態、食事内容、食生活状況を総合的に考察して評価する。さらに、食生活改善のためのアドバイスを考える。
（20分）

STEP7
参考値として、対象者の食事摂取基準値を求める[*3]。算出に際しては、授乳婦の付加量を考慮する。対象者の習慣的な摂取量が測定可能な場合は、ここで求めた食事摂取基準値と比較する。
（10分）

STEP8
実習結果と評価・考察を発表する。あるいはワークシートをレポートとして提出する。

○ p.89
* 1 妊娠持続期間は、早産、正期産、過期産のどれに該当するかを考える。また、新生児の出生児体重は、正常、低出生体重児、巨大児のどれに該当するかを評価する。どちらも、第2部第3章「乳児期の基本事項」を参照する。
* 2 STEP1〜7の結果は、「授乳期栄養アセスメント実習ワークシート1」にまとめる。
* 3 項目は、エネルギー、たんぱく質、脂質、ビタミンA、ビタミンD、ビタミンB_1、ビタミンB_2、ビタミンC、カルシウム、鉄、食物繊維、食塩相当量などとする。

ポイント&アドバイス

1 ── 産褥期の母体の特徴

❶産褥期とは

産褥期とは、分娩直後から6〜8週間程度の期間とされている。母体が回復し、妊娠前の状態になるまでに要する期間である。

❷産褥期の母体の変化

①体重の変化：分娩終了後では、胎児とその付属物の娩出により5〜6kgほどの体重減少があるが、その後の産褥期では、さらに4kg程度の体重減少がある。
②体温：産褥4日目頃までは、体温が37.5℃程度に一過性に上昇することがあるが、38℃以上の発熱が認められる場合は感染症を疑い、原因を調べる。
③血圧：分娩中に上昇した血圧は、産褥期に速やかに正常に戻る。

2 ── 健康状態の評価

産褥期には、母体の体調は徐々に回復し、子宮復古、悪露（産褥期に子宮から排出される分泌物のこと）の排出、乳腺の発育、乳房・乳頭の変化、乳汁分泌など特有の体調変化がみられる。また、産褥期には出産時の出血などによる貧血、乳腺炎など授乳に関するトラブル、排尿障害、産褥熱などのトラブルが起こることがある。産褥熱では、細菌感染により38℃以上の熱が継続する。また、妊娠中に増加した体重が減少しにくいといった問題もある。

以上のような産褥期の健康上の問題を念頭において、対象者の身体計測値、臨床検査値、産褥の経過、授乳の状態などを総合的に考えて健康状態を評価する。

3 ── 食事内容の評価

この実習では、食事摂取基準値や授乳婦付加量を用いた評価はできない。対象者の特性には3日間の食事内容、偏食の状況などが記載されているので、それらをもとに評価する。

一般的に出産直後は、疲労などから食欲が減退し、食事摂取量は少ないことがあるが数日で回復し、その後、授乳が進むと食欲が亢進することが多い。しかし、産後の母体と育児に関する不安から精神的に不安定となり、食欲不振をきたす場合もあるので、これらのことを考慮して評価する。

この時期の女性は、栄養回復、母乳の分泌、新生児の育児という重要な変化がみられる。分娩後の体重減少のほか、体力消耗の回復、授乳に対する乳汁産生の開始などの身体的な変化により、エネルギー、たんぱく質、ビタミン、ミネラルの不足が生じないような食事が必要となる。さらに、母乳の質や分泌量を保持するためには、この時期から食事内容への配慮が必要となる。

偏食に対しては、産褥期および授乳期における食事が母体の体調回復と乳児の栄養補給に重要であることを考えて評価する。

4 ── 栄養状態の総合的な評価と食生活改善のための留意点

母乳分泌と母体の回復の2点から産褥期に特に注意が必要と思われる点について、食事摂取の量と質の両面から、対象者における問題点を書き出す。

次いで、これらの問題点を解決するためにどのように改善するのがよいかを考える。その際、対象者は授乳期間の区分からみて初期の段階であることから、現在の食欲などの状態と今後の栄養摂取や健康状態の回復を考慮し、産褥期以後の栄養管理につながるように考えてみる。

 授乳期における授乳方法と体重管理のための栄養アセスメント

実習目的 対象者の授乳方法を把握し、授乳期の体重管理を考えて、授乳婦の栄養状態を各測定項目から総合的に評価・判定し、食生活の改善方法について説明する能力を養う。

実習課題2−2

出産後5か月目の授乳婦に対して、身体計測値、臨床検査値、授乳の経過と方法、離乳の進行状況、栄養素等摂取量、食生活等の状況から栄養状態を総合的に評価・判定する。なお、本実習終了後、同一対象者についての栄養ケア実習（実習2−4）に進んでもよい。

対象者の特性

年齢：32歳

妊娠歴：2回目経産婦

妊娠以降の経過：

　現在、出産後5か月目の後半である。妊娠経過は問題なく、妊娠37週5日に2,650gの女児を出産した。出産後の母体の経過も良好である。産褥4日目から5か月目前半までは母乳栄養であった。

授乳の経過：

　産褥4日目から乳汁分泌があり、約3時間ごとに授乳した。5か月目前半までは母乳栄養であったが、5か月半ばから離乳食を1日1回ずつ進め始め、それと同時に母乳栄養から人工栄養に切り替えた。

身体計測値：身長162.5cm、体重62.0kg（妊娠前の体重57.0kg）

臨床検査値：体温36.8℃、収縮期血圧130mmHg、拡張期血圧72mmHg、赤血球数480×10^4/μL、ヘモグロビン12.5g/dL、ヘマトクリット34.0%

食事内容：

　不連続の2日間の食事調査から算出した栄養素等摂取量は、次の通りであった。

　　エネルギー：2,300 kcal　　　n-3系脂肪酸：1.50 g　　カルシウム：700 mg

　　たんぱく質：85.0 g　　　　　ビタミンA：910 μgRAE　　鉄：9.0 mg

　　脂質（エネルギー比率）：29.0%　ビタミンB_1：1.00 mg

　　n-6系脂肪酸：10.00 g　　　　ビタミンB_2：1.20 mg

食生活等の経過と現状：

　専業主婦で出産後4か月が経過した。3歳の第1子と乳児の2人の子どもの育児に追われ、生活が不規則になっている。食欲は旺盛で、好きなものを好きなだけ食べており、その結果、妊娠中と変わらない食事量を摂取している。

　家事と育児の合間に食事をしているが、3食のほかに、10時、16時、20時に間食することが習慣となっている。甘い菓子類が好物で、間食にはケーキ、チョコレート、まんじゅうなどを食べることが多い。気づいたら体重は増え始めていた。現在、出産後5か月目となるが体重はさらに増え、妊娠前より5kg増加している。

身体活動レベル：ふつう

実習方法

所要時間：115分（レポートまたは発表資料の作成時間および発表時間を除く）

本実習で使用するワークシート：授乳期栄養アセスメント実習ワークシート2

　栄養素等摂取量の評価ワークシート

• 第2部　ライフステージ別栄養ケア・マネジメント実習 •

実習手順フローチャート：

STEP1
身体計測値からBMIを求め、妊娠前の体重と比較して授乳期の体重管理を評価する*1。

(10分)

→ p.18

STEP2
臨床検査値を基準値（第1部表2-1）と比較して、健康状態を評価する。さらに、身体計測値とあわせて健康状態を総合的に評価する。

(10分)

→ p.76

STEP3
母乳育児の利点（表2-1）を念頭に、授乳の経過と方法、離乳の進め方について評価する。

(20分)

STEP4
食事調査から算出した栄養素等摂取量を、「栄養素等摂取量の評価ワークシート」に記入する。

(5分)

STEP5
栄養素について「用いる指標」と対象者の食事摂取基準値を設定し、「栄養素等摂取量の評価ワークシート」に記入する。

(10分)

STEP6
現在の体重から算出したBMIを指標とし、また、妊娠前の体重とも比較して、エネルギー摂取量の過不足を評価する。

(10分)

STEP7
「栄養素等摂取量の評価ワークシート」をもとに、対象者の食事摂取基準値を参考にして栄養素摂取量を評価する*2。

(30分)

STEP8
対象者の授乳方法、授乳期の体重管理を考えて、健康状態、栄養素等摂取量、食生活等の状況について総合的に考察して評価する。さらに、食生活改善のためのアドバイスを記入する。

(20分)

STEP9
実習結果と評価・考察を発表する。あるいはワークシートをレポートとして提出する。

*1　STEP1～3、6～8の結果は、「授乳期栄養アセスメント実習ワークシート2」にまとめる。
*2　比較する項目は、たんぱく質、脂質、n-6系脂肪酸、n-3系脂肪酸、ビタミンA、ビタミンB_1、ビタミンB_2、葉酸、カルシウム、鉄、食物繊維、食塩相当量などとする。

ポイント&アドバイス

1──健康状態の評価

　出産後に妊娠前よりも体重が増加することが多いので、出産による体重増加から肥満、メタボリックシンドロームのリスクが上昇することを防ぐようにする。出産後の母体を妊娠前の状態に復帰させるには、母乳分泌に影響を与えない範囲で食事からの

エネルギー摂取を調節し、また、運動によるエネルギー消費の増加を考える。母乳を与えない場合には授乳による付加量が必要でなく、過剰摂取にならないようにする。

以上のような授乳期の健康上の問題を念頭において、対象者の身体計測値、臨床検査値、授乳方法などを総合的に考えて健康状態を評価する。体格については、対象者の妊娠前の体重、標準体重と現在の体重の差などを考慮して評価する。臨床検査値からは、高血圧や貧血などについて評価する。

2 ── 授乳の経過と方法の評価

一般的に授乳期の栄養法は母乳栄養を基本とし、母乳で授乳できない場合に人工栄養とすることが推奨されている。また、離乳を開始しても人工乳に切り替える必要はなく、状況によっては完全な人工栄養でなく、母乳栄養を補完するために人工栄養を併用する混合栄養が採用されることもある。人工栄養で授乳する場合には、母乳栄養の場合と同様に授乳を通して母子関係が形成されるように、しっかりと抱いて声かけなどで母子のスキンシップをはかるようにする。

以上のことを参考に、対象者が家事と育児に追われているなどの生活状況も考慮して、母乳栄養から人工栄養に切り替えたことについて考察する。

3 ── 栄養素等摂取量の評価

エネルギー摂取量と栄養素摂取量を評価する。①エネルギー摂取量の評価では、対象者の妊娠前の体重、標準体重と現在の体重の差、授乳方法などを考慮して評価する。②栄養素摂取量の評価では、食事摂取基準を参考にして各栄養素の摂取量に過剰および不足の可能性がないかについて検討する。

評価では、次の2点に注意する。第1に、対象者は授乳期ではあるが、授乳方法を変更している。母乳栄養の場合には授乳婦付加量を考慮しなければならないが、母乳栄養から人工栄養に切り替えた後は、付加量のない食事摂取基準値を参考にする。第2に、妊娠期から多くなっていた食事摂取量を、非妊娠時のレベルに減少させているかどうかを評価して、これまでと同じように摂取して過剰摂取にならないようにする。

4 ── 栄養状態を総合的に評価するための留意点

まず、現在の食生活等の状況から問題点をあげる。特に授乳方法の変更に伴う食事摂取基準値の低下が食生活に反映されているかどうか、また、間食の回数と内容について考察する。次にそれらが現在の健康状態の問題点とどのように関係しているのかについて考察する。

さらに、明らかになった食生活等の問題点を改善するために、食事内容、食嗜好、食行動の改善で心がける具体的な計画を検討する。その際には、家事と育児で忙しい専業主婦であることから嗜好性も考慮して、無理なく非妊娠時の体型に回復できるような栄養管理につなげてみる。

3 授乳期の栄養ケア実習

実習 2-3 産褥期の食事

実習目的 産褥期には、出産後の母体の回復、乳汁の分泌開始、育児などのために、栄養が不足しないような配慮が必要である。このような産褥期の特性を考慮して、栄養ケア計画および食事計画を作成する。

実習課題 2-3

実習 2-1 で栄養アセスメントを行った産褥期 3 日目の対象者について、その特性を考慮して栄養ケア計画を作成する。また、対象者の嗜好に配慮した食欲が増進する献立を作成して食事改善を考える。

対象者の特性

⊃ p.77　実習 2-1「対象者の特性」を参照。

献立の構成

母乳（初乳）を分泌する時期であることを念頭に、出産後の体力の回復を考えて食欲がわく献立にする。献立は、次のような朝食、昼食、夕食、間食を考える。

朝食：主食（パン）、主菜、副菜、果物、飲み物で構成する。
昼食：主食（めん）、主菜、副菜、果物で構成する。
夕食：主食（ごはん）、汁物、主菜、副菜 2 品で構成する。
間食：1 日の摂取エネルギー量の 10〜15％程度とする。

• 第2章 授乳期の栄養ケア・マネジメント実習 •

実習方法

○ p.56　「本書で標準とする栄養ケア実習の方法」にしたがって進める。なお、そのうち、STEP 1とSTEP 2については、以下の点に留意する。

STEP1 授乳期の栄養ケア計画を作成する際には、後述する「ポイント&アドバイス」を参照する。なお、この時期の栄養ケア計画は短期目標だけとする。

STEP2 対象者の食事摂取基準値のうち、たんぱく質、脂質、飽和脂肪酸、ビタミンA、ビタミンB_1、ビタミンB_2、ビタミンC、カルシウム、鉄、食物繊維、食塩相当量の11種類については、授乳婦付加量を考慮する。エネルギー摂取量は、非妊娠時体重や標準体重、授乳方法などを考慮する。

ポイント&アドバイス

授乳期の食事づくりで配慮すべき点

産褥期を含めて授乳期の食事づくりでは、次のような点に注意することが望ましい。

❶嗜好に配慮して食欲の回復をはかる

出産直後は、疲労などのために食欲が減退することがある。また、産後の母体と育児に関する不安から精神的に不安定となり、食欲不振をきたす場合もあるので、これらのことを考慮して食欲が回復するように食事を工夫する。偏食に対しては、産褥期および授乳期における食事が母体の体調回復と乳児の栄養補給に重要であることから、偏食の改善についても考える。

実際には、嫌いなものもなるべく副菜に取り入れ、また、好きなものは間食に取り入れて食事を楽しめるように工夫する。

❷栄養的に良質の食事

出産後は、分娩によって消耗された体力の回復、乳汁の分泌、育児のための労働量の増加により、エネルギー、たんぱく質、ビタミンやミネラルが不足しないような良質の食事が必要である。日本人の食事摂取基準（2025年版）では、これらについて授乳婦の付加量が設定されている。

❸飲酒や喫煙を控える

母乳の質を高めて乳児の栄養状態を健康的にするためには、母体の食事内容への配慮が必要である。タバコのニコチンや酒類のアルコールは、母乳中に移行して乳児の健康に悪影響を及ぼすので、安全な母乳を授乳するために喫煙（受動喫煙も含めて）、

飲酒は控えるようにする。

❹刺激物などを控える

コーヒーなどに含まれるカフェイン、香辛料などの刺激の強い成分、香りの強い成分などの飲食物も控えるようにする。さらに、薬には母乳から乳児の体内に入るものがあるので、服薬は医師の指導のもとに行う。

授乳期における授乳方法と体重管理のための食事

実習目的 授乳期では、出産後の体重管理がその後の健康管理に重要である。また、母乳栄養と人工栄養という栄養法の違いにより、栄養摂取量を変える必要がある。そこで、対象者の特性を考慮して、特に対象者の授乳方法を把握したうえで体重管理を考えて、栄養ケア計画および食事計画を作成する。

実習課題2-4

実習2-2で栄養アセスメントを行った出産後5か月目の授乳婦についてその特性を考慮し、母乳栄養から人工栄養に切り替えたこと、育児のための労働量などを考え、母体に必要な栄養量を考えた栄養ケア計画を作成する。また、授乳期の献立を作成して食事改善を考える。

対象者の特性

→ p.81　実習2-2「対象者の特性」を参照。

献立の構成

献立は、次のような朝食、昼食、夕食、間食を考える。
朝食：主食（ごはん）、汁物、主菜、副菜、副々菜で構成する。
昼食：主食（めんまたはパン）、主菜、副菜、果物、飲み物で構成する。
夕食：主食（ごはん）、汁物、主菜、副菜、副々菜、果物で構成する。
間食：1日の摂取エネルギー量の10〜15％程度とする。

実習方法

○ p.56　「本書で標準とする栄養ケア実習の方法」にしたがって進める。なお、そのうち、STEP 1とSTEP 2については、以下の点に留意する。

STEP1　授乳期の体重管理のための栄養ケア計画を作成する際には、後述する「ポイント&アドバイス」を参照する。

STEP2　対象者の食事摂取基準値は、授乳婦付加量を考慮する。食事摂取基準値を考慮する栄養素等は、たんぱく質、脂質、飽和脂肪酸、ビタミンA、ビタミンB_1、ビタミンB_2、ビタミンC、カルシウム、鉄、食物繊維、食塩相当量の11種類とする。エネルギー摂取量は、非妊娠時体重や標準体重、授乳方法などを考慮する。

ポイント&アドバイス

1——授乳期の体重管理

分娩に伴い、母体では、胎児とその付属物などの娩出により5～6kg程度の体重減少がみられる。その後の産褥期にさらに4kg程度体重が減少する。しかし、出産後も食事摂取量を減らさない場合などに体重が増加することもみられる。妊娠後は、一般的に妊娠前よりも体重が増加することが多い。出産後の母体を妊娠前の状態に復帰させるには、妊娠中に蓄積した体脂肪を減少させなければならない。そのためには、食事からのエネルギー摂取の調節と、運動などの身体活動によるエネルギー消費の増加を行う。体重管理のための栄養ケア計画は、次のような点を考慮して作成する。

①体重管理について短期目標と中・長期目標を考えるために、妊娠前の体重、標準体重（BMI 22の場合の体重）と現在の体重を比較する。

②出産後6か月頃までに妊娠前の体重に戻ることを中・長期目標にして、緩やかな減量を考えるとともに、無理なく食生活を改善できるように計画する。

2——授乳方法と栄養摂取量

母乳を与えなくなった場合には、授乳による付加量が必要なくなるので、過剰摂取にならないようにする。特に、母乳栄養から人工栄養に切り替えた時には、栄養必要量の減少を献立作成に反映させる。

3 ── 授乳期の低栄養

　授乳期の母親が出産後に妊娠前の体型を取り戻すために過度なダイエットをすることは、母親の健康上好ましくないばかりでなく、母乳の分泌不足、母乳成分の減少などから乳児の健康上も好ましくない。また、摂食障害により食事摂取量が極端に少ない場合も、母乳の栄養だけに依存している乳児の成長・発達上問題である。そこで、摂食障害の原因を見出して除去するとともに、新生児期、乳児期の子どもの栄養状態に注意する必要がある。また、子どもの正常な成長・発達のためには、母体の栄養が重要であることを母親自身が理解して食生活を改善するように支援する体制が必要である。

第3章 乳児期の栄養ケア・マネジメント実習

1 乳児期の基本事項

1──乳児期の特性

　乳児期の発育区分は、出生後4週未満を新生児期、それ以降1歳未満を乳児期という。なお、妊娠22週のはじめから出生後1週未満を周産期という。また、乳児の在胎期間が37週以降42週未満の場合を正期産、22週以降37週未満の場合を早産、42週以降の場合を過期産という。乳児期は、心身の成長・発達が一生で最も著しい時期で、その前半は母乳または人工乳だけで成長し、後半には離乳食を開始して、やがて大部分の栄養を食事から摂取するようになる。

2──乳児期の栄養アセスメント

❶臨床診査

　乳児期、特に新生児期には、体温、脈拍、顔色、嘔吐、全身の状態などを観察して、発育上のトラブルの防止・早期発見に心がける。さらに、月齢に応じた哺乳や離乳の進行、身体発育、運動機能の発達、精神発達などの診査を行う。

❷臨床検査

　先天性代謝異常症（フェニルケトン尿症、ホモシスチン尿症、メープルシロップ尿症、ガラクトース血症など）のマス・スクリーニングを実施して、早期発見を行う。また、黄疸の経過観察や治療のために、血清ビリルビンを検査する。

❸身体計測

　新生児は通常、妊娠40週に身長約50 cm、体重約3 kgで出生する。出生時の体重が2,500 g未満を低出生体重児、1,500 g未満を極低出生体重児、1,000 g未満を超低出生体重児、4,000 g以上を巨大児という。

体重は、生後3～4か月で出生時の約2倍、1年で約3倍になる。身長は、1年間で出生時の約1.5倍になる。出生時の頭囲は約33 cmで、1歳で約45 cmとなる。新生児の胸囲は頭囲よりやや小さく、産道通過時には頭部が先に娩出されると、体幹も容易に通過する。生後1か月で頭囲と胸囲はほぼ等しくなり、生後約1年で両者とも約45 cmとなる。身長と頭長のプロポーションは成長とともに変化する。その比は、出生時はおおよそ4：1（4頭身）であるが、2歳で5：1（5頭身）、6歳で6：1（6頭身）、12歳で7：1（7頭身）、成人で8頭身になる。

乳児期早期の体重増加は、出生体重に影響されるので、出生体重ごとの体重増加標準曲線を利用するか、1日当たりの体重増加量を指標とする[1]。低出生体重児でなければ、生後1か月未満では1日30～40 gの体重増加量が標準で、20 g以下は体重増加不良と考える。生後1～4か月では、1日20 g以上の増加を指標とする。

乳児期の成長を評価する場合、成長曲線（身体発育曲線）を用いる（第1部図2－4～図2－7）。身長と体重の変化を成長曲線と比較して、成長曲線のカーブに沿っているか大きく外れていないかなど成長の経過を継続的にモニタリングしていくことが重要である。また、乳児期の体格を評価するには、体重と身長から算出するカウプ指数が用いられる（第1部式9）。

◯ pp.28-29

◯ p.32

3 ── 乳児期の食事摂取基準

❶月齢区分

乳児期については、特に成長に合わせてより詳細な年齢区分設定が必要と考えられた。エネルギーとたんぱく質は0～5か月、6～8か月、9～11か月の3区分、他の栄養素は、0～5か月と6～11か月の2区分で食事摂取基準値が設定されている。

❷策定の要点

エネルギー

エネルギーの摂取量および消費量のバランスの維持を示す指標としては、成人のようなBMIの目標値が乳児期に設定されていないので、資料1の推定エネルギー必要量（参考表）を参照する。エネルギー摂取量の過不足のアセスメントには、成長曲線を使用する。乳児期の推定エネルギー必要量は、総エネルギー消費量とエネルギー蓄積量の和として算定された。なお、0～5か月は体重の変化が大きく、前半と後半で推定エネルギー必要量に大きな差があることに留意する。また、一般的に人工栄養児は、母乳栄養児よりも総エネルギー消費量が多いことも留意すべきである。

◯ p.244

栄養素

栄養素については、乳児では推定平均必要量や推奨量を決定するための実験はできない。母乳は乳児の栄養状態にとって望ましいものと考えられるので、乳児における

食事摂取基準は、目安量を算出するものとし、母乳中の栄養素濃度と健康な乳児の哺乳量の積とで示される。ただし、鉄については、6～11か月では要因加算法により推定平均必要量が算定された。目安量を算出する際の哺乳量は、離乳開始前（15日目～月齢5か月）で780 mL/日、離乳開始後の6～8か月で600 mL/日、9～11か月で450 mL/日とされた。なお、6～11か月を一つの区分とした場合には、530 mL/日とされた。

離乳食からの摂取量

生後6か月以降の乳児では、母乳（または人工乳）の摂取量が徐々に減り、離乳食の摂取量が増えてくる。そこで6か月以降のたんぱく質および一部ミネラルについては、母乳および離乳食からの摂取量の和が目安量とされ、他の栄養素は0～5か月児および（または）1～2歳の値から外挿して目安量が求められた。

乳児期の耐容上限量

乳児期で耐容上限量が策定されている栄養素は、ビタミンA、ビタミンD、ヨウ素であり、それ以外の栄養素は策定されていない。しかし、過剰摂取による健康障害を発現しないことが証明されているわけではないので、過剰にならないように留意する。

4 ── 乳児期の栄養と食生活の特徴

❶消化機能の発達

一般的に、生後5～7か月頃にかけて、乳汁を吸う哺乳反射が減弱、消失し、スプーンが口に入ることを受け入れ、やがて、舌や歯茎を使って食べることへ発達する。乳児期後半になると、唾液をはじめ消化液の分泌量が増加し、歯も萌出してくる。この時期に離乳食を与えると、消化酵素の活性化など消化機能発現の機会をとらえて、消化力の増強をはかることができる。

❷人工乳の調乳方法

調乳方法には、無菌操作法と終末殺菌法がある。

①無菌操作法：哺乳瓶や乳首などの調乳器具をあらかじめ消毒して保管し、授乳のたびに一度煮沸した70℃以上の湯で1回分ずつ調乳する方法である。家庭などの授乳で行われている。

②終末殺菌法：病院や乳児院などで行われている方法である。一度に調乳を大量にし、滅菌した哺乳瓶に個人ごとの1回分量を分注し、自動蒸気滅菌装置（オートクレーブ）などで滅菌する。その後、20℃以下まで急速冷却して4～5℃で冷蔵保存し、提供前に再加熱して与える。調乳したミルクは24時間以内に提供する。

❸離乳の必要性

生後5～6か月になると、乳児の成長がめざましく、乳汁だけでは乳児の発育に必

要なエネルギー、鉄、銅、ビタミンなどが不足する。母乳育児の場合には、鉄欠乏、ビタミンD欠乏の指摘もあることから、適切な時期に離乳を開始し、鉄やビタミンDの供給源となる食品を意識的に取り入れ、離乳食で補給する必要がある。また乳歯が生え、食物をつかんで自分の口へ入れるなど摂食機能が発達する段階であり、摂食行動の自立のためにも離乳が必要である。

❹離乳の進め方（図3−1参照）

1歳未満の乳児がハチミツを食べることで乳児ボツリヌス症にかかることがあるため、ハチミツは、1歳未満の乳児には与えないようにする。

離乳の定義

「授乳・離乳の支援ガイド」（厚生労働省、2019年）によると、「離乳とは、成長に伴い、母乳または育児用ミルク等の乳汁だけでは不足してくるエネルギーや栄養素を補完するために、乳汁から幼児食に移行する過程」をいう。この間に乳児の摂食機能は、乳汁を吸うことから、食物をかみつぶして飲み込むことへと発達し、摂取する食品は量や種類が多くなり、献立や調理の形態も変化していく。また、摂取行動は、次第に自立へと向かっていく。

離乳初期（5〜6か月頃）

離乳の開始時期は、5〜6か月頃が適当である。この頃には、首がすわり、哺乳反射が減弱し、スプーンを口に入れても舌で押し出すことが少なくなる。最初は、アレルギーの心配が少ないおかゆなどから開始する。滑らかにつぶした状態を基本とする。離乳食は1日1回、1種類をスプーンで1さじから開始する。最初から一度に多種類の食品を与えると、アレルギーが出た時に原因の食品を特定することができないため、慎重に与える。慣れてきたら、じゃがいも、野菜、白身魚、豆腐など種類を増やしていく。この時期は、味や舌ざわりに慣れることが目的である。

離乳中期（7〜8か月頃）

この時期は離乳食を1日2回とし、舌でつぶせる固さにする。離乳食後に、母乳や育児用ミルクを与える。育児用ミルクは1日3回程度、母乳の場合は乳児の欲するままに与える。いろいろな味や舌ざわりを楽しめるように、食品の種類を増やしていく。

離乳後期（9〜11か月頃）

この時期は、離乳食を1日3回食へ進めていく。そして、家族一緒に楽しい食卓を体験させるようにする。離乳食は、歯ぐきでつぶせる固さの状態にする。母乳は、乳児の欲するまま、育児用ミルクは1日2回程度与える。鉄が不足しやすいので、フォローアップミルク（離乳期ミルク）を使用してもよい。

離乳完了期（12〜18か月頃）

離乳の完了とは、母乳または育児用ミルクを飲まなくなった状態ではなく、形のある食物をかみつぶすことができるようになり、エネルギーや栄養素の大部分を母乳ま

たは育児用ミルク以外の食物から摂取できるようになった状態をいう。その時期は12〜18か月頃である。食事を1日3回、その他に1日1〜2回程度補食を必要に応じて与え習慣を整える。母乳または育児用ミルクは、一人ひとりの子どもの離乳の進行および完了の状況に応じて与える。

2 乳児期の栄養アセスメント実習

低出生体重児の発育状況にあった栄養アセスメント

実習目的 乳児期の子どもの発育状況は、出生時の身体状況の影響を受けて個人差が大きいため、月齢にとらわれないで、一人ひとりの発育状況にあわせた授乳・離乳を進めることが大切である。そこで本実習により、低出生体重児の栄養状態を各測定項目から総合的に評価・判定し、離乳を支援する方法について説明する能力を養う。

実習課題3−1

妊娠8か月目で出生した乳児に対して、カウプ指数や身体発育曲線から身体の発育状況を評価し、また、食事摂取基準値や「授乳・離乳の支援ガイド」を参考にして食事内容を評価する。さらに、発育状況、食事内容、食生活状況から栄養状態を総合的に評価・判定する。

対象者の特性

月齢・性別：8か月男子（第1子）
在胎期間：32週
身体計測値：身長65.8 cm、体重7.2 kg（出生時：身長41.0 cm、体重2,000 g）
身体機能の発達：歯が生えかけている。首のすわり5か月。寝返り7か月。
食事内容：
　平日1日の目安量・秤量記録法による食事調査を行った。結果は、表3−1の通りである。
食生活状況：
　離乳食は7か月に入ってから開始し、現在は全体量150 gの1回食で、ペースト状だけでなく、つぶし状態のものも取り入れている。しかし、かぼちゃのそぼろ煮の鶏肉ミンチを口に入れると吐き出す。食べる意欲はあるが、一口量が多かったり、ペー

表3-1 食事調査結果

料理名		材料	量（g）	調理方法
離乳食	つぶしがゆ	めし（水稲、精白米） 水	5 50	―
	若草煮	絹ごし豆腐 ブロッコリー にんじん たまねぎ じゃがいも かつおだし汁	20 15 5 5 10 40	①絹ごし豆腐は、1cm角に切る。 ②ブロッコリーは、小房に切り分け洗っておく。 ③にんじん、じゃがいもは洗って皮をむき、小さい角切りにする。 ④たまねぎは皮をむき、小さく切る。 ⑤だし汁に小さく切ったブロッコリー、にんじん、たまねぎ、じゃがいもを入れて煮る。軟らかくなったら切った絹ごし豆腐を入れて、なめらかに煮込みながらすりつぶす。
	フルーツ	もも缶	20	―
ミルク1		調製粉乳 水	20 150	―
ミルク2		調製粉乳 水	20 150	―

スが速いと吐くことがある。ミルクは150 ccを2回与えている。

睡眠との関係で食事時間もズレることが多い。生活リズムが一定していない。

実習方法

所要時間：70分（レポートまたは発表資料の作成時間および発表時間を除く）
本実習で使用するワークシート：乳児期栄養アセスメント実習ワークシート
実習手順フローチャート：

STEP1
在胎期間および出生時体重から、出生時の状況を評価する[1,2]。

（10分）

STEP2
身体発育曲線、カウプ指数を用いて発育状況を評価する。また、首のすわり、寝返り、乳歯の発達などの身体機能の発達についても評価する[3]。

（20分）

STEP3
対象者の出生時の状況、発育状況を考慮しながら「授乳・離乳の支援ガイド」を参考にして離乳の進行状況を評価する。さらに、離乳食の摂取状況など食生活状況から問題点を考える[4]。

（20分）

STEP4
対象者の出生時の状況、発育状況、食生活状況について総合的に考察して評価する。さらに、離乳を支援するためのアドバイスを考える。

（20分）

STEP5
実習結果と評価・考察を発表する。あるいはワークシートをレポートとして提出する。

*1 前述の「基本事項」を参照し、在胎期間（早産、正期産、過期産）と、新生児の出生児体重（正常、低出生体重児、巨大児など）を評価する。
*2 STEP1〜4の結果は、「乳児期栄養アセスメント実習ワークシート」にまとめる。
*3 発育状況および身体機能の発達は、後述する「ポイント&アドバイス」を参照して評価する。発育状況については「対象者の特性」に示された出生時および現在の身体計測値を用いて評価する。
*4 離乳の進行状況は、後述する「ポイント&アドバイス」を参照して評価する。離乳食の摂取状況は、表3－1の食事調査結果に示された使用食材、調理方法などを「授乳・離乳の支援ガイド」の離乳食の進め方の目安（図3－1参照）から評価する。

○ p.105

ポイント&アドバイス

1 ── 発育状況の評価

❶乳児期の成長・体格の評価方法

○ p.28、29

第1部図2－4と図2－6に掲載した乳幼児（男子）身体発育曲線における基準値と比較して、3〜97パーセンタイル値の範囲にあれば正常とする。なお、この範囲に入らなくても、出生時と現在の成長を結んで、その直線が身体発育曲線とほぼ平行していたら正常に成長していると考える。

○ p.32

体格は、カウプ指数を計算して評価する（第1部式9、図2－10）。

❷身体機能の発達の基準

身体機能の発達の順序として、最初に首がすわり、次に寝返りができ、一人座りをし、はいはいとつかまり立ちができ、最終的に一人歩きができるように発達する。

一般的に2〜4か月頃までに首がすわる。次に、寝返りが早い乳児で3〜6か月頃にできるようになる。その後、5〜9か月頃にかけて一人座りができるようになる。7か月を過ぎると、はいはいやつかまり立ちを始め、1歳頃には一人歩きができるようになる。

乳歯の生え始めは6か月くらいからで、前歯から生え始める。最後に一番奥の第二乳臼歯が生え、全部で20本の乳歯が生え揃うのが3歳くらいである。乳歯の奥歯が生え揃うにしたがって、硬い食べものや繊維の多い野菜などをかみつぶすことができるようになる。

❸摂食機能の発達過程

摂食機能の発達過程は、①食べ物の嚥下の仕方、②口唇での取り込み方、③押しつぶし方、④噛み方（すりつぶし）の順で発達する。

2 ── 離乳の進行の評価

①本実習の乳児は、出生時の体格（体重、身長）が標準値よりも小さい。生後の成長

段階を月齢でみると、正常な出生時体重で生まれた乳児に比べて、身体機能の発達、咀嚼機能の発達も遅れており、体格もまだ小さく、現段階でも成長が追いついていない。

○ p.105　②離乳の開始時期は、「授乳・離乳の支援ガイド」の離乳食の進め方の目安（図3-1）によると、一般的に首がしっかりすわった状態で生後5、6か月である。しかし、対象者の乳児は、離乳開始が7か月である。

③離乳食は、ペースト状とつぶし状態の食事を食べている。しかし、鶏ミンチのつぶしていない硬めのものは咀嚼できず、吐き出している。資料7によれば、生後5～6か月頃の離乳食のなめらかにすりつぶした調理状態のものは飲み込めるが、7～8か月頃の舌でつぶしにくい硬さのものは、まだ咀嚼できないために吐き出し、咀嚼機能が発達していないことがわかる。また、一口量が多かったり、ペースが速いと吐くことがあるので時間をかけてゆっくり食べさせ、口には少量ずつ入れるようにする。また、離乳食開始1か月後であり、回数を1回から2回に増やしていく。

3── 栄養状態を総合的に評価するための留意点

乳児は、在胎期間や出生体重などの影響から発育に大きな個人差がある。そこで、乳児の栄養状態を評価するためには、月齢にとらわれず、発育の身体状況、離乳食の回数や食べ方、また、食べている離乳食の調理形態、食材の摂取量、体重の増加量から総合的に評価しなければならない。

離乳期は、離乳食の素材や調理形態を段階的に変化させて咀嚼能力を発達させる重要な時期である。咀嚼・嚥下機能が順調に発達しているかどうかは、離乳食の調理形態や乳児の食べ方から評価することができる。

食事量の評価は、身体発育曲線のグラフに体重や身長を記入して、身体発育曲線のカーブに沿っているかどうかで確認する。資料7はあくまでも目安であり、乳児の食欲や成長・発達の状況に応じて食事の量を調整する。

3　乳児期の栄養ケア実習

育児用ミルクの調乳

実習目的　乳児期栄養は母乳を基本とするが、母乳に代えて育児用ミルクを使用する場合がある。育児用ミルクの種類について理解し、無菌操作法を用いて調乳方法を実習する。

• 第3章　乳児期の栄養ケア・マネジメント実習 •

実習課題3−2

乳児用調製粉乳を使用して調乳方法を実習し、できたものを試飲する。

実習方法

所要時間：80分（レポートまたは発表資料の作成時間および発表時間を除く）
実習単位：グループ実習
本実習で使用するワークシート：乳児期栄養ケア実習ワークシート1
本実習で特別に用意するもの：

　　哺乳瓶　　　　　　乳児用調製粉乳
　　乳首　　　　　　　フォローアップミルク（離乳期・幼児期用粉乳）
　　計量スプーン
　　「乳児用調製粉乳の安全な調乳、保存及び取扱いに関するガイドラインについて概要（パンフレット）」
　　URL：https://www.mhlw.go.jp/topics/bukyoku/iyaku/syoku-anzen/qa/dl/070604-1a.pdf
　　出所：厚生労働省ホームページ

実習手順フローチャート：

STEP1
人工乳を調乳する場所を清潔にし、手洗いをする。

（5分）

STEP2
哺乳瓶、乳首、計量スプーンを消毒する*1。

（10分）

○ p.99、100

STEP3
消毒済みの哺乳瓶に乳児用調製粉乳を正確に量って入れる。その際、乳児用調製粉乳の種類と特徴、調乳早見表を参考にする（表3−2、表3−3）。

（10分）

STEP4
一度沸騰して70℃以上に冷ました湯をできあがり量の約3分の2程度入れる*2。

（10分）

STEP5
やけどをしないように清潔なふきんや布で哺乳瓶を包み、哺乳瓶を軽く振って粉乳を溶かす。できあがり量（泡の下の目盛）まで湯を加えて均一になるように振って、哺乳瓶に乳首をつけてキャップをかぶせる。

（5分）

STEP6
調乳後、流水下で冷却して授乳に適した温度（体温程度）にする。授乳温度の確認は、上腕の内側にミルクをたらして行う。熱ければ、再度哺乳瓶を冷ます。体温ぐらいになっていることを確かめて試飲する。

⇩ （10分）

STEP7
使用後の調乳器具（哺乳瓶、乳首、計量スプーンなど）は、洗剤を用いてブラシで内側と外側を洗い、流水で十分にすすぎ、消毒して乾かしておく。

⇩ （10分）

STEP8
同様にして、フォローアップミルクを調乳して試飲する。

⇩ （20分）

STEP9
実習結果を「乳児期栄養ケア実習ワークシート1」にまとめる。

*1 哺乳瓶および乳首などの消毒には、煮沸消毒と薬剤消毒がある（後述する「ポイント＆アドバイス」を参照）。
*2 70℃以上の湯を用いるのは、粉乳にサカザキ菌などが混入していても70℃以上で殺菌されるためである。

ポイント＆アドバイス

1──人工乳の調乳と授乳の3原則

人工乳の調乳と授乳は、次の3原則により行う。
単一調乳：粉乳のほかに何も添加しない。
単一処方：乳児の月齢に関係なく、同一濃度で調乳する。
自律授乳：乳児の食欲にあわせて授乳する。

2──調乳時におけるその他の注意

①電子レンジは、ミルクを温める際に加熱が不均一になったり、一部が熱くなる「ホット・スポット」ができて、乳児の口にやけどを負わす可能性があるので使用しない。
②衛生上の観点から、調乳後2時間以内に使用しなかったミルクは廃棄する。

3──育児用ミルクの種類と特徴および調乳早見表

育児用ミルクの種類と特徴は、表3－2の通りである。これらのうち、乳児用調製粉乳は母乳の代替品として人工栄養に用いられる。そのほかに、低出生体重児用粉乳、アレルギーや疾患のある乳児に対応する粉乳、乳児期後期向けのフォローアップミルクなどがある。フォローアップミルクは母乳代替品ではなく、離乳が順調に進んでいる場合は摂取する必要はない。離乳が順調に進まず、鉄欠乏のリスクが高い場合や適当な体重増加がみられない場合に、医師に相談し、フォローアップミルクの活用を検

表3－2　育児用ミルクの種類と特徴

育児用ミルクの種類			特徴
調製粉乳	乳児用調製粉乳		母乳の代替品として、牛乳の成分を母乳に近づけるよう改善した育児用ミルク。
	フォローアップミルク		●乳児用調製粉乳よりたんぱく質、カルシウム、鉄、ビタミン類が多く、牛乳の代替品として開発された。使用する場合は9か月以降。 ●成分は牛乳に近く、不足する鉄やビタミン類を添加しているが、亜鉛と銅の添加は許可されていない。 ●離乳食、幼児食の食べ方が少なく、鉄の不足が懸念される時に用いる。
	低出生体重児用粉乳		●低出生体重児の栄養も母乳を理想としている。早産児の母乳を参考に、たんぱく質、糖質、灰分は多く、脂肪を減らしてある。添加ビタミンも多い。 ●出生体重が1.5kg以下の場合に用いられる。
市販特殊ミルク	牛乳アレルゲン除去粉乳	たんぱく質分解乳	●人工的に、たんぱく質を分子量の小さいペプチドやアミノ酸に分解し、抗原性を提言させたもの。 ●アレルギー治療用のミルクに比べ、風味がよく飲みやすい。
		アミノ酸混合乳	20種類のアミノ酸をバランスよく配合した粉末に、ビタミン・ミネラルを添加したもの。牛乳のたんぱく質を全く含まないアレルギー治療用ミルク。
	大豆たんぱく調製乳		●牛乳のたんぱく質に対するアレルギー用ミルク。 ●大豆を主原料とし、大豆に不足するミチオニン、ヨウ素を添加し、ビタミンとミネラルを強化。
	無乳糖粉乳		●乳糖分解酵素欠損や乳糖の消化吸収力の減弱時に使用し、下痢や腹痛を防ぐ。 ●糖質をブドウ糖まで分解してあるので、乳糖を含まない。
	低ナトリウム粉乳		●心臓、腎臓、肝臓疾患児用。 ●浮腫が強度の時に使用。ナトリウムを1/5以下に減量。
	MCT乳		●脂肪吸収障害児用ミルク。 ●中鎖脂肪酸（MCT）のみを脂肪分として用い、水に可溶であるため、一般に脂肪の消化・吸収に必要とされるリパーゼによる加水分解あるいは、小腸内のミセルやカイロミクロンの形成を必要とせず、容易に吸収される。
市販外特殊ミルク	登録特殊ミルク		「特殊ミルク共同安全開発委員会」が開発・供給・登録を行った先天性代謝異常症用ミルク。糖質代謝異常、たんぱく質・アミノ酸代謝異常、有機酸代謝異常、電解質代謝異常、吸収障害などを対象とし、厚生労働省と乳業メーカーの協力で公費負担で提供している。
	登録外特殊ミルク		各種代謝異常の治療に必要な特殊ミルクを乳業メーカーの負担で無償で提供。
	薬価収載の特殊ミルク		アミノ酸代謝異常用と糖質代謝異常用に医薬品として薬価収載している特殊ミルク。

出所）井戸田正「育児用ミルクの種類と製造方法」『周産期医学』Vol.35（増刊号）　東京医学社　2005年　p.359
　　　高瀬光徳「特殊ミルクの使い方」『周産期医学』Vol.35（増刊号）　東京医学社　2005年　p.374

討する。2018年8月8日には、乳児用調製液状乳（以下「乳児用液体ミルク」という。）の製造・販売等を可能とするための改正省令等が公布となり、液体ミルクが販売されている。乳児用液体ミルクは、常温保存（おおむね25℃以下）で調乳の手間がない。消毒した哺乳瓶に移し替えればすぐに飲むことができるので災害時にも役立つ。液体ミルクは、外出時、電車のなかなどでも手軽に飲ませることができる。男性の育児参加の推進も期待されている。

　調乳に際しては、表3－3にしたがって濃度が13％になるように調乳する。調乳する量は、1か月児では100 mL、3～4か月児は200 mL程度を目安とする。

表3-3 調乳早見表（濃度13%）

調合乳(mL)	水の量(mL)	粉乳(g)
100	91	13
200	182	26
300	273	39

4 ── 哺乳瓶の消毒方法

哺乳瓶の消毒方法には、煮沸消毒と薬剤消毒がある。

①煮沸消毒：哺乳瓶を横にできる大きさの鍋に、哺乳瓶、哺乳瓶ばさみ、ステンレス製の計量スプーンなど耐熱性の器具を入れ、かぶる程度の水を入れて加熱する。沸騰後、乳首やキャップなど熱に弱い物を入れ、さらに3～4分煮沸する。鍋の蓋で鍋の中の器具を抑えて湯を捨て、消毒済みの哺乳瓶ばさみで器具を鍋から取り出す。

②薬剤消毒：市販の薬剤には、次亜塩素酸ナトリウムを主成分とするものが多く、液体タイプと錠剤タイプがある。市販の薬剤の説明書にしたがって、消毒用の専用容器に調合を行う。その中に哺乳瓶の内部まで薬液が入るように沈め、乳首などの付属器具もすべて薬液に浸るよう落としぶたなどをして1時間以上消毒する。調乳の直前に取り出し、付着している薬液をきり、調乳する。すすぐ場合は、熱湯を使用する。

実習3-3 発育段階に応じた離乳食の準備

実習目的　「授乳・離乳の支援ガイド」を参考にして、乳児の成長・発達に応じた使用食材と使用量、調理形態を考えて、離乳食の献立作成と調理を行う。また、市販の離乳食を試食して手作りの離乳食と比較する。

実習課題3-3

成長・発達段階に応じた離乳食の献立を作成し、適切な離乳食を準備する。離乳食の献立作成にあたっては「授乳・離乳の支援ガイド」に準拠する。また、手作りの離乳食と市販のものを比較する。

● 対象者の特性

次の対象者1～3の乳児は、いずれも40週で出生した男児で、出生時には体重3,100

g、身長51.0 cmであった。

対象者1：生後5か月、首が完全にすわった。

対象者2：生後7か月、下側の乳歯が2本生え始めた。ものを手でつかむようになり、かろうじて座れるようになった。

対象者3：生後10か月、上下の前歯4本が生え揃った。立ち上がろうとするようになった。手でつかんだものを口に入れるようになった。

実習方法

所要時間：
　1回目（献立作成）75分、2回目（調理実習）125分（レポートまたは発表資料の作成時間および発表時間を除く）

実習単位：1回目は個人実習、2回目はグループ実習

本実習で使用するワークシート：
　乳児期栄養ケア実習ワークシート2～6、栄養ケア実習標準ワークシート4

本実習で特別に用意するもの：
　食材　　　市販離乳食　　　離乳食用食器および食具

実習手順フローチャート：

【1回目】

STEP1

◯ pp. 104-105

「授乳・離乳の支援ガイド」の離乳食の進め方の目安（表3-5、図3-1）と対象者の特性を参考に、各月齢の対象者について離乳食回数、調理形態、使用食材と1回当たりの使用量（目安量）を決めて、「乳児期栄養ケア実習ワークシート2」に記入する。

(20分)

STEP2

対象者1～3について、それぞれ1日当たりの離乳食回数分の献立を作成し、「乳児期栄養ケア実習ワークシート3」に記入する。

(40分)

STEP3

3人の対象者について作成した献立のうちそれぞれ1食分を各班で選んで、調理に必要な材料を「標準ワークシート4」（材料発注表）に記入する。

(15分)

STEP4

「標準ワークシート4」に基づいて食材を手配し、次回の調理の準備をする。

(時間外)

【2回目】

STEP5

選んだ1食分の調理に先立ち、献立作成者は班員に調理方法の手順やポイントを説明する。

(5分)

STEP6
対象者1～3について、1食ずつの離乳食を調理する*。

(30分)

STEP7
調理結果については写真撮影を行って外観を評価する。さらに、試食して評価し、「乳児期栄養ケア実習ワークシート4」にまとめる。また、各自作成した献立の評価を「乳児期栄養ケア実習ワークシート5」にまとめる。

(40分)

STEP8
市販の離乳食を試食する。ドライタイプは、沸かした湯を加えてのばす。ウエットタイプ（瓶詰のもの）は、瓶を開けて器に入れる。ウエットタイプのレトルトの離乳食は、お湯で温めて袋から器に出して盛り付ける。

(30分)

STEP9
市販の離乳食の使い勝手、味、形態などについて手作りの場合と比較して考察し、「乳児期栄養ケア実習ワークシート6」に記入する。

(20分)

STEP10
「乳児期栄養ケア実習ワークシート2～6」をレポートとして提出する。

＊　かゆの作り方は、後述する「ポイント&アドバイス」を参考にする。

● ポイント&アドバイス

1── 離乳食の食材や調理方法の注意点

①はちみつは、乳児ボツリヌス症予防のために満1歳になるまでは与えない。
②牛乳は、カルシウムとリンの含有量が多いために、腸からの鉄吸収を阻害し、牛乳多飲により消化管出血がみられることもある。そのため、牛乳の飲用は、1歳を過ぎてからとされている。1歳未満であっても、離乳食の料理には牛乳を使用できる。
③離乳食の場合、昆布だしを使用すると、ヨウ素の量が食事摂取基準の耐容上限量を超えることがあるので、昆布だしの使用を控える。

2── 食物アレルギーを引き起こすおそれのある食品

食物アレルギーを引き起こすおそれのある食品は、表3-4の通りである。これらを離乳食に用いる場合は、慎重に与えるようにする。

3── 離乳の進め方の目安

離乳の進め方、食品の種類、調理方法などは、表3-5、図3-1を参照する。

表3−4　アレルギー物質を含む食品

規定	特定原材料等の名称		理由
内閣府令	特定原材料	えび、かに、くるみ、小麦、そば、卵、乳、落花生（ピーナッツ）	特に発症数、重篤度から勘案して表示する必要性の高いもの。
通知	特定原材料に準ずるもの	アーモンド、あわび、いか、いくら、オレンジ、カシューナッツ、キウイフルーツ、牛肉、ごま、さけ、さば、大豆、鶏肉、バナナ、豚肉、マカダミアナッツ、もも、やまいも、りんご	症例数や重篤な症状を呈する者の数が継続して相当数みられるが、特定原材料に比べると少ないもの。特定原材料とするか否かについては、今後、引き続き調査を行うことが必要。
		ゼラチン	牛肉・豚肉由来であることが多く、これらは特定原材料に準ずるものであるため、既に牛肉、豚肉としての表示が必要であるが、パブリックコメントにおいて「ゼラチン」としての単独の表示を行うことへの要望が多く、専門家からの指摘も多いため、独立の項目を立てることとする。

出所）「食品表示基準Q&Aについて　別添　アレルゲンを含む食品に関する表示」消費者庁食品表示企画課長　令和6年4月1日　消食第第213号をもとに作成

4 ── かゆの作り方

かゆは、表3−6のような米と水の割合比、手順にしたがって調理する。
なお、保健所などで離乳食の指導時に用いられる際には、五分がゆは十倍がゆ、七分がゆは七倍がゆ、全がゆは五倍がゆと呼ばれることがある。

5 ── 市販ベビーフードについて

市販ベビーフードと手作り離乳食を組み合わせることで、乳児の摂取する食品数が増加し、調理形態、味付けも多様になる。しかし、表3−7のようにベビーフードの問題点として、多種類の食材を使用した製品は、それぞれの味や固さが体験しにくく、ベビーフードだけで1食をそろえた場合、栄養素のバランスがとりにくい。また、製品によっては、乳児の咀嚼機能に対して軟らかすぎることがある。

離乳食は手作りが好ましいが、ベビーフード等の加工食品を上手に使用することにより、保護者の離乳食作りの負担が軽減する。表3−8にあるように、ベビーフードを活用する際の留意点をふまえ、適切に活用する。

6 ── 市販ベビーフードの種類

市販ベビーフードは、ドライタイプとウエットタイプに大きく分類される。
①ドライタイプ：熱風乾燥した粉末製品と急速冷却後に乾燥させたフリーズドライ製

表3－5　離乳の支援の方法

食品の種類と調理

ア　食品の種類と組合せ

与える食品は、離乳の進行に応じて、食品の種類及び量を増やしていく。

離乳の開始は、おかゆ（米）から始める。新しい食品を始める時には離乳食用のスプーンで1さじずつ与え、子どもの様子をみながら量を増やしていく。慣れてきたらじゃがいもや人参等の野菜、果物、さらに慣れたら豆腐や白身魚、固ゆでした卵黄など、種類を増やしていく。

離乳が進むにつれ、魚は白身魚から赤身魚、青皮魚へ、卵は卵黄から全卵へと進めていく。食べやすく調理した脂肪の少ない肉類、豆類、各種野菜、海藻と種類を増やしていく。脂肪の多い肉類は少し遅らせる。野菜類には緑黄色野菜も用いる。ヨーグルト、塩分や脂肪の少ないチーズも用いてよい。牛乳を飲用として与える場合は、鉄欠乏性貧血の予防の観点から、1歳を過ぎてからが望ましい。

離乳食に慣れ、1日2回食に進む頃には、穀類（主食）、野菜（副菜）・果物、たんぱく質性食品（主菜）を組み合わせた食事とする。また、家族の食事から調味する前のものを取り分けたり、薄味のものを適宜取り入れたりして、食品の種類や調理方法が多様となるような食事内容とする。

母乳育児の場合、生後6か月の時点で、ヘモグロビン濃度が低く、鉄欠乏を生じやすいとの報告がある。また、ビタミンD欠乏[*1]の指摘もあることから、母乳育児を行っている場合は、適切な時期に離乳を開始し、鉄やビタミンDの供給源となる食品を積極的に摂取するなど、進行を踏まえてそれらの食品を意識的に取り入れることが重要である。

フォローアップミルクは母乳代替食品ではなく、離乳が順調に進んでいる場合は、摂取する必要はない。離乳が順調に進まず鉄欠乏のリスクが高い場合や、適当な体重増加が見られない場合には、医師に相談した上で、必要に応じてフォローアップミルク[*2]を活用すること等を検討する。

イ　調理形態・調理方法

離乳の進行に応じて、食べやすく調理したものを与える。子どもは細菌への抵抗力が弱いので、調理を行う際には衛生面に十分に配慮する。

食品は、子どもが口の中で押しつぶせるように十分な固さになるよう加熱調理をする。初めは「つぶしがゆ」とし、慣れてきたら粗つぶし、つぶさないままへと進め、軟飯へと移行する。野菜類やたんぱく質性食品などは、始めはなめらかに調理し、次第に粗くしていく。離乳中期頃になると、つぶした食べ物をひとまとめにする動きを覚え始めるので、飲み込み易いようにとろみをつける工夫も必要になる。

調味について、離乳の開始時期は、調味料は必要ない。離乳の進行に応じて、食塩、砂糖など調味料を使用する場合は、それぞれの食品のもつ味を生かしながら、薄味でおいしく調理する。油脂類も少量の使用とする。

離乳食の作り方の提案に当たっては、その家庭の状況や調理する者の調理技術等に応じて、手軽に美味しく安価でできる具体的な提案が必要である。

＊1）ビタミンD欠乏によるくる病の増加が指摘されている。ビタミンD欠乏は、ビタミンD摂取不足のほか日光照射不足が挙げられる。
＊2）フォローアップミルクの鉄含有量（6商品平均9.0 mg/100 g）は育児用ミルク（平均6.5 mg/100 g）の約1.4倍である。
出所）「授乳・離乳の支援ガイド」改定に関する研究会「授乳・離乳の支援ガイド（2019年改定版）」2019年　pp.32－33

		離乳の開始 ←――――――――――――→ 離乳の完了			
		以下に示す事項は、あくまでも目安であり、子どもの食欲や成長・発達の状況に応じて調整する。			
		離乳初期 生後5〜6か月頃	離乳中期 生後7〜8か月頃	離乳後期 生後9〜11か月頃	離乳完了期 生後12〜18か月頃
食べ方の目安		●子どもの様子を見ながら、1日1回1さじずつ始める。 ●母乳や育児用ミルクは飲みたいだけ与える。	●1日2回食で食事のリズムをつけていく。 ●いろいろな味や舌触りを楽しめるように食品の種類を増やしていく。	●食事リズムを大切に、1日3回食に進めていく。 ●共食を通じて食の楽しい体験を積み重ねる。	●1日3回の食事リズムを大切に、生活リズムを整える。 ●手づかみ食べにより、自分で食べる楽しみを増やす。
調理形態		なめらかにすりつぶした状態	舌でつぶせる固さ	歯ぐきでつぶせる固さ	歯ぐきでかめる固さ
1回当たりの目安量	I 穀類(g)	つぶしがゆから始める。 すりつぶした野菜なども試してみる。 慣れてきたら、つぶした豆腐・白身魚・卵黄などを試してみる。	全がゆ50〜80	全がゆ90〜軟飯80	軟飯80〜ごはん80
	II 野菜・果物(g)		20〜30	30〜40	40〜50
	III 魚(g) または肉(g) または豆腐(g) または卵(個) または乳製品(g)		10〜15 10〜15 30〜40 卵黄1〜全卵1/3 50〜70	15 15 45 全卵1/2 80	15〜20 15〜20 50〜55 全卵1/2〜2/3 100
歯の萌出の目安			乳歯が生え始める。	1歳前後で前歯が8本生えそろう。	離乳完了期の後半頃に奥歯(第一乳臼歯)が生え始める。
摂食機能の目安		口を閉じて取り込みや飲み込みが出来るようになる。	舌と上あごで潰していくことが出来るようになる。	歯ぐきで潰すことが出来るようになる。	歯を使うようになる。

※衛生面に十分に配慮して食べやすく調理したものを与える

● 乳児ボツリヌス症

- 乳児ボツリヌス症は、食品中にボツリヌス毒素が存在して起こる従来のボツリヌス食中毒とは異なり、1歳未満の乳児が、芽胞として存在しているボツリヌス菌を摂取し、当該芽胞が消化管内で発芽、増殖し、産生された毒素により発症するもの。
- 乳児ボツリヌス症の予防対策については、母子保健法施行規則(昭和40年厚生省令第55号)様式第3号以外の任意記載事項様式及び「乳児ボツリヌス症の予防対策について」(昭和62年10月20日付け健医感第71号・衛食第170号・衛乳第53号・児母衛第29号)により、かねてより周知が行われているところ。
- こうしたリスクについてウェブサイト等を用いて注意喚起。

> ハチミツを与えるのは **1歳** を過ぎてから
>
> 赤ちゃんのお母さん・お父さんやお世話をする方へ
> 1．1歳未満の赤ちゃんがハチミツを食べることによって乳児ボツリヌス症にかかることがあります。
> 2．ハチミツは1歳未満の赤ちゃんにリスクが高い食品です。
> 3．ボツリヌス菌は熱に強いので、通常の加熱や調理では死にません。
> 　1歳未満の赤ちゃんにハチミツやハチミツ入りの飲料・お菓子などの食品は与えないようにしましょう。
> http://www.mhlw.go.jp/stf/seisakunitsuite/bunya/0000161461.html

図3-1　離乳の進め方の目安

出所)表3-5に同じ　p.34、p.45を一部抜粋

表3-6　かゆの調理における米と水の割合比

かゆの種類	米	水の配合 容量比	水の配合 重量比	出来上がり重量（倍）
三分がゆ	1	12	15	12
五分がゆ	1	10	12	10
七分がゆ	1	7	8	7
全がゆ	1	5	6	5
軟飯	1	3	3.5	3
米飯	1	1.2	1.5	2.4

補足）かゆの作り方
1．米を洗う。
2．洗った米に、分量の水を加えて30〜60分浸漬させた後、火にかける。
3．沸騰したら弱火にして30〜40分炊き、火を止めて10分間蒸らす。

出所）竹中優・土江節子編『応用栄養学　栄養マネジメント演習・実習　第2版』医歯薬出版　2011年　p.75

表3-7　ベビーフードの利点と課題

利点	課題
①単品で用いる他に、手作りの離乳食と併用すると、食品数、調理形態も豊かになる。 ②月齢に合わせて粘度、固さ、粒の大きさなどが調整されているので、離乳食を手作りする場合の見本となる。 ③製品の外箱等に離乳食メニューが提案されているものもあり、離乳食の取り合わせの参考になる。	①多種類の食材を使用した製品は、それぞれの味や固さが体験しにくい。 ②ベビーフードだけで1食を揃えた場合、栄養素などのバランスが取りにくい場合がある。 ③製品によっては子どもの咀しゃく機能に対して固すぎたり、軟らかすぎることがある。

出所）厚生労働省「授乳・離乳の支援ガイド」2019年　p.35

表3-8　ベビーフードを利用する時の留意点

- 子どもの月齢や固さのあったものを選び、与える前には一口食べて確認を。
- 離乳食を手づくりする際の参考に。
- 用途にあわせて上手に選択を。
- 料理や原材料が偏らないように。
- 開封後の保存には注意して。食べ残しや作りおきは与えない。

出所）表3-7に同じ

品がある。粉末製品は、離乳初期に活用するかゆや野菜のマッシュが多く、フリーズドライ製品では、粒状とペースト状に仕上がるものがある。適量の湯を加えてのばし、残れば保存することもできる。

②ウエットタイプ：瓶詰とレトルト製品がある。瓶詰は、外出時に持ち歩くことができるので便利である。

【引用文献】
1）西美和「栄養失調とやせ・体重増加不良」大関武彦・近藤直実総編集『小児科学　第3版』医学書院　2008年　pp.73-76

第4章 幼児期の栄養ケア・マネジメント実習

1 幼児期の基本事項

1──幼児期の特性

　幼児期とは、満1歳から6歳頃の小学校入学前までをいう。幼児期は、乳児期と比べて身体の成長は穏やかになるが、運動機能や精神機能の発達は著しい。また、消化機能も発達し、1回当たりの食事量が増えてくる。一方、好奇心が旺盛になるとともに自我意識が発達し、食物への好き嫌いや偏食など食生活上の問題も出てくる。幼児期の食習慣や生活習慣は、その後の発育に大きく影響するため、この時期に正しい食習慣を形成させることが重要である。

2──幼児期の栄養アセスメント

❶臨床診査

　幼児期では、年齢に応じた運動機能の発達、精神的発達、口腔内の状態と口腔内機能の発達などが診査される。

❷臨床検査

　血清タンパク質やアルブミンは栄養状態の評価のために、ヘモグロビンやヘマトクリットは貧血の検査に、それぞれ用いられる。また、小児メタボリックシンドロームの診断では、血圧、血糖、HDLコレステロール、中性脂肪などが測定される（第1部表2-3）。

⮕ p.19

❸身体計測

　幼児期の発育は、乳児期と比べてやや緩慢となる。日本人の食事摂取基準（2025年版）での参照体位は、1～2歳男子で身長85.8cm、体重11.5kg、3～5歳男子で身長103.6cm、体重16.5kgとなっている。幼児期の1年当たりの体重増加量は、1～

2歳にかけては約2.5kgであるが、その後は約2kgである。幼児期は上半身に比べて下半身が急速に発育するため、乳児期に比べて細い体つきになる。

発育の評価は、身長、体重、胸囲、座高などを測定し、厚生労働省の乳幼児身体発育値を用いた身体発育曲線にあてはめてアセスメントを行う（第1部図2－4～図2－7）。体格指数による評価では、カウプ指数が用いられる。なお、カウプ指数で判定する場合は、年齢により判定基準が異なる点に留意する（第1部図2－10）。また、幼児期は発育段階の途中にあるため、一時点で判断するのではなく、継続的な評価を行うようにする。

◯ pp.28-29
◯ p.32

3 ── 幼児期の食事摂取基準

❶年齢区分

幼児期の食事摂取基準は、1～2歳と3～5歳に区分されている。日本人の食事摂取基準（2025年版）では、幼児期、学童期、思春期にあたる1～17歳を「小児」としている。

❷策定の要点

エネルギー

エネルギーの摂取量および消費量のバランスの維持を示す指標としては、成人期のようなBMIの目標値が幼児期に設定されていないので、エネルギー摂取量の過不足のアセスメントには、乳児期と同様に成長曲線を使用して、成長の経過を縦断的に観察する。

小児の推定エネルギー必要量は、身体活動に必要なエネルギーに、組織合成に要するエネルギーと組織増加分のエネルギー（エネルギー蓄積量）を加えて求められた（資料1）。そのうち組織合成に要するエネルギーは、総エネルギー消費量に含まれるために、推定エネルギー必要量は、「体重1kgあたりの基礎代謝基準値×参照体重×身体活動レベル基準値＋エネルギー蓄積量」で求められた。幼児期の身体活動レベル（カテゴリー）は、「ふつう」のみである。成長に伴うエネルギー蓄積量は、表4－1の通りである。なお、成人と比べて、幼児期では基礎代謝基準値（kcal/kg/日）が高く（資料1参照）、また、エネルギー蓄積量が考慮されるために、体重1kg当たりの推定エネルギー必要量は、成人期の2倍以上である。

◯ p.244
◯ p.244

たんぱく質

たんぱく質の推定平均必要量は、たんぱく質維持必要量と新生組織蓄積量によって算定された。なお、新生組織蓄積量となる成長に伴い蓄積されるたんぱく質蓄積量は、要因加算法により求められた。

表4-1　成長に伴う組織増加分のエネルギー（エネルギー蓄積量）

性別	男性				女性			
			組織増加分				組織増加分	
年齢等	A.参照体重 (kg)	B.体重増加量 (kg/年)	C.エネルギー密度 (kcal/g)	D.エネルギー蓄積量 (kcal/日)	A.参照体重 (kg)	B.体重増加量 (kg/年)	C.エネルギー密度 (kcal/g)	D.エネルギー蓄積量 (kcal/日)
0～5（月）	6.3	9.4	4.4	115	5.9	8.4	5.0	115
6～8（月）	8.4	4.2	1.5	15	7.8	3.7	1.8	20
9～11（月）	9.1	2.5	2.7	20	8.4	2.4	2.3	15
1～2（歳）	11.5	2.1	3.5	20	11.0	2.2	2.4	15
3～5（歳）	16.5	2.1	1.5	10	16.1	2.2	2.0	10
6～7（歳）	22.2	2.6	2.1	15	21.9	2.5	2.8	20
8～9（歳）	28.0	3.4	2.5	25	27.4	3.6	3.2	30
10～11（歳）	35.6	4.6	3.0	40	36.3	4.5	2.6	30
12～14（歳）	49.0	4.5	1.5	20	47.5	3.0	3.0	25
15～17（歳）	59.7	2.0	1.9	10	51.9	0.7	4.7	10

出所）厚生労働省「日本人の食事摂取基準（2025年版）―『日本人の食事摂取基準』策定検討会報告書―」2024年　p.71を一部改変

カルシウム、鉄、食物繊維

　カルシウムと鉄の推定平均必要量は、要因加算法により算定された。カルシウムは、体内カルシウム蓄積量、尿中排泄量、経皮的損失量の合計を見かけの吸収率で除して算出された。鉄は、基本的鉄損失と成長に伴う鉄蓄積（「ヘモグロビン中の鉄蓄積＋非貯蔵性組織鉄の増加＋貯蔵鉄の増加」）の合計を吸収率で除して推定平均必要量が算出された。なお、10歳以上の女児で月経がある場合には、月経による鉄損失も加算されている。

　食物繊維については、3歳未満は摂取実態の詳細が明らかとなっていないため目標量は設定されなかった。しかし、小児期からの長期にわたる習慣的な栄養素摂取量が生活習慣病の発症に影響する可能性があることを考慮して、小児期からの摂取を心がける。

幼児期の耐容上限量

　幼児期では、耐容上限量が設定されていない栄養素が多い。しかしこれは、多量に摂取しても健康障害が生じないことを保証するものではないため、過剰摂取には十分に留意する。

4 ── 幼児期の栄養と食生活の特徴

❶幼児期の栄養

　幼児期は身体活動量が増加するため、エネルギー消費量が多くなる。消費エネルギー

と摂取エネルギーのバランスに留意して、適切なエネルギーを摂取するようにする。また、骨格や筋肉が著しく発育する時期であるために、たんぱく質は、アミノ酸バランスも考慮し、良質なものを摂取させる。脂質の過剰摂取は、肥満や小児メタボリックシンドロームを招くため、脂肪エネルギー比率が30％未満となるようにし、飽和脂肪酸やコレステロールのとり過ぎに注意して、不飽和脂肪酸の摂取を心がける。不足しがちな栄養素として、カルシウム、鉄、ビタミンA、ビタミンB_1などがあり、肉や魚、乳製品など様々な食品群を摂取して不足しないよう配慮する。また、幼児期は、1日に消費する体重当たりの水分量が大きく、水分必要量は成人の約2倍であるため、脱水症状を起こしやすい。こまめな水分補給を心がける。

❷食事のリズムと配分

　幼児期は、保育所や幼稚園への通園も始まり、食事のリズムが形成されやすい時期となる。この時期に適切な食習慣を身につけておくことが、将来の食習慣の確立に大きな影響を与えることになる。食事の回数は3回の食事だけでなく、間食を含めた配分として、1～2歳で5回（うち間食2回）、3～5歳で4回（うち間食1回）が目安となる（図4－1）。

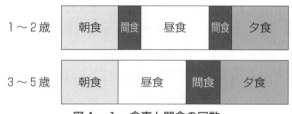

図4－1　食事と間食の回数

❸消化機能の発達

　生後6、7か月頃から乳歯が生え始め、2～3歳頃には上下各10本ずつの乳歯が生え揃い、噛む力が発達してくる。口腔機能の発達にあわせて食物の硬さを変化させ、咀嚼力の向上と虫歯予防に配慮した食事とするのが望ましい。

　幼児期は、咀嚼機能をはじめとする消化機能が十分に発達しておらず、胃容積も小さいため、1回の食事で摂取できる食事量が少ない。したがって、この時期の間食は、おとなの間食とは異なり、食事の一部として内容を考える。また、次第におとなの食事に近づけた食事内容に変化してくるが、濃い味付けは避け、素材の味を生かした薄味に慣れさせるようにする。

❹偏食・食欲不振

　偏食や食欲不振は、虫歯や食物アレルギーなどの疾患が原因にある場合や、離乳期の不適当な食事や不規則な生活など生活習慣が原因にある場合があり、また、食事に関する不快な経験や反抗期の現れのように、経験的・心理的な因子が影響する場合もある。無理やり食べさせるのではなく、原因が何であるかを把握し、根気よく対応することが望ましい。なお、「平成27年度乳幼児栄養調査」（厚生労働省）によると、親が子どもの食事で困っていることとして、2〜6歳のどの年齢でも「偏食」が多く、3歳未満では「遊び食べをする」が上位に、3歳以降では「食べるのに時間がかかる」が上位にある。

❺肥満とやせ

　肥満には、何らかの疾患が原因で生じる症候性肥満と、エネルギーの過剰摂取や運動不足により生じる単純性肥満があるが、幼児期には単純性肥満が多い。幼児期の肥満は、学童肥満や成人肥満へと移行しやすく、将来、生活習慣病やメタボリックシンドロームへとつながる危険性もある。幼児期の肥満への対応では、極端なエネルギー制限は行わず、成長に伴う身長の伸びを考慮し、運動療法を併用しながら標準体重へと近づけるようにする。

　やせは、食事の量的・質的供給不足、または消化や吸収、代謝障害による低栄養などが原因となって生じる。低栄養による代表的な疾患には、たんぱく質・エネルギー栄養障害（Protein energy malnutrition：PEM）がある。主にたんぱく質不足による場合を「クワシオルコル」（kwashiorkor）といい、たんぱく質とエネルギーがともに不足している場合を「マラスムス」（marasmus）という。

❻食物アレルギー

　乳児期や幼児期では、食物に含まれるたんぱく質などによりアレルギー反応を起こすことがある。食物アレルギーの原因となる主要な食品には、鶏卵、牛乳、小麦、木の実（特にくるみ）があるが、これら以外にも、そば、落花生、えび、かに、魚卵、果物、大豆など原因食品は多岐にわたる（第2部表3−4）。アレルゲン除去食は、医師の指導のもとに行い、代替食によって栄養素を過不足なく補うようにして、子どもの成長・発達を損なわない対応が必要である。

　たんぱく質の栄養価は、それを構成するアミノ酸組成により評価されるため、食物アレルギーなどで特定の食品が摂取できない場合は、たんぱく質の栄養価の低下に配慮する必要がある。また、主要なカルシウム供給源である牛乳が、牛乳アレルギーや乳糖不耐症などにより摂取できない場合は、小魚や大豆、アレルギー用調製粉乳など牛乳以外からのカルシウム摂取を考える。

　なお、保育所などで食物アレルギー児への対応を行う場合は、医師の診断のもと作

• 第2部　ライフステージ別栄養ケア・マネジメント実習 •

表4-2　保育所におけるアレルギー疾患生活管理指導表（参考様式）

保育所におけるアレルギー疾患生活管理指導表（食物アレルギー・アナフィラキシー・気管支ぜん息）

名前　　　　　　　男・女　　　年　　月　　日生（　　歳　　ヶ月）　　　組　　　　　提出日　　年　　月　　日
※この生活管理指導表は、保育所の生活において特別な配慮や管理が必要となった子どもに限って、医師が作成するものです。

食物アレルギー・アナフィラキシー（あり・なし）

【病型・治療】

A. 食物アレルギー病型
1. 食物アレルギーの関与する乳児アトピー性皮膚炎
2. 即時型
3. その他（新生児・乳児消化管アレルギー・口腔アレルギー症候群・食物依存性運動誘発アナフィラキシー・その他：　　　）

B. アナフィラキシー病型
1. 食物（原因：　　　）
2. その他（医薬品・食物依存性運動誘発アナフィラキシー・ラテックスアレルギー・昆虫・動物のフケや毛）

C. 原因食品・除去根拠　該当する食品の番号に○をし、かつ《 》内に除去根拠を記載
　　　　　　　　　　　　　　　　　　　　　　　　　　　　　［除去根拠］
1. 鶏卵　　　　　　　　《　》　　　　該当するもの全てを（ ）内に番号を記載
2. 牛乳・乳製品　　　　《　》　　　　①明らかな症状の既往
3. 小麦　　　　　　　　《　》　　　　②食物負荷試験陽性
4. ソバ　　　　　　　　《　》　　　　③IgE抗体等検査結果陽性
5. ピーナッツ　　　　　《　》　　　　④未摂取
6. 大豆　　　　　　　　《　》
7. ゴマ　　　　　　　　《　》
8. ナッツ類*　　　　　《　》（すべて・クルミ・カシューナッツ・アーモンド　　　）
9. 甲殻類*　　　　　　《　》（すべて・エビ・カニ　　　）
10. 軟体類・貝類*　　　《　》（すべて・イカ・タコ・ホタテ・アサリ　　　）
11. 魚卵*　　　　　　　《　》（すべて・イクラ・タラコ　　　）
12. 魚類*　　　　　　　《　》（すべて・サバ・サケ　　　）
13. 肉類*　　　　　　　《　》（鶏肉・牛肉・豚肉　　　）
14. 果物類*　　　　　　《　》（キウイ・バナナ　　　）
15. その他　　　　　　　　　　（　　　　　　　　　　）
　　　　　　　　　　　　　　　「*は（ ）の中の該当する項目に○をするか具体的に記載すること」

D. 緊急時に備えた処方薬
1. 内服薬（抗ヒスタミン薬、ステロイド薬）
2. アドレナリン自己注射薬「エピペン®」
3. その他（　　　　　　　　　）

【保育所での生活上の留意点】

A. 給食・離乳食
1. 管理不要
2. 管理必要（管理内容については、病型・治療のC.E欄を参照）

B. アレルギー用調製粉乳
1. 不要
2. 必要　下記該当ミルクに○、又は（ ）内に記入
ミルフィーHP・ニューMA-1・MA-mi・ペプディエット・エレメンタルフォーミュラ
その他（　　　　　　　　　）

C. 除去食品においてより厳しい除去が必要なもの
病型・治療のC.欄で除去の際に、より厳しい除去が必要となるものだけに○をつける
※本欄に○がついた場合、該当する食品を使用した料理については、給食対応が困難となる場合があります。
1. 鶏卵：　卵殻カルシウム
2. 牛乳・乳製品：　乳糖
3. 小麦：　醤油・酢・麦茶
6. 大豆：　大豆油・醤油・味噌
7. ゴマ：　ゴマ油
12. 魚類：　かつおだし・いりこだし
13. 肉類：　エキス

E. 特記事項
（その他に特別な配慮や管理が必要な事項がある場合には、医師が保護者と相談のうえ記載。対応内容は保育所が保護者と相談のうえ決定）

D. 食物・食材を扱う活動
1. 管理不要
2. 原因食材を教材とする活動の制限（　　　）
3. 調理活動時の制限（　　　）
4. その他（　　　）

気管支ぜん息（あり・なし）

【病型・治療】

A. 症状のコントロール状態
1. 良好
2. 比較的良好
3. 不良

B. 長期管理薬（短期追加治療薬を含む）
1. ステロイド吸入薬
　剤名：　　　　　　投与量（日）：
2. ロイコトリエン受容体拮抗薬
3. DSCG吸入薬
4. ベータ刺激薬（内服・貼付薬）
5. その他（　　　　　　　　　）

C. 急性増悪（発作）治療薬
1. ベータ刺激薬吸入
2. ベータ刺激薬内服
3. その他（　　　　　　　　　）

D. 急性増悪（発作）時の対応
（自由記載）

【保育所での生活上の留意点】

A. 寝具に関して
1. 管理不要
2. 防ダニシーツ等の使用
3. その他の管理が必要（　　　）

B. 動物との接触
1. 管理不要
2. 動物への反応が強いため不可　動物名（　　　）
3. 飼育活動等の制限（　　　）

C. 外遊び、運動に対する配慮
1. 管理不要
2. 管理必要

D. 特記事項
（その他に特別な配慮や管理が必要な事項がある場合には、医師が保護者と相談のうえ記載。対応内容は保育所が保護者と相談のうえ決定）

●保育所における日常の取り組み及び緊急時の対応に活用するため、本表に記載された内容を保育所の職員及び消防機関・医療機関等と共有することに同意しますか。
・同意する
・同意しない
　　　　　　　　　　　　　　　　　　　　　保護者氏名

記載日　　　年　　月　　日
医師名
医療機関名
電話

★保護者
電話：
★連絡医療機関
医療機関名：
電話：

記載日　　　年　　月　　日
医師名
医療機関名
電話

出所）厚生労働省「保育所におけるアレルギー対応ガイドライン（2019年改訂版）」2019年　pp.7-8

成された「保育所におけるアレルギー疾患生活管理指導表」の提出を保護者に求め、除去食品の内容を確認することが望ましい（表4－2）。食物アレルギーは患児によって除去レベルが様々であるため、細分化された個別対応を行うと対応が複雑となる。したがって、現場での負担を考慮し、保育所での食物アレルギー対応は、「完全除去」か「解除」の両極で進めるとよい。

2　幼児期の栄養アセスメント実習

偏食・食欲不振児の栄養アセスメント

実習目的　幼児期の子どもの偏食・食欲不振に対応するために、現在の食事内容から栄養素の過不足を調べ、さらに、生活上の特性を考慮して栄養状態を総合的に評価・判定し、食事の改善を図るための調理方法の工夫や生活習慣の是正を含めた対応策について説明する能力を養う。

> **実習課題4－1**
>
> 　偏食・食欲不振の幼児期の子どもに対して、身体計測値から身体の発育状況を評価し、また、食事摂取基準値を参考にして栄養素等摂取量、食事内容を評価する。さらに、発育状況、栄養素等摂取量、食生活状況、その他の生活状況から栄養状態を総合的に評価・判定する。

対象者の特性

年齢・性別：3歳6か月女子
現在の身体計測値：身長92.0 cm、体重12.0 kg
過去の身体計測値：2歳：身長85.0 cm、体重11.0 kg
　　　　　　　　　2歳半：身長87.0 cm、体重11.5 kg
　　　　　　　　　3歳：身長90.0 cm、体重12.0 kg
口腔内の状態と機能の発達：
　上下20本の乳歯が生え揃い、乳歯のかみ合わせは完成している。
食事内容：
　不連続の2日間について食事調査を行った。結果は、表4－3の通りであった。

食生活状況：
　食が細く食事量が少ない。朝食はほとんど食べず、昼食は保育所で出される給食を半分程度食べる。夕食時にチョコレートを食べる習慣があり、夕食そのものの摂取量は少ない。偏食が強く、決まった食べ物しか食べない。特に、おにぎり、ヨーグルト、汁物など口当たりがよく、食べやすいものを好んで食べ、肉類は好まない。

その他の生活状況：
　夜型の生活リズムである。運動はあまりせず、休日も家の中で遊ぶことが多い。なお、偏食・食欲不振の背景に疾患は関係しておらず、食物アレルギーや虫歯などの疾患はみられない。

表4－3　食事調査結果

【1日目】

	料理名	食品名	量(g)
朝食	ヨーグルト	ヨーグルト（脱脂加糖）	50
	もも	もも（缶詰・果肉）	15
昼食	おにぎり	めし（水稲、精白米）	80
	野菜の煮物	にんじん（根、皮むき、生）	10
		大根（根、皮むき、生）	10
		板こんにゃく（精粉こんにゃく）	10
		うすくちしょうゆ	3
		みりん風調味料	5
		かつお・昆布だし	50
間食	カステラ（市販）	カステラ	50
	麦茶	麦茶（浸出液）	100
夕食	おにぎり	めし（水稲、精白米）	50
	味噌汁	木綿豆腐	20
		麦みそ	7
		かつお・昆布だし	100
	白身魚の竜田揚げ	さわら（生、切り身）	30
		こいくちしょうゆ	2
		かたくり粉（じゃがいもでん粉）	1
		調合油	3
	ミルクチョコレート	ミルクチョコレート	20

【2日目】

	料理名	食品名	量(g)
朝食	バナナ	バナナ（生）	50
	オレンジジュース	バレンシアオレンジ（濃縮還元ジュース）	100
昼食	ケチャップライス	めし（水稲、精白米）	80
		マッシュルーム（水煮缶詰）	8
		たまねぎ（りん茎、生）	10
		トマト加工品（ケチャップ）	5
		調合油	2
	コンソメスープ	たまねぎ（りん茎、生）	20
		ベーコン	5
		にんじん（根、皮むき、生）	5
		スイートコーン（缶詰、ホールカーネルスタイル）	4
		調合油	1
		食塩	0.1
		固形コンソメ	1
		水	100
間食	蒸しパン	小麦粉（薄力粉1等）	25
		西洋かぼちゃ（果実、生）	10
		鶏卵（全卵）	15
		上白糖	6
		普通牛乳	5
		調合油	1
		ベーキングパウダー	1
	麦茶	麦茶（浸出液）	100
夕食	おにぎり	めし（水稲、精白米）	50
	味噌汁	わかめ（カットわかめ）	0.5
		こねぎ	5
		麦みそ	7
		かつお・昆布だし	100
	鮭の塩焼き	しろさけ（生、切り身）	30
		食塩	0.3
	大根おろし	大根（根、皮むき、生）	15
		こいくちしょうゆ	0.5
	ミルクチョコレート	ミルクチョコレート	20

• 第4章　幼児期の栄養ケア・マネジメント実習 •

実習方法

所要時間：130分（レポートまたは発表資料の作成時間および発表時間を除く）

本実習で使用するワークシート：
　　幼児期栄養アセスメント実習ワークシート
　　栄養素等摂取量の評価ワークシート

実習手順フローチャート：

STEP1
カウプ指数、身体発育曲線を用いて、現在および過去の身体計測値から発育状況を評価する[*1]。
（20分）

STEP2
食事内容から栄養計算ソフトなどで栄養素等摂取量を求めて2日間の平均値を算出し、その結果を「栄養素等摂取量の評価ワークシート」に記入する[*2]。
（30分）

STEP3
栄養素について用いる指標と対象者の食事摂取基準値を設定し、「栄養素等摂取量の評価ワークシート」に記入する。
（10分）

STEP4
対象者のエネルギー摂取量の過不足を、身体発育曲線を指標として評価する[*3]。
（15分）

STEP5
「栄養素等摂取量の評価ワークシート」をもとに、対象者の食事摂取基準値を参考にして栄養素摂取量を評価する。
（20分）

STEP6
食生活状況、その他の生活状況から問題点を考える。
（15分）

STEP7
発育状況、栄養素等摂取状況、食生活状況、その他の生活状況を総合的に考察して評価する。さらに、食生活改善のためのアドバイスを考える。
（20分）

STEP8
実習結果と評価・考察を発表する。あるいはワークシートをレポートとして提出する。

* 1　STEP1、4～7の結果は、「幼児期栄養アセスメント実習ワークシート」にまとめる。
* 2　食事内容から摂取量を算出する栄養素等の種類は、エネルギー、たんぱく質、脂質、ビタミンA、ビタミンD、ビタミンB_1、ビタミンB_2、ビタミンC、カルシウム、鉄、カリウム、食物繊維、食塩相当量の13項目である。
* 3　成人のエネルギー摂取量の栄養アセスメントにはBMIを使用するが、幼児の栄養評価では、身体発育曲線（第1部図2-4～図2-7）を用いる。

⊃ pp.28-29

• 第2部　ライフステージ別栄養ケア・マネジメント実習 •

ポイント&アドバイス

1──発育状況の評価

❶幼児期の身体計測値の評価方法

➡ pp.26-32

①対象者の発育状況は、身体計測値をカウプ指数や身体発育曲線、身長体重曲線を用いて評価する（第1部第2章「小児期の身体計測」参照）。カウプ指数は、体型や栄養状態を評価する目的で用いられる。年齢により基準値が異なるので、評価する際には注意する。身長体重曲線は、身長に対する体重の標準値と実測体重を比較し、肥満ややせを評価する方法である。

②身体発育曲線は、個々の身長・体重値をプロットして判断する方法である（図4-2）。パーセンタイル曲線に沿って増加している場合は、身体的成長をとげていると判断することができるが、極端な増減がある場合には注意を要する。

③実習課題の対象者は、カウプ指数ではやせの分類となるが、体重の極端な減少は認められない。したがって、まずは日常的に正しい食習慣を身につけさせ、偏食を治していくことが第一となり、経過観察を続けることが大切である。

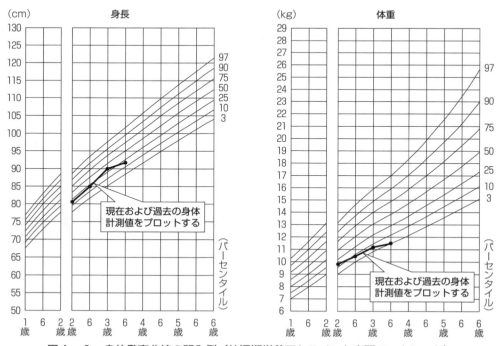

図4-2　身体発育曲線の記入例（幼児期栄養アセスメント実習ワークシート）

出所）厚生労働省「平成22年乳幼児身体発育調査報告書」p.13

❷その他の臨床診査の評価方法

　年齢に応じた口腔内の状態と口腔内機能の発達を評価する。幼児期は、歯の生える時期にあり、咀嚼機能の発達がみられる。食事内容が咀嚼能力にあった適切な固さであるかを観察し、評価する。また、消化機能の発達により、乳児期に比べて摂食量の増加がみられるが、それには個人差があることを考慮して評価する。

2──エネルギーおよび栄養素摂取量の評価

❶エネルギー摂取量の過不足の評価

　幼児期のエネルギー摂取量の評価では、厚生労働省の身体発育曲線を用いて体重の増減を指標とする。過去から現在までの推移をみて、身長および体重が発育曲線のカーブに沿っているか、成長曲線から大きく外れていないか、体重の極端な増減が認められるかなどを評価する。

❷栄養素摂取量の評価

　栄養素摂取量を求め、食事摂取基準値を参考にして、不足の可能性を推定する。栄養素の摂取不足の問題を回避するための指標には、推定平均必要量、推奨量を用い、これらの設定がない場合は目安量を用いる。脂質、炭水化物、食塩の指標は目標量を用いて評価する。

3──食生活状況、その他の生活状況の問題点

　食生活状況およびその他の生活状況の調査結果より、食事のリズムや回数、間食の摂取状況（内容、回数、栄養価の割合）、偏食の有無、生活のリズム、疾患の有無などを調べ、食習慣や生活習慣の状況を判断する。

4──栄養状態を総合的に評価するための留意点

　対象者の栄養状態を、発育状況の評価と栄養素等摂取量の評価結果より総合的に評価する。また、幼児期の偏食・食欲不振を解決するための調理方法や生活習慣の是正について、食生活状況およびその他の生活状況の問題点より考察し、食生活改善のための対応策について検討する。この際、偏食や食欲不振に陥る原因についても考察するとよい。

❶栄養状態の総合評価

→ p.110

①朝・昼・夕食および間食の配分について、図4－1を参考に評価する。
②総エネルギー摂取量に占めるたんぱく質、脂質、炭水化物の割合をPFC比から読み取り、三大栄養素のバランスを評価する。
③摂取している食品群に偏りがある場合、それに起因して生じる栄養素の摂取不足、または過剰摂取の可能性を検討する。
④幼児期の間食については、3回の食事で充足できない栄養素や水分を補給することを目的としたものである。甘いものに偏ったり、子どもがほしがるままに与えるなど不適切な間食の与え方は、偏食や食欲不振を招くほか、肥満や虫歯の原因ともなる。1日の食事に占める間食の摂取エネルギーの割合だけでなく、内容についても評価する。

❷食生活改善のためのアドバイス

①食生活状況調査によれば、対象者は偏食傾向にあることがわかる。今後、成長不全につながる可能性もあるため、食事改善の計画を立てて、エネルギー摂取量の増加および不足しがちな栄養素の充足をはかった栄養ケアが必要である。
②偏食の原因を考え、食事内容だけでなく間食の与え方や生活習慣の改善を含めた対応をアドバイスする。具体的な偏食・食欲不振の対応策は、次の通りである。

❸幼児期における偏食・食欲不振の対応策

①肉類を摂取しないことから、鉄やたんぱく質の不足に注意する。肉を好まないのは幼児期にはしばしばみられ、肉のにおいや硬さを嫌う場合があるので、調理方法を工夫することで改善される場合もある。
②食材そのものを嫌う場合と、調理法により嫌う（逆に好む）場合があるため、適切な調理方法を検討する。
③使用する食材においても、肉や魚は種類や部位により含まれる栄養素が異なる。カルシウムや鉄など不足しがちな栄養素を補うためには、使用する食材の種類や部位も含めて検討する。
④特定の食品を全く食べない場合は、その食品がもつ栄養学的特徴を把握し、それに代わるものを与える。
⑤夜型の生活は寝不足となり、朝食の欠食を招く。おとなの生活が夜型の場合には、幼児の生活は朝型の生活リズムにするように意識的に行う。
⑥運動不足の場合には、食欲が増進しない可能性が考えられる。特に同世代の家族がいない在宅幼児の場合は、公園などで一定時間過ごせるように積極的に心がける。
⑦食べ物の硬さ、大きさに注意して、調理方法を工夫する。一人ひとりの子どもによって咀嚼力が異なるので、実際の現場では様子をみながら対応しなければならない。

• 第4章　幼児期の栄養ケア・マネジメント実習 •

また、盛り付け、色彩、食器などにも配慮し、楽しい雰囲気で食事ができるようにする。

3　幼児期の栄養ケア実習

 保育所給食

実習目的　保育所給食として、昼食と間食の栄養価の配分に配慮するとともに、間食の意義についても考えて献立を作成する。さらに、給食を通して望ましい食習慣が形成されるように食事マナーの習得や食育の効果も期待した献立とする。

──── 実習課題4－2 ────

保育所給食における栄養ケア計画を作成する。また、昼食と間食を含めた献立を作成し、実際に調理して試食する。

● 対象者の特性

年齢・性別：1～2歳または3～5歳の男女
給食の内容：
　1～2歳児：昼食および午前と午後の2回の間食。
　　　　　　昼食と2回の間食で1日給与栄養量の50％の給与と設定する。
　3～5歳児：昼食と午後1回の間食。
　　　　　　昼食と間食で1日給与栄養量の45％の給与と設定する。
　間食は、1食あたり1日の推定エネルギー必要量の10～15％程度を目安とする。

● 実習方法

所要時間：
　1回目90分、2回目90分（レポートや発表資料の作成時間および発表時間を除く）
実習単位：1回目は個人実習、2回目はグループ実習
本実習で使用するワークシート：
　幼児期栄養ケア実習ワークシート1～5、栄養ケア実習標準ワークシート4

実習手順フローチャート：

【1回目】

STEP1
1～2歳児または3～5歳児の栄養上の問題点を考慮し、「幼児期栄養ケア実習ワークシート1」を用いて、保育所給食の献立作成における課題を「栄養ケアの課題」の欄に、また、改善のための栄養ケア計画を「栄養ケア計画」の欄に記入する[*1]。

(20分)

STEP2
対象者の食事摂取基準値と保育所における給与栄養目標量を「幼児期栄養ケア実習ワークシート1」に記入する[*2]。

(10分)

STEP3
保育所での給与栄養目標量および食育を考慮して献立を作成する。

(40分)

STEP4
献立作成の結果は、「幼児期栄養ケア実習ワークシート2」（献立表）と「幼児期栄養ケア実習ワークシート3」（献立の栄養価）に記入する。

(10分)

STEP5
作成した献立のうち、各班で1食分（昼食＋間食）を選んで、調理に必要な材料を「栄養ケア実習標準ワークシート4」（材料発注表）に記入する。

(10分)

STEP6
次回までにあらかじめ食材を手配して、調理の準備をする。

(時間外)

【2回目】

STEP7
選んだ給食の調理を行う。調理に先立ち、献立作成者は班員に調理方法の手順やポイントを説明する。

(40分)

STEP8
調理結果の写真撮影を行った後、外観を評価する。さらに、試食して評価する。

(30分)

STEP9
実習結果と評価・考察を「幼児期栄養ケア実習ワークシート4、5」にまとめる。

(20分)

STEP10
実習結果と評価・考察を発表する。あるいは「幼児期栄養ケア実習ワークシート1～5」をレポートとして提出する。

○ pp.261-264

*1　栄養ケア計画の作成にあたっては、後述する「ポイント＆アドバイス」を参照する。
*2　保育所における給与栄養目標量は、資料7、8を参照して記入する。献立作成で算出する栄養素等の種類は、エネルギー、たんぱく質、脂質、ビタミンA、ビタミンB_1、ビタミンB_2、ビタミンC、カルシウム、鉄、食物繊維、食塩相当量の11項目とする。

ポイント&アドバイス

1──幼児期の栄養ケア計画の課題例

①幼児期の栄養ケアの課題としては、偏食、欠食、食欲不振などがあり、それに伴って生じる肥満ややせ、栄養不良、貧血などが問題点としてあげられる。
②幼児期は、咀嚼機能をはじめとする消化機能の発達段階にあり、また、フォークや箸を使うようになるなどの食行動の変化もみられるため、硬さや大きさ、量に配慮した栄養ケア計画を考える。
③発育における課題としては、身体の成長とともに精神機能や運動機能の発達がある。成長・発達には個人差があるので、一時点だけでなく経過を観察し、問題点を見出して栄養ケアの課題とする。

2──保育所給食の献立作成における留意点

①保育所では、提供する給食の献立内容が年齢により異なる。食材費や人件費を考慮するために、可能な限り同じ食材を用い、調理方法や提供する量を年齢により変更して、効率よく調理できる献立とすることが望ましい。
②主食、主菜、副菜のバランスに配慮する。間食も含めた献立構成となることから、昼食で摂取できなかった栄養素や食品群を間食で補うことにも留意する。
③家庭での食事の事情が様々であることを考慮して、可能な限り多様な食材を使用することが望まれる。

3──保育所給食の給与栄養目標量と1日における栄養配分の比率

保育所などの児童福祉施設における食事の提供については、「児童福祉施設における『食事摂取基準』を活用した食事計画について」(厚生労働省雇用均等・児童家庭局母子保健課長通知、資料7参照)での基本的考え方や留意点を参考にする。
①基本的にエネルギー、たんぱく質、脂質、ビタミンA、ビタミンB_1、ビタミンB_2、ビタミンC、カルシウム、鉄、ナトリウム(食塩)、カリウムおよび食物繊維について考慮するのが望ましい。
②たんぱく質、脂質、炭水化物の総エネルギーに占める割合(エネルギー産生栄養素バランス)については、たんぱく質が13〜20%、脂質が20〜30%、炭水化物が50〜65%の範囲内を目安とする。
③1日のうち特定の食事を提供する場合、対象となる子どもの生活状況や栄養摂取状況を把握、評価したうえで、提供する食事の給与栄養量の割合を勘案し、目標を設

定する。なお、給与栄養量の目標は、子どもの発育・発達状況、栄養状態等の状況をふまえ、定期的に見直すように努める。

◯ p.263　　以下、1〜2歳児と3〜5歳児の給与栄養目標量の設定例を示す(資料8)。

① 1〜2歳児では昼食と間食2回、3〜5歳児では昼食と間食1回を含めた献立とする。
② 食事摂取基準より算定する場合は、間食を含めた1日の栄養必要量のうち、1〜2歳児では50%、3〜5歳児では45%となるように設定する。
③ 間食を与える量は、1食当たり1日の推定エネルギー必要量の10〜15%程度とする。なお、間食では、昼食で補えなかった栄養素を中心に、カルシウムや鉄、ビタミンなど不足しがちな栄養素が適切に摂取できるようにする。

4──幼児期における間食の意義

幼児期は、身体の発育が盛んな時期であるために、体格の割には多くの栄養を必要とする。しかし、消化吸収機能が未発達であり、一度で多量に摂取できない。そのため、間食が必要である。したがって、幼児期の間食はおとなの「おやつ」とは違って、必要な栄養を分散して摂取するための役割をもっている。

5──保育所給食における食育の実施

① 年齢にあわせて食育の目標を設定する。1〜2歳児では、いろいろな食べ物に関心をもたせること、3歳児以上では、できるだけ多くの種類の食べ物や料理を味わわせることがあげられる。
② 身近な食材を使った料理や、地域で培われた食文化を体験させることも大切である。

実習4-3　食物アレルギー対応食

実習目的　保育所給食における食物アレルギー児への対応を習得するために、鶏卵アレルギー患者がいる保育所での給食を想定して、常食から食物アレルギー対応食に展開する。

──────実習課題4-3──────

　常食の献立から食物アレルギーに対応した保育所給食に展開し、実際に調理して試食する。

• 第4章　幼児期の栄養ケア・マネジメント実習 •

対象者の特性

2歳男子、鶏卵アレルギーあり。完全除去が必要（加熱調理しても不可）。

実習方法

所要時間：
　1回目90分、2回目90分（レポートまたは発表資料の作成時間および発表時間を除く）

実習単位：1回目は個人実習、2回目はグループ実習

本実習で使用するワークシート：
　幼児期栄養ケア実習ワークシート6〜10、栄養ケア実習標準ワークシート4

本実習で特別に用意するもの：
　「厚生労働科学研究班による食物アレルギーの栄養食事指導の手引き2022」
　URL：https://www.foodallergy.jp/wp-content/themes/foodallergy/pdf/nutritionalmanual2022.pdf
　出所：食物アレルギー研究会

　「保育所におけるアレルギー対応ガイドライン（2019年改訂版）」
　URL：https://www.mhlw.go.jp/content/000511242.pdf
　出所：厚生労働省ホームページ

実習手順フローチャート：

【1回目】

STEP1
鶏卵アレルギーによって想定される栄養上の問題点を考慮して各自で課題を把握し、その問題点を改善するための栄養ケア計画を「幼児期栄養ケア実習ワークシート6」に記入する。

(20分)

STEP2
対象者の食事摂取基準値および保育所における給与栄養目標量を「幼児期栄養ケア実習ワークシート6」に記入する[*1]。

(10分)

STEP3
保育所における給与栄養目標量を考慮して保育所給食（常食）の献立を作成し、その献立から鶏卵に対する食物アレルギー対応食への展開食を考えて献立を作成する[*2]。

(40分)

STEP4
献立作成の結果は、「幼児期栄養ケア実習ワークシート7」（献立表）と「幼児期栄養ケア実習ワークシート8」（献立の栄養価）に記入する。

(10分)

• 第2部 ライフステージ別栄養ケア・マネジメント実習 •

STEP5
作成した献立のうち、各班で常食とその展開食である食物アレルギー食を1組ずつ選んで、調理に必要な材料を「標準ワークシート4」（材料発注表）に記入する。

(10分)

STEP6
次回までにあらかじめ食材を手配して、調理の準備をする。

(時間外)

【2回目】

STEP7
選んだ給食の調理を行う。調理に先立ち、献立作成者は班員に調理方法の手順やポイントを説明する。

(40分)

STEP8
調理結果の写真撮影を行った後、外観を評価する。さらに、試食して評価する。

(30分)

STEP9
常食と食物アレルギー対応食の栄養価を「幼児期栄養ケア実習ワークシート8」（調理した献立の栄養価）にまとめて比較する。また、保育所における給与栄養目標量とも比較する。

(20分)

STEP10
調理の結果を「幼児期栄養ケア実習ワークシート9」に、各自作成した献立の評価を「幼児期栄養ケア実習ワークシート10」にまとめる。その後、実習結果と評価・考察を発表する。あるいは「幼児期栄養ケア実習ワークシート6～10」をレポートとして提出する。

⇒ pp.261-264

＊1 保育所における給与栄養目標量は、資料7、8を参照して記入する。
＊2 実習4-2で常食の献立を作成した場合は、それから展開食を考える。食物アレルギー対応食ではアレルゲンとなる食物を注意深く除去するとともに、除去によりエネルギーや栄養素が不足するので他の食材を補って代替食で対応する。献立作成で算出する栄養素等の種類は、エネルギー、たんぱく質、脂質、ビタミンA、ビタミンB₁、ビタミンB₂、ビタミンC、カルシウム、鉄、食物繊維、食塩相当量の11項目とする。

● ポイント&アドバイス

1──献立作成

食物アレルギーに対応した保育所給食の献立表記入例は、表4-4の通りである。実習4-2で作成した献立を使用する場合は、その献立名を「常食献立名」に、「食物アレルギー対応献立名」には、本実習で立てた献立名を記入する。「材料名」には、除去した食材がわかるように赤字で二重取り消し線を引く。また、代替食で対応する場合は、代替した食材がわかるように赤字で記入する。「調理方法の概略」には、調理工程の変更点がわかるように赤字で修正する。変更がない場合は、その点も記載する。

表4－4　食物アレルギーに対応した保育所給食の献立表記入例（「幼児期栄養ケア実習ワークシート7」）

	常食献立名	食物アレルギー対応献立名	材料名	分量（g） 1人分	分量（g） 班の人数分	調理方法の概略
昼食	（主食、主菜）三色ご飯	（主食、主菜）**かぼちゃ卵風三色ご飯**	めし（水稲、精白米） 鶏ひき肉（生） こいくちしょうゆ 上白糖 調合油 鶏卵 **木綿豆腐** **西洋かぼちゃ（果実、生）** ほうれんそう（葉、生） 食塩	40 15 2 1 1 ~~15~~ **15** **10** 15 0.2		**かぼちゃ卵風三色ご飯** ①鶏ひき肉は油で炒めて、しょうゆと砂糖で味付けする。 ~~②卵は茹でて、つぶす。~~ ②**かぼちゃはゆでてすりつぶし、炒めた豆腐と合わせていり卵風にする。** ③ほうれんそうは塩少々を入れてゆで、小さく切る。 ④炊いたごはんに①②③を盛り付ける。
	（汁物）オニオンスープ	（汁物）オニオンスープ*（常食と同じ）*	たまねぎ（りん茎、生） マッシュルーム（生） スイートコーン（缶詰、ホールカーネルスタイル） 固形コンソメ 水	20 5 4 1 100		オニオンスープ*（常食と同じ）* ①たまねぎとマッシュルームは薄くスライスする。 ②コンソメスープに①を加えて煮て、コーンを加える。

（注記）「鶏卵」の行：除去した食材／「木綿豆腐」「西洋かぼちゃ」の行：代替した食材／調理方法欄：調理工程の変更点／「オニオンスープ（常食と同じ）」：変更がない場合

2──食物アレルギー児の栄養ケアの課題

①食物アレルギーの原因となる食品は、鶏卵、乳および乳製品、小麦、木の実（特にくるみ）、そば、ピーナッツ、えび、かに、大豆、野菜、果物など多岐にわたる。特に幼児期には、鶏卵、乳、小麦のアレルギーが多くみられる。また、そばやピーナッツは、アナフィラキシーを起こしやすく、症状が重篤になる傾向があると考えられているため十分に注意する。

②食物アレルギー対応を行う場合、原因となる食品を除去する除去食が基本となる。鶏卵は、調味料や加工食品にも含まれている場合があるため、使用する食品の原材料を確認する。保育所給食の場合は安全性の確保を最優先とするため、完全除去か解除で対応することが勧められている。十分に体制が整っていて個別の対応が可能であればきめ細かい対応を行う。

③原因食品の除去による栄養不足が、幼児の成長に影響することがある。したがって、その対応策として、別の食品で栄養を補う代替食の利用を検討する。食物アレルギー対応食の献立を立てる際には、除去する食品と代替する食品を熟知しておく必要がある。表4－5に一例を示す。除去対応を行った場合、鶏卵ではたんぱく質不足、牛乳ではカルシウム不足が想定されるため、適切な代替食対応が必要である。

④代替食を提供する際には、幼児は、他の子どもの給食と外観が異ならないものを望む傾向にあるので、料理の外観にも留意することが望ましい。ただし、外観により

表4-5 食物アレルギーの除去食品と代替食品の例

アレルギー	除去食品	代替食品
鶏卵	生卵、鶏卵料理、うずら卵	魚介類、肉、大豆製品
	マヨネーズ	アレルギー用マヨネーズ
	練り製品（かまぼこ、はんぺんなど）、つなぎ類（ハム、ソーセージ、ハンバーグなど）	卵不使用の製品。つなぎには、レンコンやいも、片栗粉を使用する。
	洋菓子類（クッキー、ケーキ、アイスクリーム）	ゼラチンや寒天、でんぷんで代用する。ケーキなどは重曹やベーキングパウダーで膨らませる。
	中華麺、パン、パスタ	卵不使用の製品
乳および乳製品	牛乳、一般の調製粉乳、生クリーム、練乳	アレルギー用調製粉乳、ココナッツミルク
	バター、チーズ ヨーグルト、アイスクリーム、チョコレート	菜種マーガリン、アレルギー用マーガリン、綿実ショートニング 果汁シャーベット、アレルギー用チョコレート
	つなぎにカゼイン含有食品：ハム、ソーセージなど シチュー、グラタン、ケーキ、乳酸菌飲料	ルウはすりおろしたイモ、アレルギー用マーガリンと小麦粉や米粉、でんぷんで手作りする。または、市販のアレルギー用ルウを使用する。
	洋菓子の一部	豆乳やココナッツミルク、アレルギー用調製粉乳
小麦	パン、パン粉 麺、パスタ、麩、餃子、春巻き、ワンタン	ご飯、もち、米パン、あわめん、きびめん、ひえめん、ビーフン
	天ぷら、フライの衣 ケーキ、ドーナッツ、焼き菓子 練り製品のつなぎ	上新粉、ホワイトソルガム、雑穀粉、ひえ粉、あわ粉、きび粉、キヌア粉、タピオカ粉、片栗粉

区別がつかず誤食するリスクがあることにも注意する。

⑤除去や代替をしなくてよい常食献立を考えることも必要である。鶏卵アレルギーに対応したマヨネーズ風調味料などもあるため、これらのアレルギー対応食品を常食献立に活用してもよい。

3 ── コンタミネーション、誤食への留意点

　実際の現場では、調理時や配膳時でのコンタミネーションや誤食にも留意しなければならないため、常食から食物アレルギー対応食へ展開する際、調理工程が煩雑とならないような献立にすることが望ましい。献立の展開が多くならないように、アレルギー食材不使用の調味料や食品などを活用するのもよい。

　コンタミネーションとは、調理の際などにアレルゲンとなる食品が混入してしまうことである。例えば、小麦アレルギー対応食を作成している際に、となりでフライの衣をはたき、風で舞ったフライの衣が混入してしまうことなどがあげられる。食物アレルギーは、極微量のアレルゲンによっても発症することがあるため、コンタミネーションが起こらないように、厨房内では作業工程や作業導線に十分注意し、使用する調理器具は専用のものを用いるか、十分に洗浄することが大切である。

　また、誤食は、配膳ミスなどの人的エラーが原因であることが多い。調理場だけでなく、保育士などの職員とも連携し、誤配膳がないように注意する。

第5章 学童期の栄養ケア・マネジメント実習

1　学童期の基本事項

1 ── 学童期の特性

　学童期は、6〜11歳（小学校1〜6年生）までの期間をいう。学童期前半は、身長・体重の増加は穏やかに推移するが、後半は急速に増加する第二発育急進期（思春期スパート）を迎える。身長・体重の年間発育量のピークは、女子で9〜11歳頃、男子で11〜14歳頃で女子のほうが男子より2年ほど早い（第1部図2－3）。また、学童期後半では第二次性徴が発現し、生殖機能の発達がみられる。

○ p.27

2 ── 学童期のアセスメント

❶臨床診査

　学童期は栄養要求量の増大に対し、たんぱく質やビタミン、ミネラルが不足する。貧血などの潜在性欠乏症の把握のため、不規則な生活習慣による欠食の有無や、食欲不振の有無を調べる。また、運動など身体活動量も把握し、肥満ややせ、小児メタボリックシンドロームの有無を調べる。

❷臨床検査

　小児メタボリックシンドロームの早期発見・早期予防のため、ウエスト周囲径、中性脂肪、HDL-コレステロール、空腹時血糖値、血圧などを測定する。成長に伴う鉄需要が増加するため、貧血の診断にヘモグロビンやヘマトクリットを測定する。

❸身体計測

　身体発育の評価指標には、体格指数としてローレル指数や身体発育曲線を用いる。ただしローレル指数を用いる場合は、身長による変動が大きいことに留意する。身体

発育曲線を用いる場合は、体重や身長の変化が成長曲線のカーブに沿っているか、あるいは成長曲線から大きく外れていないかを経時的に観察する。

また、文部科学省の学校保健統計では、性別・年齢別・身長別標準体重を用いて肥満およびやせ傾向が判定できる。

3 ── 学童期の食事摂取基準

❶年齢区分
学童期の食事摂取基準は、小学校低学年（6～7歳）、中学年（8～9歳）、高学年（10～11歳）の3つに区分されている。

❷策定の要点
学童期の食事摂取基準を策定するのに正確なデータは少ない。十分なデータが存在しない場合は、成人と同様の考え方で外挿法を用いて成人の値から策定されたものが多い。耐容上限量についてはデータが乏しく算定できないものが多いが、多量に摂取した際、健康障害が生じないことを保証するものではないことに留意する。

エネルギー

食事摂取基準において、エネルギーは「エネルギー収支バランス」の維持を示す指標として、BMIが採用された。しかし目標とするBMIは成人に限られ、小児には使えない。そこで学童期におけるエネルギー摂取量の過不足のアセスメントには、身体発育曲線を用いることとした。体重や身長を計測し、成長曲線のカーブに沿っているか、成長曲線から大きく外れていないかなど、成長の経過を縦断的に観察する。

推定エネルギー必要量は、身体活動に必要なエネルギーに加えて、組織合成に要するエネルギーと、組織増加分のエネルギー（エネルギー蓄積量）を加算する必要がある。よって学童期の推定エネルギー必要量（kcal/日）は、式5-1で算出される。

式5-1

推定エネルギー必要量（kcal/日）
＝基礎代謝量（kcal/日）×身体活動レベル＋エネルギー蓄積量（kcal/日）

栄養素

たんぱく質は、小児の研究データをもとに求められたたんぱく質維持必要量と、成長に伴い蓄積されるたんぱく質蓄積量から要因加算法で算出された。

学童期は、骨や歯の成長が著しく、年齢とともにカルシウムの1日当たりの蓄積量は増加する。また、成長に伴い鉄需要も高まる。特に10歳女子からは月経血による鉄損失を伴うため必要量が増すことに留意する。カルシウム、鉄も要因加算法で算出さ

• 第5章　学童期の栄養ケア・マネジメント実習 •

れた。

　小児期の食習慣が成人後の循環器疾患の発症やその危険因子に影響を与えている可能性があることから、エネルギー産生栄養素バランス、飽和脂肪酸、食物繊維、ナトリウム、カリウムについて目標量が設定された。

4 ── 学童期の食生活の特徴

●食生活環境の変化

　2006（平成18）年の第一次食育推進基本計画策定から、子どもの朝食欠食をゼロにするという目標が掲げられてきた。しかし、2024（令和6）年に文部科学省が実施した「全国学力・学習状況調査」によると、朝食を「毎日食べる」は83.4%、「どちらかといえば食べる」が10.3%、「あまり食べていない」が4.6%、「まったく食べていない」が1.7%で、朝食を毎日食べる習慣が身についていない小学生が15%以上という結果であった（図5-1）。朝食欠食の原因には、就寝時間の遅延や夜食の摂取、朝食が準備されていないといったことがあげられる。この調査ではさらに、朝食の摂取状況と学力の調査も報告されており、毎日朝食を食べている児童ほど、学力調査の平均正答率が高いことが示されている（図5-2）。

　将来の正しい食習慣の確立のため、学童期に食生活の管理能力を身につけることは不可欠である。学童期になると塾通いを始めるようになったり、戸外での遊びが減ったり、子どもの生活リズムや身体活動量の変化に加え、保護者の就労状況も関係し、家族の食生活スタイルが変化してくる時期である。家族との共食の機会が減り「孤食」や、食の選択肢も増えて「個食」といった問題も出てくるようになる。

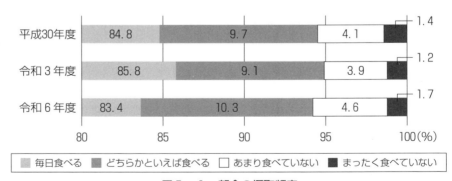

図5-1　朝食の摂取頻度

注）小学6年生が対象の調査である。
出所）文部科学省「令和6年度全国学力・学習状況調査報告書」をもとに作成

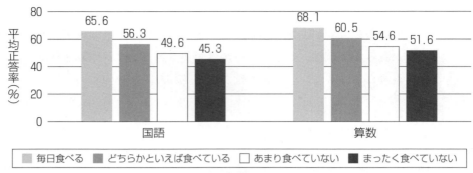

図5−2　朝食摂取頻度と学力の関連
出所）文部科学省「平成31（令和元）年度全国学力・学習状況調査報告書」をもとに作成

5 ── 学童期の栄養の特徴

❶身体状況の変化

　この時期は身体活動が活発で、特に学童期後半は成長が加速し身体状況の個人差が大きくなる。そのことを考慮しながら栄養補給を行うことが重要である。第二発育急進期（思春期スパート）に対応するため筋肉や血液量増大に必要なたんぱく質や鉄、骨や歯の発達に必要なカルシウムなどの必要量は成人より多い。

❷小児メタボリックシンドローム

　学校保健統計では、肥満傾向児の出現率は年齢とともに増加し、男女とも10〜12歳でピークに達する。学童期の肥満傾向児出現率は、高学年で女子より男子のほうが高い。学童期の肥満は増加傾向にある。学童期の肥満のほとんどは単純性肥満（原発性肥満）といって摂取エネルギーが消費エネルギーを上回っているために生じる。つまり食事や間食（お菓子・ジュース）などの過剰摂取、食事内容のバランスの悪さ、運動不足によって起こるものがほとんどである。この背景には食生活や児童を取り巻く環境の変化が影響している。

　学童期の肥満には、耐糖能異常、脂質異常、高血圧など生活習慣病を伴うものがある。また、学童期の肥満は成人期の肥満に高い確率で移行し、成人期の生活習慣病を引き起こす。よって、子どもの肥満傾向児の抽出、肥満治療は重要であり、できるだけ早いうちに始めることが重要である。

　このような肥満に伴う健康障害出現の高リスク群として、2007（平成19）年に小児メタボリックシンドロームの診断基準（第1部表2−3）が策定された。

⊃ p.19

❸学校給食の役割

　1889（明治22）年山形県の小学校で経済的困窮家庭の児童へ昼食を提供するために

始められ、その後栄養補給の視点も加わって、徐々に各地の小学校に広がった。

　近年、社会状況が変化し、家庭での食事を通しての栄養教育がなされにくい状況にある。そのため、学校給食での栄養教育が期待されている。また、現在の児童の日常の食事からの栄養摂取では不足しがちな栄養素がある。その補給に学校給食が果たす割合が大きいことも報告されている。学童期に正しい食習慣を身につけるために、学校給食は生きた教材として重要な役割を果たす。

2　学童期の栄養アセスメント実習

実習5-1　肥満傾向児の栄養アセスメント

実習目的　学童期において、過食、朝食の欠食、運動不足など子どもを取り巻く環境が原因による肥満傾向児が増加している。そこで、本実習により肥満傾向児の栄養状態を総合的に評価・判定し、肥満改善、小児メタボリックシンドローム予防策について説明する能力を養う。

> **実習課題5-1**
>
> 　肥満傾向にある児童の体格、食生活状況、その他の生活状況を把握し、評価する。小児メタボリックシンドローム予防のため、栄養状態を総合的に評価・判定する。

●対象者の特性

年齢・性別：11歳　男児
身体計測値：身長146.0 cm、体重49.0 kg
　　　　　　1か月前：身長145.5 cm、体重48.5 kg
　　　　　　3か月前：身長144.0 cm、体重47.0 kg
食生活状況：
　味の濃い食べ物、揚げ物、肉を好む。母親は、以前は魚や野菜を用意していたが、残されるのが嫌で、最近は本人が好むものだけを食卓に出している。放課後は習い事を掛け持ちしている（習字と学習塾など）ため、その間で甘いお菓子やスナック菓子、ファーストフードなどを食べることが多い。またその際の飲み物に、コーラやサイダーといった甘く炭酸の入ったジュースを飲むのが習慣化している。学習塾が終わるのは

20時過ぎのため、帰宅後夕食を一人で食べる。
その他の生活状況：
　週4日習い事があり、習い事がない日は外遊びをあまり好まず、ほぼ家で友達とテレビゲームをして遊んでいる。習い事のため、平日の就寝時間は23時を過ぎ、6時半に起床する。週末はゆっくり家族で過ごし、就寝時間は0時を過ぎ、10時頃起床し遅めの朝食をとる。

実習方法

所要時間：60分
本実習で使用するワークシート：学童期栄養アセスメントシート
実習手順フローチャート：

→ p.30

STEP1
身体計測値から、身体発育曲線（第1部図2-8）を用いてパーセンタイル値を求めて発育状況を評価する。さらに、ローレル指数と肥満度を計算し、肥満の程度を評価する。最近3か月間の身長、体重の変化を身体発育曲線を用いて評価する。

(15分)

STEP2
食生活状況、生活状況から問題点を考え、小児メタボリックシンドローム予防をふまえ評価する。

(15分)

STEP3
発育状況、肥満の程度、食生活状況、生活状況を総合的に評価し、肥満および小児メタボリックシンドローム予防のためのアドバイスを記入する。

(20分)

＊　STEP1～3の結果は、「学童期栄養アセスメント実習ワークシート」にまとめる。

ポイント&アドバイス

1――発育状況の評価

→ p.32
→ p.31

　発育状況の評価は、第1部を参照にして行う。身長、体重がおおよそ何パーセンタイル値に当たるかを確認する。肥満の程度は、ローレル指数（第1部式10）や肥満度（第1部式7）を用いて算出する。

2――食生活状況の評価

　健康日本21（第三次）において、

- 児童・生徒における肥満傾向児の減少

という目標が掲げられている。このほか、第四次食育推進基本計画などと現状を比較し、対象者の食習慣や生活習慣を評価し、問題点を明らかにする。

3──栄養状態を総合的に評価するための留意点

①対象者の特性からの総合的な評価・考察
　STEP 1 とSTEP 2 の評価結果から、
- エネルギー収支バランス
- 肥満の原因
- 成長期、特に重要な栄養素（たんぱく質、鉄、カルシウムなど）の摂取状況

について考察する。

②肥満予防のためのアドバイスについて
- 適切なエネルギー出納
- 脂肪の量と質の注意
- 糖類の適正な摂取
- ビタミン、ミネラルの十分な摂取
- 1日3回の規則正しい食事と主食、主菜、副菜が揃ったバランスのよい食事
- 夜遅くの食事や間食は控える
- 家族揃った食事（共食）を心がける

について、対象者のできる範囲を推察し、アドバイスを考える。

3　学童期の栄養ケア実習

 小学校給食

実習目的　児童の日常の摂取では不足しがちな栄養素を補給できる給食献立を作成する。さらに、多様な食品を組み合わせて、学校給食を通してわが国の食文化や望ましい食習慣を身につけることも考慮した献立内容とする。

• 第2部　ライフステージ別栄養ケア・マネジメント実習 •

実習課題5-2

学校給食摂取基準を参考に、多様な食品を適切に組み合わせて、学校給食が望ましい1食の食事のモデルとしての教材になるよう配慮した献立（完全給食）を作成する。

対象者の特性

年齢・性別：8〜9歳の児童・男女

実習方法

所要時間：1回目90分、2回目180分
実習単位：1回目は個人実習、2回目はグループ実習
本実習で使用するワークシート：学童期栄養ケア実習ワークシート1〜4、栄養ケア実習標準ワークシート4
実習手順フローチャート：

【1回目】

STEP1
8〜9歳男女の学校給食基準*1を「学童期栄養ケア実習ワークシート1」に記入する。

(10分)

STEP2
給食献立を作成する。給食は完全給食とし、学校給食基準と食品構成表*2を参考にして献立を作成する*3。

(30分)

STEP3
献立作成の結果を、「学童期栄養ケア実習ワークシート2」（献立表）と「学童期栄養ケア実習ワークシート1」（作成した給食献立の栄養価）に記入する。

(10分)

STEP4
作成した献立のうち、各班で1食分を選んで、調理に必要な材料を「標準ワークシート4」（材料発注表）に記入する。（班員数プラス1食分）

(30分　実習5-3へ)

【2回目】

STEP1
献立作成者は班員に調理方法の手順やポイントを説明後、選んだ給食の調理を行う。（班員数プラス1食分）

(60分)

• 第5章　学童期の栄養ケア・マネジメント実習 •

STEP2
調理結果の写真撮影を行った後、外観を評価する。

(30分)

STEP3
選ばれた献立作成者が実習5-3で作成した給食前5分間指導を発表する。

(60分)

STEP4
実習結果と評価・考察を「学童期栄養ケア実習ワークシート3、4」にまとめる。

(30分)

→ pp.264-265
* 1　学校給食摂取基準は、「児童又は生徒一人一回当たりの学校給食摂取基準」（資料10）を用いる。
* 2　食品構成表は、「学校給食の標準食品構成表」（資料9）を用いる。
* 3　献立計算で算出する栄養素等の種類は、エネルギー、たんぱく質、脂質、ビタミンA、ビタミンB_1、ビタミンB_2、ビタミンC、カルシウム、マグネシウム、鉄、食塩相当量、食物繊維、亜鉛の13項目とする。

ポイント&アドバイス

1――学校給食実施基準

学校給食法第2条では、学校給食の目標について「適切な栄養の摂取による健康の保持増進を図ること」「日常生活における食事について正しい理解を深め、健全な食生活を営むことができる判断力を培い、及び望ましい食習慣を養うこと」とされており、目標の達成には栄養管理が重要である。学校給食の栄養管理は、学校給食法第8条に定める学校給食実施基準（令和3年2月12日一部改正）に基づいて行われている。

家庭における食生活の変化をふまえ、1回の給食におけるエネルギーの摂取量、たんぱく質や脂質の摂取範囲、マグネシウム、ナトリウム、ビタミンA、食物繊維などについて基準値が示されている。

2――学校給食の種類

学校給食は学校給食法施行規則により3種類に分類される（表5-1）。

表5-1　学校給食の種類

完全給食	給食内容が、パンまたは米飯（これらに準ずる小麦粉食品、米加工食品その他の食品を含む。）ミルク及びおかずである給食をいう。
補食給食	完全給食以外の給食で、給食内容が、ミルク及びおかずである給食をいう。
ミルク給食	給食内容がミルクのみである給食をいう。

3 ── 学校給食の実施方式

学校給食の実施形態は、主に4つの方式がある（表5－2）。

表5－2　学校給食の実施形態

自校方式	各学校に調理施設を設け、自校の給食を調理する方式。単独調理場方式ともいう。
親子方式	調理施設を持つ自校方式の学校が、調理施設を持たない学校の給食も調理して提供する方式。調理施設を持つ学校が「親」で、給食の提供を受ける学校が「子」という。
センター方式	複数校の学校給食を一括して調理し、各学校に配送する方式。食器の回収、洗浄、保管も一括して行う。共同調理場方式ともいう。
デリバリー方式	民間業者が民間業者の調理施設で給食を調理し、各校に配送する方式。民間調理場方式または民間調理場活用方式ともいう。

実習 5－3　給食前の時間を使った「食に関する指導」

実習目的　給食時間の指導の充実を目指して喫食前の5分間指導案を作成し、給食を「生きた教材」として利用することで、ポイントを絞った指導を行う。

――― 実習課題5－3 ―――

実習5－2で作成した学校給食を「生きた教材」として、ポイントを絞った喫食前5分間指導を行う指導案を作成する。

● 対象者の特性

年齢・性別：小学校3年生

● 実習方法

所要時間：50分
本実習で使用するワークシート：学童期栄養ケア実習ワークシート5

実習手順フローチャート：

STEP1
実習5－2で作成した学校給食献立を「生きた教材」とし、「学童期ワークシート5」にポイントを絞った喫食前5分間指導案を作成する。必要な媒体があれば作成する。

（50分）

STEP2
実習5－2の2回目の調理実習結果・考察を合わせてワークシートをレポートとして提出する。

（時間外）

ポイント&アドバイス

1──食に関する指導の手引き

文部科学省は2019（平成31）年4月、「食に関する指導の手引き―第二次改訂版」を公表した。そこには、①食に関する資質・能力を踏まえた指導の目標（表5－3）の明示、②「食に関する指導に係る全体計画」の作成の必要性と手順・内容、③食に関する指導の内容の三体系と栄養教諭の役割、④食育の評価に対する評価の充実などが示された。①では、「学校における食育の推進」を従来以上に明確に位置付け、小・中学校の各教科で、食に関しての学びを適切に実施できるようにした。さらに、家庭や地域との連携の重要性も盛り込まれた。④では、各学校で食育について成果指標と活動指標の両方を設定し、総合的に評価する必要性を示した。成果評価については、児童生徒の「肥満度などの健康診断結果の変化」「体力向上」「生活習慣の改善」「意識の変化」を、活動指標については学校全体の「食育指導実施率」「食育指導の継続率」「食育に関する研修回数」などについて取り上げた。

表5－3　食に関する指導の目標

①　食事の重要性、食事の喜び、楽しさを理解する。【食事の重要性】
②　心身の成長や健康の保持増進の上で望ましい栄養や食事のとり方を理解し、自ら管理していく能力を身に付ける。【心身の健康】
③　正しい知識・情報に基づいて、食品の品質及び安全性等について自ら判断できる能力を身に付ける。【食品を選択する能力】
④　食べ物を大事にし、食料の生産等に関わる人々へ感謝する心をもつ。【感謝の心】
⑤　食事のマナーや食事を通じた人間関係形成能力を身に付ける。【社会性】
⑥　各地域の産物、食文化や食に関わる歴史等を理解し、尊重する心をもつ。【食文化】

出所）文部科学省「食に関する指導の手引き―第二次改訂版」平成31年4月

2──学校給食における食物アレルギーについて

2015（平成27）年3月、文部科学省から「学校給食における食物アレルギー対応指

針」が示された。この指針は、学校における食物アレルギー事故防止の徹底を図るため、各学校設置者（教育委員会等）、学校及び調理場において、食物アレルギー対応に関する具体的な方針やマニュアル等を作成する際の参考となるよう、示されたものである。

　目標として「アレルギーを有する児童生徒においても、給食時間を安全に、かつ楽しんで過ごすことができる」が掲げられ、原則として

①食物アレルギーを有する児童生徒にも、給食を提供する。そのためにも安全性を最優先とする。

②食物アレルギー対応委員会等により組織的に行う。

③「学校のアレルギー疾患に対する取り組みガイドライン」に基づき、医師の診断による「学校生活管理指導表」の提出を必須とする。

④安全性確保のため、原因食物の完全除去対応（提供するかしないか）を原則とする。

⑤学校及び調理場の施設設備、人員等を鑑み無理な（過度に複雑な）対応は行わない。

⑥教育委員会等は食物アレルギー対応について一定の方針を示すとともに、各学校の取り組みを支援する。

と示されている。

第6章 思春期の栄養ケア・マネジメント実習

1　思春期の基本事項

1──思春期の特性

　思春期は、第二次性徴の発現から完成までの期間をさす場合が多い。日本産科婦人科学会では、その期間を8、9歳から17、18歳頃としているが、性差、個人差がある。この時期には、胎児期および乳児期に次いで急速な発育がみられる（第二発育急進期）とともに、第二次性徴が発現して顕著な身体的変化が現れる。第二次性徴に伴い、女子では性腺刺激ホルモン、卵胞ホルモンの分泌により、乳房、乳腺が発達し、陰毛、腋毛が発生し、月経が始まる（初潮）。また、皮下脂肪の沈着もみられ、女性らしい体型へと変化する。男子では、性腺刺激ホルモン、男性ホルモンの分泌により、陰茎、睾丸の発達、陰毛、腋毛、ひげの発生、射精や声変わりがみられ、筋肉が発達して男性らしい体型へと変化する。

　さらに、自我意識が強くなり、精神的に子どもからおとなへ移行する時期であり、精神的・心理的変化も著しい。自身の急激な身体状況の変化に対する不安、他人の身体的変化への関心、異性への意識が表れるようになる。また、受験や学校生活での人間関係などの変化、各種メディアによる情報など社会的影響を受けやすい。このような様々な要因が精神的・心理的な不安定さを生じさせ、食生活や健康面へも悪影響を及ぼす可能性がある。

2──思春期の栄養アセスメント

❶臨床診査

　思春期には、食生活の乱れなどから肥満が、また痩身志向などからやせが起こりやすく、身長、体重の縦断的な観察が必要である。皮膚症状や爪、毛髪、味覚などに異常がみられる場合は、慢性的な各栄養素摂取不足が考えられる。また、精神的、心理

的な変化が大きい時期であり、便秘や下痢などの消化器症状、食欲不振などをきたしやすいので、主訴を聴いて観察する。自覚症状以外に、顔色や会話の状態も評価の1つとしてとらえていく。

❷臨床検査

血圧は、小学校から高校での健康診断において、数パーセントではあるが高血圧がみられ、そのほとんどは本態性高血圧であり、肥満に合併することが多いと報告されている[1]。若年齢からの高血圧は、重篤な合併症への進展となりかねないため、適正な食習慣など血圧上昇抑制のための生活習慣を形成することが大切である。

血液生化学検査の項目のうち、総タンパク質、アルブミンは総合的な栄養状態をみる指標である。また、ヘモグロビン、ヘマトクリット、フェリチンは鉄欠乏性貧血の評価に、総コレステロール、HDLコレステロール、LDLコレステロール、中性脂肪、空腹時血糖などは脂質異常症や糖尿病など生活習慣病の評価に用いる。

尿検査の項目のうち、耐糖能異常や腎機能の程度をスクリーニングするための項目として、尿糖や尿タンパクの検査を利用する。

そのほかには、心電図や肝機能検査、基礎代謝測定などを必要に応じて栄養アセスメント項目として用いる。

❸身体計測

身体発育は個人差が大きいが、身長・体重の年間発育量のピークは女子で9～11歳、男子で11～14歳頃で、女子は男子より早い（第1部図2-3）。発育急進期であるこの時期は、体格だけでなく呼吸器・循環器系の発達も著しい。思春期は、成長のスピードは速いが個人差も大きいため、個々人の成長・発達状態を継続的に観察し、評価する必要がある。身体計測による指標には、身長、体重、体格指数（ローレル指数）、体重変化、体脂肪率、皮下脂肪厚などがあり、身体発育曲線による評価や肥満度も用いられる。これらのうち1つの指標だけで判断せず、複数の指標から総合的に評価する（第1部第2章）。

○ p.27

○ pp.22-32

3 ── 思春期の食事摂取基準

❶年齢区分

思春期は、12～14歳と15～17歳の2つの区分で食事摂取基準が設定されている。

❷策定の要点

エネルギー

エネルギーの摂取量および消費量のバランスの維持を示す指標としては、BMIの思

春期のための目標値が設定されていないので、資料1の推定エネルギー必要量（参考表）を参照する。エネルギー摂取量の過不足のアセスメントは、成長曲線を使用して成長の経過を縦断的に観察して行う。

　思春期の推定エネルギー必要量は、総エネルギー消費量とエネルギー蓄積量の和として算定された。前述の表4－1からも明らかなように、学童期から思春期にかけては成長が著しいため成長に伴うエネルギー蓄積が多い時期で、男子の15〜17歳、女子の12〜14歳の推定エネルギー必要量は、どの年齢別・性別階層よりも高い値である。

たんぱく質
　たんぱく質の推定平均必要量は、たんぱく質維持必要量と成長に伴うたんぱく質蓄積量から要因加算法によって算定された。

脂質
　脂肪エネルギー比率は、20〜30％エネルギーを目標とする。生活習慣病予防には、脂質の摂取量のみならず、その質にも注意しなければならない。飽和脂肪酸は、日本人が現在摂取している飽和脂肪酸量の中央値をもって目標量（上限）とされ、男女ともに、12〜14歳は10％エネルギー以下、15〜17歳は9％エネルギー以下とした。n－6系脂肪酸、n－3系脂肪酸は、平成30年・令和元年国民健康・栄養調査の結果における各摂取量の中央値を目安量とした。

ミネラル
　ミネラルのうち、特にカルシウムと鉄の摂取量に注意する。これらの推定平均必要量は、成長による蓄積量を考慮して要因加算法により求められた。カルシウムは、体カルシウム蓄積量、尿中排泄量、経皮的損失量の合計を吸収率で除して推定平均必要量が求められた。思春期は蓄積量が多く、男女ともに12〜14歳で最大である。また、12〜14歳におけるカルシウムのみかけの吸収率は45％と最も高く、カルシウムの推奨量は、男子1,000 mg/日、女子800 mg/日と、どの年齢層よりも高い値である。
　鉄の推定平均必要量は、基本的鉄損失、成長に伴う鉄蓄積（「ヘモグロビン中の鉄蓄積＋非貯蔵性組織鉄の増加＋貯蔵鉄の増加」）、月経血による鉄損失（月経のある女子の場合）の合計を吸収率で除して要因加算法により算出された。10〜12歳の月経ありの女子と同じく、12〜14歳の月経ありの女子は、推定平均必要量が9.0 mg/日、推奨量が12.5 mg/日で、どの年齢別・性別階層よりも高い値である。

食物繊維
　食物繊維については、小児期からの習慣的な栄養素摂取量が生活習慣病の発症に影響する可能性があることから、目標量が設定された。

4──思春期の食生活の特徴

　身体的、精神的に大きな変化がみられる時期であるため、栄養を十分にとる必要が

ある。また、適切な食生活について理解し、食習慣を形成するための重要な時期である。しかし一方で、生活習慣上の問題が生じやすい時期でもある。

❶朝食の欠食

→ p.12

朝食の欠食は、学童期以降で増加傾向にあり（第1部図1－2）、さらに20～29歳では男性27.9％、女性18.1％と年齢の上昇につれて朝食の欠食率が増加している（第1部表1－1）。塾通いや夜更かしなど生活習慣の乱れが原因と考えられるが、成長・発達が盛んな思春期において、発育への影響のみならず、集中力や持久力など学習能力の低下も招くことになる。この時期に正しい食習慣を身につけることは、生涯の健康管理において重要である。

→ p.12

❷間食、外食

思春期では生活の自立が進み、コンビニエンスストアやファーストフード店などを利用することが可能となる。簡単に嗜好にあった食べ物を入手することが可能となって、栄養バランスが偏った食生活、食習慣となりやすくなる。特に塩分や脂質の過剰摂取、野菜摂取量不足から生活習慣病のリスクを高めることになる。

❸孤食（個食）の増加

この時期には、1人で食事をする孤食や一人ひとり別メニューの食事をする個食の割合が増加してくる。共働きの家庭の増加や塾通いなどで家族各々の生活パターンのズレや第二反抗期の影響などその理由は様々であるが、孤食（個食）は、偏食や食事バランスの欠如を助長させる要因となる。また、精神的・心理的に不安定な時期であるため、家族そろっての食事は、コミュニケーションの場として有効である。

❹ダイエット

マスメディアなどの影響もあって、特に女子でやせ願望が強くなる。発育急進期である思春期において無理な減量や誤った知識は、将来の健康に影響するだけでなく、正常な妊娠・出産に対して悪影響を及ぼすおそれがある。

5──思春期の栄養の特徴

たんぱく質は身体の成長・発達に重要であり、たんぱく質摂取不足は、成長障害や貧血、骨形成などに影響を及ぼす。各栄養素の適切な摂取とともに、動物性たんぱく質（肉類や魚類）と植物性たんぱく質（豆類や穀類）のバランスに注意する。

成長・発達に各種ビタミンの適切な摂取も不可欠である。特に成長に伴うエネルギー要求量の増加に伴い、エネルギー代謝の補酵素として必要なビタミンB群（ビタ

ミンB_1、B_2、ナイアシンなど）もその必要量が増す。しかし、嗜好の偏り、外食や加工食品の摂取、ダイエットなど不規則な食生活状況でビタミン摂取不足となりやすい。ビタミンは、それぞれが重要なはたらきがある反面、安易なサプリメントの利用は、過剰症の危険性もある。正しい食習慣を形成する大切な時期であり、まずバランスのとれた食事からビタミンを摂取することを基本にする。

　カルシウムは、骨や歯の形成だけでなく、神経系にも重要な役割がある。カルシウムの多い食品の摂取と同時に、カルシウム吸収率も加味した摂取を心がける。ビタミンDは、カルシウムとリンの腸管での吸収を促進させ、骨形成に重要である。また、マグネシウム、リン、ナトリウムなどの他のミネラルとのバランスにも配慮する必要がある。

　鉄欠乏性貧血を予防するために、日常から積極的な鉄の摂取を心がける。吸収率のよいヘム鉄を多く含む魚類や肉類を取り入れ、野菜類やいも類などに含まれる非ヘム鉄は、より吸収率を高めるために良質たんぱく質やビタミンCとともに摂取する。また、造血機能に関与する銅、ビタミンB_{12}、葉酸などの摂取にも配慮することが必要である。

6 ── 思春期の病態・疾患と栄養

❶肥満とやせ

　肥満は、体内の脂肪が過剰に蓄積された状態である。思春期の肥満は、高血圧や糖尿病、脂質異常症などの生活習慣病を発症させる危険がある。食事の適正な摂取と運動・身体活動のバランスを学び、自己管理ができるようにする。一方、偏食や無理なダイエットによる思春期のやせへの問題も増加している。思春期のやせは、成長への影響や無月経、心機能障害に関係するため、早期発見と早期治療が大切である。

❷鉄欠乏性貧血

　急速な成長、月経開始、運動量の増加など鉄の需要が高まる時期であり、鉄の供給（摂取）が需要に追いつかない状況で鉄欠乏性貧血を起こす。特に女子での鉄の需要が高まるが、体格の向上や活動量の増加により男子も需要は高まる。バランスの悪い食生活や食品の偏りは、より鉄の摂取量を減少させてしまう。

❸神経性やせ症

　神経性やせ症（神経性食欲不振症／神経性無食欲症）は思春期の女子に多くみられ、思春期やせ症ともいわれる（表6−1、表6−2）。極端な体重減少と、拒食と過食を繰り返す食行動の異常が持続し、低血圧や無月経なども合併する。体型や体重への歪んだイメージ、体重増加や摂食自体への恐怖をもつため、治療には行動変化と心理的変化の両方をもたらすことが大切であり、時間をかけてアプローチしていく。

表6-1 神経性食欲不振症の診断基準

1. 標準体重の－20％以上のやせ
2. 食行動の異常（不食、大食、隠れ食いなど）
3. 体重や体型についての歪んだ認識
   （体重増加に対する極端な恐怖など）
4. 発症年齢：30歳以下
5. （女性ならば）無月経
6. やせの原因と考えられる器質性疾患がない

注）1、2、3、5は既往歴を含む（現在はそうでなくても、かつてあれば基準を満たすとする）。6項目すべてを満たさないものは、疑診例として経過観察する。

出所）厚生労働省特定疾患・神経性食欲不振症調査研究班　1989年

表6-2 神経性やせ症の診断基準（アメリカ精神医学会DSM-5）

A．必要量と比べてカロリー摂取を制限し、年齢、性別、成長曲線、身体的健康状態に対する有意に低い体重に至る。有意に低い体重とは、正常の下限を下回る体重で、子どもまたは青年の場合は、期待されている最低体重を下回ると定義される。 B．有意に低い体重であるにもかかわらず、体重増加または肥満になることに対する強い恐怖、または体重増加を妨げる持続した行動がある。 C．自分の体重または体型の体験の仕方における障害、自己評価に対する体重や体型の不相応な影響、または現在の低体重の深刻さに対する認識の持続的欠如。
いずれかを特定せよ 摂食制限型：過去3ヵ月間、過食または排出行動（つまり、自己誘発的嘔吐、または緩下剤・利尿薬、または浣腸の乱用）の反復的なエピソードがないこと。この下位分類では、主にダイエット、断食、および／または過剰な運動によってもたらされる体重減少についての病態を記載している。 過食・排出型：過去3ヵ月間、過食または排出行動（つまり、自己誘発的嘔吐、または緩下剤・利尿薬、または浣腸の乱用）の反復的なエピソードがあること。
該当すれば特定せよ 部分寛解：かつて神経性やせ症の診断基準をすべて満たしたことがあり、現在は基準A（低体重）については一定期間満たしていないが、基準B（体重増加または肥満　になることへの強い恐怖、または体重増加を回避する行動）と基準C（体重および体型に関する自己認識の障害）のいずれかは満たしている。 完全寛解：かつて神経性やせ症の診断基準をすべて満たしていたが、現在は一定期間診断基準を満たしていない。
現在の重症度を特定せよ 重症度の最低限の値は、成人の場合、現在の体格指数（BMI：Body mass index）に、子どもおよび成人の場合、BMIパーセント値に基づいている。下に示した各範囲は、世界保健機関の成人のやせの分類による。子どもと青年については、それぞれに対応したBMIパーセント値を使用するべきである。重症度は、臨床症状、能力低下の程度、および管理の必要性によって上がることもある。 　軽度：BMI≧17 kg/m² 　中等度：BMI16～16.99 kg/m² 　重度：BMI15～15.99 kg/m² 　最重度：BMI＜15 kg/m²

出所）高橋三郎ほか監訳・日本語版用語監修日本精神神経学会『DSM-5精神疾患の診断・統計マニュアル』医学書院　2014年　pp.332-333をもとに作成

❹起立性調節障害

　起立性調節障害とは、思春期に多くみられ、主にめまいや立ちくらみ、動悸などの症状を訴える症候群である。診断には、他の疾患が関係していないかを確認する。

2　思春期の栄養アセスメント実習

思春期男性の生活習慣病予防のための栄養アセスメント

実習目的　思春期には食べ物を自分で選択する機会が多くなり、心身ともに急速に成長する時期でありながら、不規則な食生活や偏った栄養摂取が成長や健康の妨げになりやすい。さらには、脂質異常症や肥満、高血圧などの生活習慣病につながっていく。そこで本実習により、思春期から生活習慣病の予防につながる適正な食習慣を身につけるために、各測定項目から栄養状態を総合的に評価・判定し、食生活の改善方法について説明する能力を養う。

実習課題6－1

　思春期の男性に対して、適正な食生活と食習慣の確立による生活習慣病の予防を支援するために、身体計測値、臨床検査値、食事内容、食生活等の状況から栄養状態を総合的に評価・判定する。なお、本実習終了後、同一対象者についての栄養ケア実習（実習6－3）に進んでもよい。

◯　対象者の特性

年齢・性別：17歳男子

家族構成：両親（共働き）と3人暮らし

身体計測値：身長170.0 cm、体重69.5 kg、体脂肪率25.0％

身体活動レベル：ふつう

臨床検査値：収縮期血圧135 mmHg、拡張期血圧80 mmHg、赤血球数$523 \times 10^4/\mu L$、ヘモグロビン16.5 g/dL、ヘマトクリット42.0％、空腹時血糖96 mg/dL、総タンパク質7.8 g/dL、アルブミン4.5 g/dL、中性脂肪160 mg/dL、総コレステロール220 mg/dL、HDLコレステロール68 mg/dL、LDLコレステロール120 mg/dL、尿糖（－）、尿タンパク（－）

食事内容：

　不連続の2日間について食事調査を行った。結果は、表6－3の通りである。

食生活等の状況：

　受験生であるため、下校後はそのまま塾通いの生活である。塾へ向かう途中で、コンビニエンスストアやファーストフード店で空腹を満たしている。夕食は20時頃となり、炒めものや揚げ物が中心である。就寝時間は遅く、それまでに菓子類をつまんで

いる。朝は起きることができないため、朝食は菓子パン1個もしくは欠食となることが多い。昼食は、学生食堂でめん類や丼ものを注文する。魚類や野菜類は苦手である。運動量は少なく、通学時に10分程度歩く程度で、特にスポーツはしていない。

表6-3 食事調査結果

【1日目】

	料理名	食品名	量(g)
朝食	パン	クリームパン	80
昼食（学食）	親子丼	めし（水稲、精白米）	230
		若鶏もも（皮つき、生）	50
		鶏卵（全卵）	60
		たまねぎ（りん茎、生）	50
		かつお・昆布だし	70
		糸みつば（葉、生）	5
		上白糖	8
		うすくちしょうゆ	18
		清酒・普通酒	6
間食（コンビニ）	ミックスサンド	食パン	60
		きゅうり（果実、生）	40
		ロースハム	30
		有塩バター	10
		からし（練りマスタード）	3
		レタス（水耕栽培、結球葉、生）	10
		トマト（果実、生）	20
		食塩	0.2
	コーラ	コーラ	500
夕食	ご飯	めし（水稲、精白米）	230
	豚肉とキャベツの炒めもの	豚ばら（脂身つき、生）	50
		キャベツ（結球葉、生）	50
		しいたけ（生）	15
		青ピーマン（果実、生）	15
		にんじん（根、皮むき、生）	10
		にんにく（りん茎、生）	2
		しょうが（根茎、生）	3
		米みそ（淡色辛みそ）	6
		こいくちしょうゆ	3
		上白糖	1.5
		かたくり粉（じゃがいもでん粉）	2
	卵焼き	鶏卵（全卵）	50
		食塩	0.5
		こいくちしょうゆ	1
		上白糖	5
		調合油	2
間食	ビスケット	ソフトビスケット（6枚）	60
	オレンジジュース	オレンジ・バレンシア（30%果汁入り飲料）	200

【2日目】

	料理名	食品名	量(g)
朝食	パン	ぶどうパン（2個）	80
昼食（学食）	ミートソーススパゲッティ	マカロニ・スパゲティ（乾）	80
		牛ひき肉（生）	40
		たまねぎ（りん茎、生）	60
		にんじん（根、皮むき、生）	15
		小麦粉（薄力粉1等）	4
		トマト加工品（ピューレー）	50
		ぶどう酒（赤）	10
		トマト加工品（ケチャップ）	20
		ナチュラルチーズ（パルメザン）	6
		食塩	1
	コーンスープ	スイートコーン（缶詰、クリームスタイル）	20
		たまねぎ（りん茎、生）	10
		グリンピース（冷凍）	5
		かたくり粉（じゃがいもでん粉）	1
		固形ブイヨン	2
		水	150
		こしょう（混合）	少々
間食（ファーストフード店）	チーズバーガー（1個）	コッペパン	90
		プロセスチーズ	20
		たまねぎ（りん茎、生）	5
		ハンバーグ（冷凍）	60
		きゅうり（果実、生）	5
		トマト加工品（ケチャップ）	10
	フライドポテト（Lサイズ）	じゃがいも（塊茎、皮なし、フライドポテト、市販冷凍食品）	120
		食塩	1
	コーラ	コーラ	300
夕食	ご飯	めし（水稲、精白米）	230
	鶏肉の唐揚げ	鶏もも（皮つき、生）	80
		しょうが（根茎、生）	2
		こいくちしょうゆ	7
		鶏卵（全卵）	6
		かたくり粉（じゃがいもでん粉）	4
		小麦粉（薄力粉1等）	4
		調合油	9
		レモン（全果）	10
	マカロニサラダ	マカロニ・スパゲティ（乾）	20
		きゅうり（果実、生）	25
		にんじん（根、皮むき、生）	10
		たまねぎ（りん茎、生）	20
		食塩	0.5
		マヨネーズ（全卵型）	15
		こしょう（混合）	少々
		キャベツ（結球葉、生）	20
間食	ドーナツ	ケーキドーナッツ（2個）	110
	オレンジジュース	オレンジ・バレンシア（30%果汁入り飲料）	200

• 第6章　思春期の栄養ケア・マネジメント実習 •

実習方法

所要時間：145分（レポートまたは発表資料の作成時間および発表時間を除く）

本実習で使用するワークシート：

　思春期栄養アセスメント実習ワークシート1

　栄養素等摂取量の評価ワークシート

実習手順フローチャート：

○ p.18

STEP1
身体計測値を身体発育曲線と比較し、さらに、体脂肪率、肥満度、体格指数とあわせて体格を評価する[*1]。

（10分）

STEP2
臨床検査値を基準値（第1部表2-1）と比較して評価する。さらに、身体計測値とあわせて健康状態を総合的に評価する。

（20分）

STEP3
食事内容から栄養計算ソフトなどで栄養素等摂取量を求めて2日間の平均値を算出し、対象者の摂取量とする。その結果を「栄養素等摂取量の評価ワークシート」に記入する[*2]。

（30分）

STEP4
栄養素について「用いる指標」と対象者の食事摂取基準値を設定し、「栄養素等摂取量の評価ワークシート」に記入する。

（10分）

STEP5
対象者のエネルギー摂取量の過不足を、身体発育曲線を指標として評価する[*3]。

（10分）

STEP6
「栄養素等摂取量の評価ワークシート」をもとに、対象者の食事摂取基準値を参考にして栄養素摂取量を評価する。

（30分）

STEP7
食生活等の状況から問題点を考える。特に、生活習慣病予防の点から評価する。

（15分）

STEP8
健康状態、栄養素等摂取状況、食生活状況、その他の生活状況を総合的に考察して評価する。さらに、食生活改善のためのアドバイスを考える。

（20分）

STEP9
実習結果と評価・考察を発表する。あるいはワークシートをレポートとして提出する。

*1　STEP1、2、5～8の結果は、「思春期栄養アセスメント実習ワークシート1」にまとめる。

*2　食事内容から摂取量を算出する栄養素等の種類は、エネルギー、たんぱく質、脂質、炭水化物、飽和脂肪酸、n-6系脂肪酸、n-3系脂肪酸、ビタミンA、ビタミンD、ビタミンE、ビタミンB_1、ビタミンB_2、ビタミンC、カルシウム、鉄、食塩相当量の16項目とする。なお、必要と思われる栄養素を追加、あるいは削除してもよい。

*3　成人のエネルギー摂取量の栄養アセスメントにはBMIを使用するが、思春期の場合は、身体発育曲線を用いるなど成長の状況にあった方法で行う。

ポイント&アドバイス

1 ── 健康状態の評価

pp.22-32　身体計測値の評価は、第1部第2章を参照して行う。身体発育曲線からの評価では、「図2－8　学童期・思春期の身体発育曲線」を用いて、身長、体重がそれぞれおおよそ何パーセンタイル値にあたるかを調べる。肥満度は、式8により身長別標準体重を求め、それを用いて式7により算出する。体格指数としては、ローレル指数を用いて評価する。

臨床検査値の評価では、基準値と比べて正常範囲にあるかどうかを調べるとともに、異常値や基準値の上限または下限値との比較により、現在の健康状態の評価を行う。特にメタボリックシンドローム、脂質異常症、高血圧、高血糖などに注意して評価する。なお、成人の基準値を使用する（第1部第2章）。

pp.18-21

2 ── 栄養素等摂取量の評価

エネルギー摂取量と栄養素摂取量を評価する。①エネルギー摂取量の評価では、身体発育曲線と現在の体格を比較して、エネルギー摂取量の過不足がないかを評価する。②栄養素摂取量の評価では、食事摂取基準を参考にして各栄養素の摂取量に過剰および不足の可能性がないかを検討する。

評価の視点には、次の2点がある。第1に、対象者は身長、体重の伸びが盛んな成長期であるため、身体の発育に必要な栄養素が欠乏していないかを評価する。特に、たんぱく質、ビタミン、ミネラルが不足していないかを調べる。また、対象者は生活習慣の乱れから肥満やメタボリックシンドロームを起こしやすい時期でもある。そこで第2に、これらの疾患を予防するためにエネルギー摂取量が過剰であるかどうかを評価し、生活習慣病予防のために注意が必要な栄養素について摂取量が適切であるかを検討する。

3 ── 栄養状態を総合的に評価するための留意点

まず、現在の食生活等の状況から問題点をあげる。特に、肉類、油脂類、魚類、野菜類などの摂取状況、菓子類、清涼飲料の利用状況、外食などについて考察する。身体活動状況についても考察する。

次いで、それらが上記の健康状態や栄養素等摂取量の問題点とどのように関係しているのかについて考察する。

さらに、食生活等の状況から明らかになった問題点を改善するために、食事内容、

思春期女性の鉄欠乏性貧血予防のための栄養アセスメント

実習目的　思春期の特に女性には、鉄欠乏性貧血が多くみられる。食事からの鉄の摂取不足だけでなく、ダイエットによる食事摂取量の制限や嗜好の偏りによる他の栄養素の不足も原因と考えられる。そこで本実習により、思春期の女性の鉄欠乏性貧血を予防するために各測定項目から栄養状態を総合的に評価・判定し、食生活の改善方法について説明する能力を養う。

実習課題6－2

思春期女性の鉄欠乏性貧血を予防するために、身体計測値、臨床検査値、食事内容、食生活状況から栄養状態を総合的に評価・判定する。

対象者の特性

年齢・性別：15歳女子（月経あり）

家族構成：両親（共働き）と姉の4人暮らし

身体計測値：身長158.0 cm、現体重48.5 kg、3か月前体重49.5 kg、体脂肪率18.0％

臨床診査：便秘（＋）、倦怠感（＋）

臨床検査値：収縮期血圧102 mmHg、拡張期血圧60 mmHg、赤血球数375×10^4/μL、ヘモグロビン11.5 g/dL、ヘマトクリット35.0％、空腹時血糖92 mg/dL、総タンパク質7.5 g/dL、アルブミン4.0 g/dL、中性脂肪50 mg/dL、総コレステロール160 mg/dL、HDLコレステロール60 mg/dL、LDLコレステロール90 mg/dL、尿糖（－）、尿タンパク（－）

食事内容：

不連続の2日間について食事調査を行った。結果は、表6－4の通りである。

食生活状況：

友人とともにダイエットを始める。母親は毎日のようにダイエットをやめるように促し、欠食がないように注意をしているが、対象者は毎食ごはんを約半分残し、おかずが炒め物や揚げ物の場合は、半分以上残す生活をしている。空腹感は、低カロリーのインスタント食品やダイエット飲料、ゼリーを食べて満たしている。

身体活動レベル：ふつう

表6-4 食事調査結果

【1日目】

	料理名	食品名	量(g)
朝食	パン	ロールパン（1個）	30
	ほうれんそうサラダ	ほうれんそう（通年、葉、生）	50
		にんじん（根、皮むき、生）	10
		鶏卵（全卵、ゆで）	30
		フレンチドレッシング	14
	紅茶	紅茶（浸出液）	180
		レモン（果汁）	10
昼食（弁当）	ご飯	めし（水稲、精白米）	100
	さばの塩焼き	まさば（生）	40
		食塩	0.5
		ブロッコリー（花序、ゆで）	50
		ミニトマト（果実、生）	8
		マヨネーズ（全卵型）	5
	きんぴらごぼう	ごぼう（根、生）	35
		にんじん（根、皮むき、生）	15
		鶏ひき肉（生）	15
		調合油	4
		こいくちしょうゆ	4
		本みりん	3
		とうがらし（果実、乾）	少々
	デザート	バレンシアオレンジ(砂じょう、生)	60
夕食	ご飯	めし（水稲、精白米）	100
	鶏肉の照り焼き	若鶏もも（皮つき、生）	40
		こいくちしょうゆ	3
		本みりん	2
		清酒・普通酒	2
		上白糖	1
		サラダ菜（葉、生）	3
		調合油	1
	冷やっこ	絹ごし豆腐	50
		葉ねぎ	1
		しょうが（根茎、生）	1.5
		こいくちしょうゆ	2
	青菜のからし和え	小松菜（葉、生）	50
		こいくちしょうゆ	4
		上白糖	2
		からし（練りマスタード）	1

【2日目】

	料理名	食品名	量(g)
朝食	パン	ロールパン（1個）	30
	紅茶	紅茶（浸出液）	180
		レモン（果汁）	10
昼食	ご飯	めし（水稲、精白米）	100
	ハンバーグ	牛ひき肉（生）	40
		たまねぎ（りん茎、生）	15
		パン粉（生）	5
		普通牛乳	7
		鶏卵（全卵）	4
		食塩	0.5
		こしょう（混合）	少々
		ナツメグ	少々
		調合油	3
		トマト加工品（ケチャップ）	10
		キャベツ（結球葉、生）	10
		きゅうり（果実、生）	10
		ミニトマト（果実、生）	8
	青菜のごま和え	ほうれんそう（通年、葉、生）	40
		ごま（いり）	4
		こいくちしょうゆ	4
		上白糖	1
	デザート	りんご（皮むき、生）	80
夕食	焼きそば	蒸し中華めん	80
		豚かたロース（脂身つき、生）	20
		キャベツ（結球葉、生）	25
		にんじん（根、皮むき、生）	5
		しょうが（酢漬）	2
		調合油	5
		ウスターソース	12
		あおのり	少々
	なすの煮物	なす（果実、生）	50
		かつお・昆布だし	25
		こいくちしょうゆ	3
		本みりん	1
間食	ゼリー	ゼリー（カロリーゼロタイプ）	180

実習方法

所要時間：155分（レポートまたは発表資料の作成時間および発表時間を除く）

本実習で使用するワークシート：

    思春期栄養アセスメント実習ワークシート2

    栄養素等摂取量の評価ワークシート

実習手順フローチャート：

> **STEP1**
>
> 身体計測値を身体発育曲線と比較し、体脂肪率、肥満度、体格指数とあわせて体格を評価する。さらに、現在および3か月前の体格から体重の変化を調べる*1。

（10分）

• 第6章　思春期の栄養ケア・マネジメント実習

○ p.18

STEP2
臨床検査値を基準値（第1部表2-1）と比較して評価する。さらに、身体計測値とあわせて健康状態を総合的に評価する。

(20分)

STEP3
食事内容から栄養計算ソフトなどで栄養素等摂取量を求めて2日間の平均値を算出し、対象者の摂取量とする。その結果を「栄養素等摂取量の評価ワークシート」に記入する[*2]。

(30分)

STEP4
栄養素について「用いる指標」と対象者の食事摂取基準値を設定し、「栄養素等摂取量の評価ワークシート」に記入する。

(10分)

STEP5
対象者のエネルギー摂取量の過不足を、身体発育曲線や体重の変化を指標として評価する[*3]。

(20分)

STEP6
「栄養素等摂取量の評価ワークシート」をもとに、対象者の食事摂取基準値を参考にして栄養素摂取量を評価する。

(30分)

STEP7
食生活状況から問題点を考える。

(15分)

STEP8
健康状態、栄養素等摂取状況、食生活状況を総合的に考察して評価する。さらに、食生活改善のためのアドバイスを考える。

(20分)

STEP9
実習結果と評価・考察を発表する。あるいはワークシートをレポートとして提出する。

* 1　STEP1、2、5～8の結果は、「思春期栄養アセスメント実習ワークシート2」にまとめる。
* 2　食事内容から摂取量を算出する栄養素等の種類は、エネルギー、たんぱく質、脂質、炭水化物、飽和脂肪酸、n-6系脂肪酸、n-3系脂肪酸、ビタミンA、ビタミンD、ビタミンE、ビタミンB_1、ビタミンB_2、ビタミンC、カルシウム、鉄、食塩相当量の16項目とする。なお、必要と思われる栄養素を追加、あるいは削除してもよい。
* 3　成人のエネルギー摂取量の栄養アセスメントにはBMIを使用するが、思春期の場合は、身体発育曲線を用いるなど成長の状況にあった方法で行う。

ポイント&アドバイス

1——健康状態の評価

○ pp.22-32

身体計測値の評価は、第1部第2章を参照して行う。身体発育曲線からの評価では、「図2-8　学童期・思春期の身体発育曲線」を用いて、身長、体重がそれぞれおおよそ何パーセンタイル値にあたるかを調べる。肥満度は、式8により身長別標準体重を求め、それを用いて式7により算出する。体格指数としては、ローレル指数を用いて評価する。また、体重の変化については、3か月前の体格についても評価（身長に

○ p.24　　変化がないものと仮定する）して、式4を用いて体重減少率を求めて体重の変化を考察する。

○ pp.18-21　臨床検査値の評価では、小児または成人の診断基準（第1部第2章）と比較して正常範囲にあるかどうかを調べるとともに、異常値や基準値の上限または下限値との比較により、現在の健康状態の評価を行う。特に総合的な栄養状態や貧血について注目して評価する。

　　　　　　健康状態の総合的な評価では、神経性食欲不振症の診断基準（表6-1）、神経性
○ p.144　　やせ症の診断基準（表6-2）を用いて発症の有無を評価する。また、臨床診査から得られた情報についても考慮する。

2 ── 栄養素等摂取量の評価

　エネルギー摂取量と栄養素摂取量を評価する。①エネルギー摂取量の評価では、身体発育曲線と現在の体格の比較や体重の変化から、エネルギー摂取量の過不足がないかを評価する。②栄養素摂取量の評価では、食事摂取基準を参考に各栄養素の摂取量に過剰および不足の可能性がないかを検討する。

　評価の視点には、次の2点がある。第1に、対象者は身長、体重の伸びが盛んな成長期であるため、身体の発育に必要な栄養素が欠乏していないかを評価する。特に、たんぱく質、ビタミン、ミネラルが不足していないかを調べる。第2に、対象者はダイエットのために欠食をしたり食事を残したりしており、栄養状態の悪化や貧血が懸念される。そこで、これらを予防するために、エネルギーや栄養素の摂取量が適切か否かを評価し、特に、貧血予防のために注意する必要のある栄養素が適切に摂取されているかを検討する。

　鉄欠乏性貧血の予防のためには、日常から積極的な鉄の摂取を心がけることや、鉄の摂取量だけでなく、吸収率のよいヘム鉄を多く含む魚類や肉類を取り入れ、また、非ヘム鉄の吸収率を高める良質な動物性たんぱく質やビタミンC、造血に必要な銅、ビタミンB_{12}、葉酸などの摂取にも配慮することが必要である。

3 ── 栄養状態を総合的に評価するための留意点

　まず、現在の食生活状況から問題点をあげる。ダイエットによる小食、欠食、低カロリーの食品・飲料の利用などについて考察する。次いで、それらが上記の健康状態や栄養素等摂取量の問題点とどのように関係しているのかについて考察する。

　さらに、明らかになった食生活の問題点を改善するために、食事内容、食嗜好、食行動の改善で心がける具体的な計画を検討する。特に思春期のダイエットについて問題点をまとめ、その改善策を考える。

3　思春期の栄養ケア実習

食習慣の改善

実習目的　思春期は、第二発育急進期であり、身体の発育のためにエネルギーや栄養素の必要量が多くなる。一方、保護者からの自立が進み、また、受験準備などで食習慣が不規則になりがちである。思春期の食習慣の特性および食事摂取基準を考慮して栄養ケア計画を作成する。また、栄養素等が適正に摂取できるような献立を作成し、実際に調理して試食する。

実習課題6－3

実習6－1で栄養アセスメントを行った対象者について、その特性を考慮して食生活が不規則になりがちな思春期の食習慣を改善するための栄養ケア計画および食事計画を作成する。

対象者の特性

○ p.145　実習6－1「対象者の特性」を参照。

献立の構成

献立は、次のような朝食、昼食、夕食、夜食を考える。
朝食：主食（パン）、主菜（卵類）、副菜、飲み物で構成する。
昼食：母親の手作り弁当で、主食（米飯）、主菜（肉類）、副菜、果物で構成する。
夕食：主食（米飯）、主菜（魚介類）、副菜、汁物で構成する。
夜食：1日の摂取エネルギー量の10～15％とし、夕食をその分少なくする。

実習方法

○ p.56　「本書で標準とする栄養ケア実習の方法」にしたがって進める。なお、そのうち、STEP1とSTEP2については、以下の点に留意する。

STEP1　思春期の栄養ケア計画を作成する際には、後述する「ポイント＆アドバイス」を参照する。

STEP2　献立作成で算出する栄養素等の種類は、エネルギー、たんぱく質、脂質、飽和脂肪酸、ビタミンA、ビタミンB_1、ビタミンB_2、ビタミンC、カルシウム、鉄、食物繊維、食塩相当量の12項目とする。

ポイント&アドバイス

1──思春期の栄養ケア計画の課題

　栄養アセスメント実習において検討した健康状態、エネルギーおよび栄養素の摂取量、食生活等の状況の評価結果をふまえて、栄養ケア計画の課題を決定する。栄養ケア実習だけを行う場合も、対象者のこれらの特性を評価して課題を設定するようにする。一般的な思春期の栄養ケア計画の課題例には、次のようなものがある。
①偏食、食欲不振や、それに伴って生じる肥満、やせ、栄養不良、貧血などが問題点としてあげられる。
②家庭での欠食、特に朝食の欠食の可能性があり、学校給食からの栄養摂取が健康上重要な場合がある。
③ファーストフード、インスタント食品、清涼飲料、菓子、夜食などを摂取する機会が多いことから、肥満やメタボリックシンドロームがみられることがある。
④小学校高学年以上の女子では、無理なダイエットや神経性やせ症(神経性無食欲症)などの摂食障害がみられることがある。

2──栄養ケアの目標と計画の作成

　短期の目標と中・長期の目標を作成し、それぞれについて栄養ケア計画を考えるが、その際には、次のようなことを考慮する。
①標準体重である63.0kgよりも約6kg多いことを念頭において、緩やかな減量を目的とする。
②成長期であることから、食事量を減らすことを考えるよりも、まずは食生活の見直し、食事内容の改善、運動などによる身体活動量の増加などについて目標を設定する。
③中・長期目標では3か月程度を考え、継続的な改善が可能となるように無理なく食生活を改善する計画を作成する。

【引用文献】
1) 日本高血圧学会高血圧治療ガイドライン作成委員会『高血圧治療ガイドライン2019』ライフサイエンス出版　2019年　pp.164-165

第7章 青年期の栄養ケア・マネジメント実習

1 青年期の基本事項

1——青年期の特性

○ p.54

　本書では、成人期（18〜64歳）を青年期、壮年期、中年（実年）期に区分して、青年期を18〜29歳とする（第2部序章）。青年期は、身体的な成長はほぼ完了する時期であるが、精神的な成長は個人差があるとされている。体力的には充実し、活動的な年代である。また、就労や結婚などによって生活が大きく変化し、社会的に自立する時期である。食生活を含む生活の自己管理能力が求められる時期であるが、その準備が不足すると健康上の問題が起こることがある。

2——青年期の栄養アセスメント

❶臨床診査

　青年期は生涯で最も健康な時期であるが、食生活が乱れやすく、肥満やメタボリックシンドロームにつながる生活習慣が形成されやすいため、生活習慣についての聴き取りをする。また、この時期の女性では、やせ、貧血、神経性やせ症（神経性食欲不振症／神経性無食欲症）などが起こりやすいので、主訴を聴きながら観察をする。皮膚症状や爪、毛髪などの観察から慢性的な栄養不足の有無を評価する。

❷臨床検査

　「令和4年国民生活基礎調査」によれば、「有訴者率」を年齢階級別にみると成人期では若い世代が低く、年齢が上がるにつれて上昇している。壮年期以前は、それ以降のメタボリックシンドロームにつながる状態や、女性の貧血などが問題である。これらの栄養状態を判定するために、尿および血液生化学検査値が用いられる。

❸身体計測

→ p.13

　成人男性の肥満や青年期女性のやせの割合が高いことから（第1部図1－3、1－4）、対象者の現在の身体状況を把握することが必要である。BMIなどの体格指数や体重は、やせや肥満の判定、また、エネルギー摂取の評価の面からも重要な指標である。そのほかに体脂肪率や腹囲なども測定しながら栄養アセスメントを行う。

3 ── 青年期の食事摂取基準

❶年齢区分

　成人期は、日本人の食事摂取基準（2025年版）では18～64歳までに相当し、その期間は18～29歳、30～49歳、50～64歳の3つに区分されている。そのうち、青年期は18～29歳にあたる。

❷策定の要点

エネルギー

→ p.38
→ p.244

　エネルギーの指標には、エネルギー摂取の過不足の回避を目的としてBMIが採用され、目標とするBMIの範囲が示された（第1部表3－1）。資料1の推定エネルギー必要量（参考表）は、基礎代謝量と身体活動レベルの積として算定され、青年期では身体の成長がほぼ完了するので、成長のための蓄積量は考慮されていない。活用に際しては、エネルギー摂取量の過不足の評価には、BMIまたは体重変化量を用いることとされた。また、高校生までは部活動などで運動習慣があっても、受験や卒業をきっかけとしてやめることもあり、身体活動量の変化に注意する必要がある。

脂質

　脂質の目標量の範囲は、エネルギー比率で20％～30％とされている。生活習慣病を予防するためには脂質の摂取量のみならずその質にも注意が必要であり、飽和脂肪酸の目標量がエネルギー比率で7％以下と示され、n-6系脂肪酸およびn-3系脂肪酸については目安量が設定された。

ビタミン

　喫煙者や受動喫煙者でビタミンCの必要性が高いことが認められている。厚生労働省「令和4年国民健康・栄養調査」によると、現在、習慣的に喫煙している者の割合はこの10年で男女とも減少している。一方30～40歳代男性において習慣的に喫煙をしている者は3割を超えている。喫煙者は禁煙が基本的な対応であることを認識したうえで、同年代の推奨量以上にビタミンCを摂取することがすすめられている。

ミネラル

　成人のカルシウムの推定平均必要量は、要因加算法により求められ、体内蓄積量、尿中排泄量、経皮的損失量の合計を吸収率で除して求められた。年齢階級別に示され

た体内蓄積量は、男女とも12～14歳の区分で最大となり、それ以後減少するが、18～29歳の青年期でも体内蓄積量が考慮されている。

　鉄の推定平均必要量は、要因加算法により求められ、基本的鉄損失と月経血による鉄損失（月経のある女性の場合）の合計を吸収率で除して算出された。

4──青年期の食生活の特徴

　青年期は、社会的に自立する時期、よい食習慣を定着させる時期といわれる。しかし、男性の肥満や女性のやせの増加、朝食の欠食、外食への依存など食習慣上の問題がみられる。

❶肥満とやせ

→ p.13

　男性は、40～60歳の肥満者の割合は30％を超えている（第1部図1-3）。壮年期以降メタボリックシンドロームが問題になっていることを考えると、青年期から肥満の予防は重要である。

→ p.13

　女性は、思春期から青年期にかけてやせ願望が強くなるとされている。「令和5年国民健康・栄養調査」によれば、20～30歳代女性のやせの者の割合が20.2％となっている（第1部図1-4）。偏った食生活によって、貧血や骨粗鬆症など栄養不良のリスクが高くなることが考えられる。また、女性は青年期以降、妊娠や出産を経験する時期となる。妊娠前に低体重であると、子どもが低出生体重児となるリスクが高くなり、将来、生活習慣病に罹患するリスクも高くなるとされていることから注意が必要である。やせ願望がさらに深刻化すると、神経性やせ症となることもある。

❷朝食の欠食

　農林水産省「食育に関する意識調査報告書」（令和6年3月）によると、朝食の欠食率は、若い世代（20～39歳）で高く、「ほとんど食べない」と回答した人の割合が18.7％となっている。18～39歳を対象とした農林水産省「若い世代の食事習慣に関する調査結果」（令和元年11月）では、朝食摂取頻度が減ったきっかけとして、「ひとり暮らしを始めたこと」が26.0％、「就職」が9.8％となっており、青年期に食習慣が変化していることが考えられる。青年期は、就労などによって生活環境が変わり、それまでの食生活が変化することの多い時期であるが、環境が変わっても適切な食習慣を継続していくことが重要である。

　また、前述の調査によると、「朝食を作るのは面倒だ」とのイメージが強く、「朝食が準備されていれば毎朝食べたい」という回答が高値であった。また、91.0％が朝食を「家」で食べると回答し、57.9％が「自分で朝食を準備している」と回答した。自分で朝食を用意しやすいように、手軽な朝食のメニューを提案することなども必要で

あると考えられる。

❸外食への依存

「令和元年国民栄養・健康調査報告書」によると、外食を週1回以上利用している者の割合は、20歳代が最も高く、男性で66.9%、女性で56.6%であった。なかには毎日2回以上と回答している者もいる。外食への過度の依存は、栄養面などで偏った食事となりやすいことが考えられる。

5 ── 青年期の栄養の特徴

❶肥満、やせの問題点

肥満予防の観点からエネルギー摂取量を検討して、身体活動レベルに見合ったエネルギー量にすることが必要である。それとともに、運動をする習慣を身につけて身体活動量を増加させ、エネルギー消費量を高めることも重要である。「令和5年国民健康・栄養調査報告」によると、運動習慣のある者の割合は20〜29歳の男性で26.5%、女性で14.5%となっている。

青年期女性のやせも問題となっている。美容やダイエットなどでの無理な減量は、将来の健康や正常な妊娠・出産に対して悪影響を及ぼすおそれがある。

❷カルシウム、鉄の摂取

骨量は、20〜40歳頃までに最大量を獲得する。青年期に十分なカルシウムやたんぱく質を摂取して骨量を増加させることは、その後の骨粗鬆症を予防するために大切である。また、カルシウムの吸収を促進させるビタミンDの摂取なども、骨形成に重要である。

青年期の女性では、貧血が問題となることが多いことから、献立作成時には鉄の摂取量に配慮が必要である。鉄を多く含む食品を積極的に取り入れるが、特に吸収率のよいヘム鉄を多く含む魚類や肉類を取り入れるようにする。野菜類などに含まれる非ヘム鉄は、吸収率を高めるためにビタミンCとともに摂取するようにする。

❸外食の栄養面での問題点

外食が続くとメニューが偏り、栄養のバランスが悪くなりやすい。野菜の摂取不足、揚げ物などによる脂質の過剰摂取などから、エネルギーの過剰とビタミンやミネラルの不足が起こりやすい。また、濃い味付けによる食塩の過剰摂取も起こりやすい。このような外食による栄養の偏りを防ぐために、メニュー選択についての知識をもつことが重要である。また、手作りの食事を取り入れて外食への依存を減らすために、調理能力をつけることも必要と考えられる。さらに、簡単に野菜を摂取できる料理や減

塩の工夫などを取り入れた献立が入手しやすいような環境も必要である。

2 青年期の栄養アセスメント実習

大学生（実習生自身）の栄養アセスメント

実習目的 　青年期には、身体の発育はほぼ完了するため、日常の身体活動に必要な栄養素等摂取量を確保して健康を維持・増進することが目的となる。しかし、進学や就労などによって生活環境が変化しやすく、朝食の欠食や夜食、あるいは特に女性のやせ願望による過度なダイエットなどによって不規則な食生活になりやすい時期であり、栄養バランスを崩しやすい。そこで本実習により、実習生自身を対象として各測定項目から栄養状態を総合的に評価・判定し、自分自身が実行できる食生活の改善方法を設定する能力を養う。

実習課題7-1

実習生自身を対象として、食事調査を行って栄養素等摂取状況を調べ、身体計測値、臨床検査値、食生活の状況、その他の生活状況とあわせて栄養状態を総合的に評価・判定する。

対象者の特性

次の項目について、自分自身の特性を記録して用いる。
食事内容：24時間思い出し法による不連続の2日間の食事調査結果
身体計測値：身長、体重（現在および3か月前）、体脂肪率
臨床検査値：入手可能な測定値
食生活状況：欠食状況、偏食傾向、食事時間、過食や食欲不振など
その他の生活状況：睡眠時間、運動習慣の有無など

実習方法

所要時間：
　175分（食事調査時間、レポートまたは発表資料の作成時間および発表時間を除く）

• 第2部　ライフステージ別栄養ケア・マネジメント実習 •

本実習で使用するワークシート：
　青年期栄養アセスメント実習ワークシート1〜3
　栄養素等摂取量の評価ワークシート

実習手順フローチャート：

STEP1
不連続の2日間について24時間思い出し法による食事調査を行い（実習時間外）、食事内容から食品摂取量を求めて「青年期栄養アセスメント実習ワークシート1、2」の食事調査票を完成させる*1。

　　　　　　　　　　　　　　　　　　　　　　　　　　　　（30分）

STEP2
食事内容から栄養計算ソフトなどで栄養素等摂取量を求めて2日間の平均値を算出し、対象者の習慣的な摂取量とする。その結果を「栄養素等摂取量の評価ワークシート」に記入する*2。

　　　　　　　　　　　　　　　　　　　　　　　　　　　　（30分）

STEP3
栄養素について「用いる指標」と対象者の食事摂取基準値を設定し、「栄養素等摂取量の評価ワークシート」に記入する。

　　　　　　　　　　　　　　　　　　　　　　　　　　　　（10分）

STEP4
身体計測値から算出したBMIと体脂肪率を指標として体格を評価する*3。

　　　　　　　　　　　　　　　　　　　　　　　　　　　　（10分）

STEP5
対象者のエネルギー摂取量の過不足を、BMIや体重変化量を指標として評価する*4。

　　　　　　　　　　　　　　　　　　　　　　　　　　　　（10分）

STEP6
「栄養素等摂取量の評価ワークシート」をもとに、対象者の食事摂取基準値を参考にして栄養素摂取量を評価する。

　　　　　　　　　　　　　　　　　　　　　　　　　　　　（30分）

○ p.18

STEP7
臨床検査値を基準値（第1部表2－1）と比較して評価する*5。さらに、身体計測値とあわせて健康状態を総合的に評価する。

　　　　　　　　　　　　　　　　　　　　　　　　　　　　（20分）

STEP8
食生活状況、その他の生活状況から問題点を考える。

　　　　　　　　　　　　　　　　　　　　　　　　　　　　（15分）

STEP9
健康状態、栄養素等摂取状況、食生活状況、その他の生活状況を総合的に考察して、自分自身の栄養状態を評価する。さらに、自分で改善できることを考えて目標を設定する。

　　　　　　　　　　　　　　　　　　　　　　　　　　　　（20分）

STEP10
実習結果と評価・考察を発表する。あるいはワークシートをレポートとして提出する。

• 第 7 章　青年期の栄養ケア・マネジメント実習 •

* 1　食事調査は、実習時間外にあらかじめ実施しておく。2人1組になり、24時間思い出し法で相互に食事調査の調査員になって相手の食事を調査する。不連続の2日間について調査する。調査結果は相互に交換して、自分自身の調査結果を以後の実習に使用する。
* 2　食事内容から摂取量を算出する栄養素等の種類は、エネルギー、たんぱく質、脂質、炭水化物、飽和脂肪酸、ビタミンA、ビタミンB$_1$、ビタミンB$_2$、ビタミンC、カルシウム、カリウム、鉄、食物繊維、食塩相当量の14項目とする。
* 3　STEP 4 ～ 9 の結果は、「青年期栄養アセスメント実習ワークシート3」にまとめる。
* 4　成人のエネルギー摂取量の過不足についての栄養アセスメントには、推定エネルギー必要量ではなくBMIを使用する。
* 5　対象者の身体計測値、臨床検査値についても、自分自身の健康診断の結果などを使用する。臨床検査値が入手できない場合は、後述する「ポイント&アドバイス」を参照する。臨床検査値は、血圧（mmHg）、赤血球数、ヘモグロビン（g/dL）、ヘマトクリット（%）、血糖値（mg/dL）、HbA1c（%）、総コレステロール（mg/dL）、HDLコレステロール（mg/dL）、LDLコレステロール（mg/dL）、中性脂肪（mg/dL）、AST（U/L）、ALT（U/L）のうちから入手可能な項目を用いる。

ポイント&アドバイス

1 ── 健康状態の評価

❶青年期の健康と身体計測値・臨床検査値の評価

◯ pp.22-25　①体格の評価では、第1部第2章を参考にする。青年期男性の肥満、女性のやせが特に問題であることを念頭において、現在および可能であれば3か月前のBMIを算出して体格の変化を評価する。

②血圧や血糖値、HbA1c、血中脂質などは、メタボリックシンドロームともかかわりが深い。それぞれの検査値について、第1部第2章の基準値を参考に評価する。

◯ pp.18-21

③青年期の女性に貧血が多くなっているため、第1部第2章の基準値を参考に赤血球数、ヘモグロビン、ヘマトクリットなどで評価する。

❷臨床検査値の例

身体計測値、臨床検査値は、自分自身の健康診断の結果などを参考にするが、臨床検査値が入手しにくい場合には、表7-1の例を参考にして評価する。

2 ── 24時間思い出し法による食事調査の実施

アセスメントのための食事調査では、調査目的によって調査方法を選択する。食事摂取基準を参考にして栄養素摂取量を評価するには、習慣的な摂取量を把握する必要があり、そのためには食物摂取頻度調査法や食事歴法が優れている。しかし、本実習では、実習生自身の栄養状態を総合的に評価して現在の食習慣の問題点を明らかにするのに適している24時間思い出し法や秤量記録法により食事内容を調べる。

◯ p.34

24時間思い出し法は、調査員が24時間に飲食したすべての食品について内容を聴き出す方法である。市販の加工品などはメーカー名なども確認する。食卓で使用した調味料類や、飲酒、間食、栄養補助食品などの摂取についても漏れがないように注意す

表7−1　臨床検査値の例（20歳代）

	男性	女性
収縮期血圧／拡張期血圧（mmHg）	120／76	110／68
赤血球数（$\times 10^4/\mu L$）	528	440
ヘモグロビン（g/dL）	15.3	12.5
ヘマトクリット（％）	47.0	40.5
血糖値（mg/dL）	88	89
HbA1c（％）	5.3	5.3
中性脂肪（mg/dL）	75	72
総コレステロール（mg/dL）	182	180
HDLコレステロール（mg/dL）	59	70
LDLコレステロール（mg/dL）	108	95

る。摂取した食品の量は、フードモデル、食品写真、食器などを利用するとより正確に推定することができる。

3── 栄養素等摂取量の評価

❶エネルギーおよび栄養素摂取量の評価

　成人のエネルギー摂取量のアセスメント、すなわちエネルギー出納の正負の評価は、推定エネルギー必要量ではなく、BMIや体重変化量を指標として用いる。個人の栄養素摂取量の評価には食事摂取基準を参考にして、推定平均必要量、推奨量、目安量、目標量のうち適切な指標を用いる。

❷青年期に注意したい栄養素等摂取量

①青年期の食事は、脂質摂取が多くなる傾向にある。脂質の過剰な摂取は、今後の生活習慣病も心配されるため、適切な範囲で摂取するようにする。また、脂質は量だけでなく質的な注意も必要である。

②青年期では、特に女性で過度なダイエット傾向がみられることがあるので、低栄養について注意する。

③カルシウムは、将来の骨粗鬆症の予防、鉄は、鉄欠乏性貧血の予防に必要な栄養素である。どちらも不足しがちな栄養素であるため、注意が必要である。

④食塩は、過剰摂取になりやすい。生活習慣病予防の観点からも摂取量に注意する。

4 ── 栄養状態を総合的に評価するための留意点

　体格の評価や臨床検査値をもとにした健康状態、食事調査をもとにした栄養素等摂取状況、食生活状況、その他の生活状況を確認しながら総合的に評価を行う。体格の評価や臨床検査値の評価で改善が必要であると判断した内容と栄養素等摂取状況、食生活状況などの評価を照らし合わせて、改善が必要な点を関連づけながら課題を検討する。

　本実習によって課題が整理されたら、その課題を解決するための栄養ケア実習に進んでもよい。本書では、栄養ケア実習に進むようになっていないが、栄養アセスメントの結果から明らかになった課題を解決するための目標と具体的な改善方法を設定する。その際には、実行可能かどうか、必要性、優先順位などを考慮する。改善のためには、目標達成までの期間を設定し、具体的な改善方法を検討する。例えば、栄養素等の摂取方法を食品や料理で示すこと、外食の内容を改善する工夫などがある。

3　青年期の栄養ケア実習

朝食欠食への対応

実習目的　青年期の生活は、社会人としての活動が活発になる一方で、食生活が不規則になりがちな時期である。特に男女とも朝食の欠食が多く、生活習慣病の発症につながりやすい。その対応策として栄養ケア計画を作成する。また、時間がない中でも朝食をとるために短時間に手軽に用意できる朝食の献立を作成し、実際に調理して試食する。

> **実習課題7−2**
>
> 青年期の対象者について、食生活の問題点を考えて栄養ケア計画を作成する。また、朝食の献立を作成して食事改善を考える。

● 対象者の特性

年齢・性別：23歳女性
身体計測値：身長157.0 cm、体重53.0 kg
身体活動レベル：ふつう

食生活等の状況：

就職して社会人になってから、単身で生活している。帰宅時刻が遅く、夕食が外食になることが多い。就寝時刻が遅く、朝は忙しく時間がないことから朝食をとっていない。

献立の構成

朝食の献立は、主食、主菜、副菜、飲み物で構成する。

実習方法

所要時間：
　1回目80分、2回目85分（レポートまたは発表資料の作成時間および発表時間を除く）

実習単位： 1回目は個人実習、2回目はグループ実習

本実習で使用するワークシート： 栄養ケア実習標準ワークシート1～6

実習手順フローチャート：

【1回目】

STEP1
対象者の特性から、朝食に配慮した目標を整理して栄養ケア計画（「標準ワークシート1」）を作成する*1。

(20分)

STEP2
対象者の食事摂取基準値の3分の1を参考にして、栄養ケア計画に基づき、朝食の献立を作成する*2。

(30分)

STEP3
献立作成の結果は、「標準ワークシート2」（献立表）と「標準ワークシート3」（栄養価表）に記入する。「標準ワークシート3」には、対象者の食事摂取基準値（3分の1）も記入する*3。

(20分)

STEP4
作成した献立のうち各班で調理する1食分を選んで、調理に必要な材料を「標準ワークシート4」（材料発注表）に記入する。

(10分)

STEP5
「標準ワークシート4」に基づき、食材を手配して、次回の調理の準備をする。

(時間外)

【2回目】

STEP6
選んだ1食分の調理に先立ち、献立作成者は班員に調理方法の手順やポイントを説明する。

（5分）
⇩

STEP7
調理する。

（20分）
⇩

STEP8
調理結果については、写真撮影を行って外観を評価する。さらに、試食して評価し、「標準ワークシート5」（調理結果の評価）にまとめる。

（30分）
⇩

STEP9
個人実習（STEP1～5）の栄養ケア実習の結果と評価・考察を「標準ワークシート6」にまとめる。

（30分）
⇩

STEP10
実習結果と評価・考察を発表する。あるいは「標準ワークシート1～3、5、6」をレポートとして提出する。

*1 青年期の栄養ケア計画を作成する際には、後述する「ポイント&アドバイス」を参照する。
*2 献立作成で算出する栄養素等の種類は、エネルギー、たんぱく質、脂質、炭水化物、飽和脂肪酸、ビタミンA、ビタミンB_1、ビタミンB_2、ビタミンC、カルシウム、鉄、食物繊維、食塩相当量の13項目とする。
*3 「標準ワークシート2」（献立表）には、朝食の献立のみを記入する。

● ポイント&アドバイス

1──青年期の食生活の課題例

栄養ケア計画作成には、次のような青年期の食生活の課題例を参考に目標を設定する。

❶欠食や不規則な食生活

青年期は、中学生から高校生にかけての思春期に続いて、自分の生活リズムにあわせて自分で食事をする機会が一層多くなる。それに伴い、外食や夜食の増加、朝食の欠食、食事のリズムの不規則化などが起こりやすくなる。

❷食欲不振

青年期の女性ではやせ傾向が強く、特にダイエット志向や神経性やせ症などから体調を悪化させることがあり、この時期の健康管理上の問題である。

❸過食、肥満

青年期男性の肥満者は増加傾向であり、生活習慣病の発症につながることが懸念さ

れている。食生活や運動習慣を見直すことによって改善することが必要である。

❹食生活の自立

青年期は食生活の自立が進む時期であり、特に進学、就職などで一人暮らしを始める場合が多い。したがって、青年期には、自らの健康や食生活・食行動を管理するための能力を身につけることが重要である。

2 ── 献立作成における栄養価の設定

献立作成のためには、摂取不足や過剰摂取を防ぎ、生活習慣病の予防につながるエネルギーや栄養素の目標値を考える。特に、エネルギー摂取量は体格に問題がある場合には、体重改善を目的に考える。献立は、対象者の食生活の状況や特性を考慮して、実現可能なものとする。

青年期の肥満予防・対応のための食事

実習目的 男性では20〜60歳の肥満が減少しておらず、生活習慣病の様々な要因となっている。青年期男性の肥満を予防・軽減するための栄養ケア計画を作成する。また、単身生活の男性が自炊を取り入れることを想定して献立を作成し、実際に調理して試食する。

実習課題7-3

青年期の対象者について、食習慣を改善して、特に生活習慣病を予防するための栄養ケア計画を作成する。また、対象者に適する献立を作成して食事改善を考える。

●対象者の特性

年齢・性別：27歳男性
身体計測値：身長175.0 cm、体重76.0 kg
食生活等の状況：
　単身で生活しており、ほとんど座位での仕事である。通勤は、自動車を使用している。最近、体重の増加が気になっている。食事は、昼食、夕食ともに会社の同僚と外食をすることが多く、朝食は欠食することが多い。

献立の構成

献立は、次のような朝食、昼食、夕食を考える。
朝食：主食、主菜、副菜、飲み物で構成する。
昼食：弁当で、主食、主菜、副菜、果物で構成する。
夕食：主食、汁物、主菜、副菜で構成する。

実習方法

○ p.56　　「本書で標準とする栄養ケア実習の方法」にしたがって進める。なお、そのうち、STEP 1とSTEP 2については、以下の点に留意する。

STEP 1　青年期の栄養ケア計画を作成する際には、実習8－1および実習8－3の「ポイント&アドバイス」で述べる「3　栄養状態を総合的に評価するための留意点」と「2　栄養ケアの目標と計画の作成」を参照する。

○ p.177、183

STEP 2　献立作成には本実習の「ポイント&アドバイス」を参照する。献立作成で算出する栄養素等の種類は、エネルギー、たんぱく質、脂質、炭水化物、飽和脂肪酸、ビタミンA、ビタミンB_1、ビタミンB_2、ビタミンC、カルシウム、鉄、食物繊維、食塩相当量の13項目とする。

ポイント&アドバイス

実習7－2のポイント&アドバイスを参考にする。また、農林水産省によれば、若者単身者のために日頃の食生活について、表7－2のようにアドバイスしている。献立作成にあたって参考にするとよい。

表7－2　若者単身者への食生活アドバイス

朝ごはんを食べていますか

● まずは、簡単な食事から

　朝は食欲がわかないという人は、起きてすぐに水や牛乳、野菜ジュースを飲んで、胃を目覚めさせるのがおすすめ。現在、朝食に何も食べていないという人も、まずは乳製品、果物、野菜ジュースなど食べやすいものから何か口に入れてみましょう。時間のない人は、前日の食事をとり分けておいたり、冷凍おにぎりやパン、納豆、チーズ、冷凍野菜や缶詰など、簡単にとれるものを用意しておくと良いでしょう。

　まずは乳製品、果物、野菜ジュースなどから。次に簡単に準備できるおにぎり、目玉焼き、サラダ、次いでごはん、味噌汁、おひたし、納豆などに挑戦してみましょう。

外食時でも野菜を

● 外食は野菜がとれるメニューを

　外食時は野菜が不足しがちです。積極的に野菜がとれるメニューを選び、不足分を補うようにしましょう。サラダやおひたしなど野菜料理をプラスする、丼物より定食を選ぶなどの工夫で、野菜を増やすことができます。コンビニで食事を買う場合も、いつものお弁当にサラダやあえ物、煮物などの副菜をプラスしてみましょう。少し意識して選ぶことで、食生活を健康的で豊かなものにすることができます。

野菜を食べる自炊のすすめ

● レパートリーを増やして食材を無駄なくおいしく

　同じ食材でも、調理法によって変化をつけることができます。例えば、カブは葉ごとサラダにしたり、味噌汁に入れたり、煮物にもなります。また葉の部分は、ふりかけなどにも利用できます。

　旬の野菜や魚は安くておいしく栄養価も高いので、たくさん食べたいものです。いろいろな調理法を知っていると、味や食感の違いを楽しめて、毎日の食事が豊かになります。食材を無駄なく美味しく使えるように、料理のレパートリーを増やしてみましょう。

● 簡単な料理から始めましょう

　まずは、野菜を洗ったり切ったりするだけでできるサラダはどうでしょう。すでにカットされた状態で売られているカット野菜もありますので、上手に利用しましょう。サラダや生野菜は、ビタミンCの損失が少ないのが長所です。ビタミンCの豊富な野菜は、鮮度のいいものを選び、なるべくサラダや酢の物で食べるといいでしょう。

　さらに、野菜は炒めたり、煮ものや汁物にしたりと火を通すと食材のかさが減るので、野菜が一度にたくさん食べられます。また、長時間煮ると食材の味が別の食材にもしみこんで、よりうま味が増します。ただし、火を通しすぎるとビタミンやミネラルが失われたり、煮汁に流れ出してしまうので、加熱時間には気をつけましょう。

　調理の時間がないときには、市販の冷凍食品を使うのもひとつの方法。下ゆでされているので料理に使いやすく、便利です。野菜にはそれぞれ異なった栄養素が含まれています。緑色の野菜、赤い野菜などいろいろな種類の野菜をバランスよく食べることも心がけましょう。野菜たっぷりのスープを作ってみたり、インスタントラーメンなどにも野菜を足してみたり、簡単な料理から挑戦して、食事づくりを楽しみましょう。

出所）農林水産省ホームページ「みんなの食育　世代・ライフスタイル別トピックス（若者単身者編）」より抜粋
http://www.maff.go.jp/j/syokuiku/minna_navi/topics/topics2.html

第8章 壮年期・中年（実年）期の栄養ケア・マネジメント実習

1 壮年期・中年（実年）期の基本事項

1──壮年期・中年（実年）期の特性

　第7章で述べた通り、成人期は18～64歳までの期間で、青年期（18～29歳）、壮年期（30～49歳）、中年期（実年期または初老期、50～64歳）に分けられる。

　青年期には、身体的成長がほぼ完了するが、壮年期では、すべての臓器は衰退の過程に入る。体力や筋肉の低下、基礎代謝・身体活動の低下などがみられる。生活においては、不規則な生活時間、ストレス、疲労の蓄積、運動不足、過度の飲食や喫煙、外食や加工食品への過度の依存による栄養のアンバランスなどが重なって、体調を悪化させやすい。また、この時期には、基礎代謝量や身体活動量が低下するために摂取エネルギーと消費エネルギーのバランスがとれず、肥満傾向になりやすい。

　中年（実年）期には、身体的体力は衰え、筋肉や内臓諸器官も衰え始める。女性ではこの時期より少し前から、更年期（45～55歳）を迎える。また、基礎代謝量の低下が壮年期よりさらに進み、外食の機会も増えて食生活が不規則になり、肥満、高血圧、糖尿病、脂質異常症などの生活習慣病の発症が増加する。一方で、中年（実年）期は、男性、女性ともに思考力など知的・精神的能力は維持されて、一般的に経済的・社会的に重い責任を担う時期でもある。

　したがって、壮年期・中年（実年）期は、生活習慣病の予防が重要な課題となり、日常の身体活動および疾病の予防のための適切な栄養補給が必要になる。また、人生の中で充実した時期である成人期と次に迎える高齢期のために、適切な食生活を考えることが重要である。

2 ── 壮年期・中年（実年）期の栄養アセスメント

❶臨床診査

成人期の栄養アセスメントでは、悪性新生物（がん）、心疾患、肺炎、脳血管疾患といった日本人の主要な死因となる疾患（第1部第1章）の予防が目的である。標準的な質問票による問診では、投薬の有無、既往症、喫煙、飲酒、食生活、運動習慣、健康に関する意識、生活習慣の改善に対する意思などの項目があり、生活習慣におけるリスクを調べる。

❷臨床検査

血中脂質については、中性脂肪、HDLコレステロール、LDLコレステロールなどを調べる。糖尿病や耐糖能の検査では、血液について空腹時血糖とHbA1cを調べ、尿について尿糖を調べる。また、肝機能の検査ではAST、ALT、γ-GTPなどを調べ、腎機能の検査では尿タンパクを調べる。

❸身体計測

成人期の身体計測の項目には、身長、体重、BMI、腹囲、皮下脂肪厚、血圧などがある。なかでも、腹囲は内臓脂肪蓄積を反映するものとして、メタボリックシンドロームの診断（第1部表2-2）に用いられている。

3 ── 壮年期・中年（実年）期の食事摂取基準

❶年齢区分

日本人の食事摂取基準（2025年版）では、成人期は18～64歳までに相当し、その期間は18～29歳、30～49歳、50～64歳に区分されている。そのうち、30～49歳は壮年期、50～64歳は中年（実年）期に相当する。

❷策定の要点

エネルギー

エネルギーの指標は、エネルギー摂取の過不足の回避を目的としてBMIが採用され、当面目標とするBMIの範囲が示された（第1部表3-1）。推定エネルギー必要量は参考資料として示され、成人期では基礎代謝量と身体活動レベルの積として策定された。活用に際しては、エネルギー摂取量の過不足の評価には、BMIまたは体重変化量を用いることとされた。

栄養素

脂質（脂肪エネルギー比率）の目標量は20～30％と設定された。生活習慣病予防の

観点から、脂質は摂取量のみならずその質にも注意が必要で、飽和脂肪酸の目標量が上限値（エネルギー比率で7％以下）で示され、n-6系脂肪酸およびn-3系脂肪酸については目安量が設定された。コレステロールについては、目標量が算定されていないが、摂取量を低めに抑えることが望ましい。

　ナトリウムの目標量（上限値）は、高血圧やがん（特に胃がん）の一次予防を目的として設定された。WHOのガイドラインが強く推奨するのは、成人では食塩摂取量5 g/日未満であるが[1]、日本人の食塩摂取量の現状から、食塩相当量で成人男性7.5 g/日未満、女性6.5 g/日未満とされた[2]。カリウムについても、高血圧の一次予防を積極的に進める観点から18歳以上で目標量（下限値）が設定された。

　食物繊維は、心筋梗塞をはじめとする生活習慣病のリスクを低下させるために目標量が算定され、成人男性22 g/日以上、女性18 g/日以上とされた。

4 ── 壮年期・中年（実年）期の栄養と食生活の特徴

❶生活習慣病の予防

　壮年期・中年（実年）期では、仕事が忙しくなるとともに責任ある立場となり、疲労が蓄積しやすくなってストレスの原因となる。このようなストレスのもとで、不規則な食事時間、食欲不振、過食、運動不足、飲酒（アルコール）、喫煙（タバコ）など不適切な生活が続くと、肥満をはじめとして、高血圧、高血糖・糖尿病、脂質代謝異常、がん、脳卒中、心疾患などの生活習慣病が発症しやすくなる。さらに骨粗鬆症、高尿酸血症（痛風）なども発症しやすい。肥満には皮下脂肪型肥満と内臓脂肪型肥満があるが、なかでも内臓脂肪の蓄積による肥満は、生活習慣病の発症につながりやすい。このように、内臓脂肪型肥満によって生活習慣病が引き起こされやすくなった状態は、メタボリックシンドロームといわれる。

　壮年期・中年（実年）期では、生活習慣を改善し、適正体重（標準体重、BMI 22）に近づけることで危険因子を減らし、生活習慣病の発症を予防することが栄養と食生活の重要な課題である。

❷外食、欠食や加工食品による栄養のアンバランス

　単身赴任、女性の社会進出、核家族化、長時間の勤務などが増加し、食事準備の簡略化、生活の簡便化志向、外食産業の進展など様々な要因で外食や欠食が多くなり、総菜類や加工食品の利用も増えている。これらの結果から起こる栄養のアンバランスとその対応には、次のようなものがある。

①摂取する食品は、いも類、野菜類、海藻類、魚介類などが少なく、穀類、肉類、油脂類が中心になりやすい。このように多様な食品を摂取することが少なくなると、栄養が偏りやすくなる。外食の場合には、できるだけ定食など多種類の食材を摂取

できるものを選ぶことを心がける。
②総菜類や加工食品の利用に際しては、他の食材を組み合わせて再加工をするなど、不足しがちな食物繊維、ビタミン、ミネラルなどを補うようにする。
③欠食は、朝食で特に多くみられる。欠食は栄養バランスの悪化、栄養充足率の低下などを引き起こしやすい。さらに、食事回数の減少により肥満になりやすいともいわれているので、欠食をしないようにする必要がある。

5 ── 壮年期・中年（実年）期の栄養ケア

壮年期・中年（実年）期の栄養ケアのポイントは、生活習慣病の対策である。生活習慣病には、日常の食生活、運動習慣、喫煙、飲酒、精神的ストレスなどが大きく影響する。これらの生活習慣を改善することにより、その発症の予防と進行の抑制を日常生活の中で実現することが大切である。生活習慣病全般を予防するための食事のポイント、また、骨粗鬆症、高尿酸血症（痛風）、がんを防ぐための注意点は次の通りである。

❶生活習慣病予防のための食事のポイント
①適正体重を維持するような適正エネルギー量を摂取する。
②脂質の摂取量に注意して、過剰にならないようにする。
③脂質は量だけでなく質にも注意する。n−3系脂肪酸を多くとるように努め、飽和脂肪酸やコレステロールの摂取を控える。
④炭水化物は、単糖類や二糖類など血糖値が急激に上昇する糖質は避け、でんぷんなどの多糖類を多くする。
⑤食物繊維を十分にとる。
⑥ビタミンC、ビタミンEなどの抗酸化力のあるビタミンが不足しないように摂取する。
⑦抗酸化成分であるポリフェノールを多く含む食品を摂取する。
⑧野菜類、果物類、いも類の摂取量を増やしてカリウムを多くする。
⑨減塩を心がける。
⑩アルコール飲料を制限する。

❷骨粗鬆症予防のための注意点
①乳製品、小魚、大豆製品、海藻類、緑黄色野菜などを積極的に摂取する。
②カルシウム、ビタミンD、ビタミンK、良質のたんぱく質を多く摂取する。
③やせによる筋力低下をきたさないように体重保持に注意する。
④食事以外では、運動能力の維持・増進をはかり、適度な日光浴をするために戸外運

動が望ましい。

❸高尿酸血症（痛風）予防のための注意点
①食事からのプリン体摂取を減らす。
②プリン体の多いビール、尿酸合成の亢進と腎尿酸排泄低下を引き起こす飲酒は制限することが望ましい。
③水分摂取量を多くして尿量を増やすようにする。
④適度な有酸素運動などが有効であるが、激しい運動は禁忌である。

❹がん予防のための注意点
　がん予防では、様々な条件とのバランスを考えて、がんになる危険性をできるだけ低く抑えることが目標となる。禁煙をはじめとして生活習慣を改善することが、現段階では個人として最も実行する価値のあるがん予防法となっている。現状で推奨できる科学的根拠に基づいた日本人のためのがん予防法として、公益財団法人がん研究振興財団は「がんを防ぐための新12か条」を示している（表8－1）。

表8－1　「がんを防ぐための新12か条」と目標

条項	目標
1条　たばこは吸わない 2条　他人のたばこの煙を避ける	たばこを吸っている人は禁煙をしましょう。吸わない人も他人のたばこの煙を避けましょう。
3条　お酒はほどほどに	飲む場合は1日当たりアルコール量に換算して約23g程度まで（日本酒なら1合、ビールなら大瓶1本、焼酎や泡盛なら1合の2/3、ウイスキーやブランデーならダブル1杯、ワインならボトル1/3程度）、飲まない人、飲めない人は無理に飲まないようにしましょう。
4条　バランスのとれた食生活を 5条　塩辛い食品は控えめに 6条　野菜や果物は不足にならないように	＊食塩は1日当たり男性8g、女性7g未満、特に、高塩分食品（たとえば塩辛、練りうになど）は週に1回以内に控えましょう。 ＊野菜や果物不足にならないようにしましょう。 ＊飲食物を熱い状態でとらないようにしましょう。
7条　適度に運動	たとえば、歩行またはそれと同等以上の強度の身体活動を1日60分行いましょう。また、息がはずみ汗をかく程度の運動は1週間に60分程度行いましょう。
8条　適切な体重維持	中高年期男性のBMI（体重kg/身長m^2）で21〜27、中高年期女性では21〜25の範囲内になるように体重をコントロールしましょう。
9条　ウイルスや細菌の感染予防と治療	地域の保健所や医療機関で、1度は肝炎ウイルスの検査を受けましょう。 機会があればピロリ菌感染検査を受けましょう。

10条　定期的ながん検診を	1年または2年に1回定期的に検診を受けましょう。検診は早期発見に有効で、前がん状態も発見できます。
11条　身体の異常に気がついたら、すぐに受診を	やせる、顔色が悪い、貧血がある、下血やおりものがある、咳が続く、食欲がない、などの症状に気がついたら、かかりつけ医などを受診しましょう。
12条　正しいがん情報でがんを知ることから	科学的根拠に基づくがん情報を得て、あなたに合ったがんの予防法を身につけましょう。

出所）公益財団法人がん研究振興財団　2011年をもとに作成

2　壮年期・中年（実年）期の栄養アセスメント実習

実習8-1　壮年期女性の生活習慣病予防のための栄養アセスメント

実習目的　成人女性では40～60歳代で肥満の割合が高く、糖尿病、脂質異常症、高血圧など生活習慣病のリスクが高い。そこで本実習により、壮年期の女性を対象として各測定項目から栄養状態を総合的に評価・判定し、食生活の改善方法について説明する能力を養う。

実習課題8-1

壮年期の肥満傾向の女性に対して、生活習慣病を予防するために、身体計測値、臨床検査値、食事内容、食生活等の状況から栄養状態を総合的に評価・判定する。なお、本実習終了後、同一対象者についての栄養ケア実習（実習8-3）に進んでもよい。

対象者の特性

年齢・性別：45歳女性（月経あり）

家族構成：夫と子ども2人（高校生と中学生）の4人暮らし

身体計測値：身長155.0 cm、体重61.0 kg、腹囲78.0 cm

臨床検査値：収縮期血圧120 mmHg、拡張期血圧75 mmHg、空腹時血糖110 mg/dL、HbA1c 5.2%、HDLコレステロール50 mg/dL、LDLコレステロール115 mg/dL、中性脂肪130 mg/dL、AST 15 U/L、ALT 10 U/L、γ-GTP 5 U/L、尿糖（－）、尿タンパク（－）

表8－2　食事調査結果

【1日目】

	料理名	食品名	量(g)
朝食	パン	食パン（6枚切り1枚）	60
		有塩バター	10
		ブルーベリー（ジャム）	10
	バナナヨーグルト	バナナ（生）	80
		ヨーグルト（脱脂加糖）	100
	紅茶	紅茶（浸出液）	200
		上白糖	10
昼食	牛丼	めし（水稲、精白米）	200
		牛肉かたロース（脂身つき、生）	50
		たまねぎ（りん茎、生）	50
		しょうが（酢漬）	10
		こいくちしょうゆ	10
		食塩	0.5
		本みりん	4
		上白糖	5
	漬物	大根（たくあん漬、塩押し）	10
夕食	ご飯	めし（水稲、精白米）	200
	味噌汁	米みそ（淡色辛みそ）	10
		さといも（球茎、生）	20
		えのきたけ（生）	10
		かつおだし	200
	さばの塩焼き	まさば（生）	70
		食塩	1
	大根おろし	大根（根、皮むき、生）	20
	青菜の炒め煮	小松菜（葉、生）	100
		油揚げ	20
		上白糖	2
		本みりん	2
		うすくちしょうゆ	5
		調合油	3
夜食	ミルクチョコレート	ミルクチョコレート	100
	紅茶	紅茶（浸出液）	200
間食	ショートケーキ	ショートケーキ（1個）	100
	ポテトチップス	ポテトチップス	80
	オレンジジュース	オレンジストレートジュース	200

【2日目】

	料理名	食品名	量(g)
朝食	パン	クロワッサン（2個）	100
	コーヒー	コーヒー（浸出液）	200
		上白糖	10
		普通牛乳	150
	ハムエッグ	ロースハム	50
		鶏卵（全卵）	50
		調合油	5
		レタス（結球葉、生）	40
昼食	スパゲッティミートソース	マカロニ・スパゲッティ（乾）	100
		ベーコン	20
		トマト加工品（ケチャップ）	30
		たまねぎ（りん茎、生）	30
		青ピーマン（果実、生）	20
		にんじん（根、皮むき、生）	20
		オリーブ油	10
		粉チーズ	10
		食塩	2
		こしょう（黒）	少々
	オレンジジュース	オレンジストレートジュース	200
夕食	ご飯	めし（水稲、精白米）	200
	すき焼き	牛肉かたロース（脂身つき、生）	100
		鶏卵（全卵）	50
		白菜（結球葉、生）	100
		根深ねぎ	50
		春菊（葉、生）	50
		しいたけ（生）	20
		えのきたけ（生）	30
		しらたき	50
		焼き豆腐	50
		こいくちしょうゆ	25
		上白糖	20
		清酒	10
夜食	大福もち	大福もち（1個）	80
	お茶	せん茶（浸出液）	180
間食	パン	あんパン（1個）	100
	かりんとう	かりんとう（黒）	50
	お茶	せん茶（浸出液）	200

食事内容：

　　不連続の2日間について食事調査を行った。結果は、表8－2の通りである。

食生活および生活の状況：

　　昼食は1人でとることが多く、夕食は家族の帰りを待っているので遅くなる。偏食はない。間食をすることが多く、特に菓子や甘いものを好んで食べる。

　　専業主婦で家にいることが多い。趣味は特になく、テレビをみている時間が長い。家事以外に体を動かすことは少なく、運動の習慣もない。身体活動レベルは「ふつう」である。

• 第2部　ライフステージ別栄養ケア・マネジメント実習 •

実習方法

所要時間：135分（レポートまたは発表資料の作成時間および発表時間を除く）
本実習で使用するワークシート：
　壮年期・中年（実年）期栄養アセスメント実習ワークシート1
　栄養素等摂取量の評価ワークシート
実習手順フローチャート：

STEP1
食事内容から栄養計算ソフトなどで栄養素等摂取量を求めて2日間の平均値を算出し、その結果を「栄養素等摂取量の評価ワークシート」に記入する[*1]。

(30分)

STEP2
栄養素について「用いる指標」と対象者の食事摂取基準値を設定し、「栄養素等摂取量の評価ワークシート」に記入する。

(10分)

→ p.23

STEP3
身体計測値からBMIを求めて、体格（肥満度）を評価する（第1部表2－12）[*2]。

(10分)

STEP4
対象者のエネルギー摂取量の過不足を、BMIを指標として評価する[*3]。

(10分)

STEP5
「栄養素等摂取量の評価ワークシート」をもとに、対象者の食事摂取基準値を参考にして栄養素摂取量を評価する。

(20分)

→ p.18
→ p.19

STEP6
臨床検査値を基準値と比較する（第1部表2－1）。また、メタボリックシンドロームについて診断基準を用いて判定する（第1部表2－2）。さらに、身体計測値とあわせて健康状態を総合的に評価する。

(20分)

STEP7
食生活および生活の状況から問題点を考える。

(15分)

STEP8
健康状態、栄養素等摂取状況、食生活および生活の状況を総合的に考察して栄養状態を評価する。さらに、食生活改善のためのアドバイスを考える。

(20分)

STEP9
実習結果と評価・考察を発表する。あるいはワークシートをレポートとして提出する。

* 1　食事内容から摂取量を算出する栄養素等の種類は、エネルギー、たんぱく質、脂質、飽和脂肪酸、n-6系脂肪酸、n-3系脂肪酸、ビタミンA、ビタミンB_1、ビタミンB_2、ビタミンC、カルシウム、カリウム、鉄、食物繊維、食塩相当量の15項目とする。
* 2　STEP3～8の結果は、「壮年期・中年（実年）期栄養アセスメント実習ワークシート1」にまとめる。
* 3　成人のエネルギー摂取量の過不足についての栄養アセスメントには、食事摂取基準値でなくBMIを使用する。

ポイント&アドバイス

1──健康状態の評価

まず、身体計測値からBMIを求めて、生活習慣病の大きな要因である肥満度を判定する。次に内臓脂肪の簡易な指標である腹囲の測定値を評価する。さらに腹囲に加えて、血圧、血糖値、血中脂質の測定値を用いてメタボリックシンドロームを判定する。また、肝機能についても評価する。これらの評価には、それぞれの診断基準（第1部第2章）を用いるが、基準値の限界値に近いか、大きく外れているか、その程度についても考察する。

◯ pp.18-25

2──栄養摂取状況の評価

①不連続の2日間の食事調査結果から求めた対象者の栄養摂取量について評価する。エネルギー摂取量の過不足の評価は、推定エネルギー必要量ではなく、現在の体重から求めたBMIを指標として用いる。

②各栄養素の摂取量の評価では、食事摂取基準値を参考にして評価する。特に生活習慣病を予防するために摂取量を制限したほうがよい栄養素、不足しないように摂取したほうがよい栄養素には、それぞれどのようなものがあるかを考えて評価する。その際には、「基本事項」で述べた「生活習慣病予防のための食事のポイント」を参照する。

◯ p.172

3──栄養状態を総合的に評価するための留意点

❶生活習慣病予防のための総合的な評価・考察

栄養状態の総合的な評価では、生活習慣病を予防するために次の①〜④を考える。

①まず、食事摂取状況、臨床検査値、身体計測値の結果をあわせて考えて、改善が必要と思われる問題点を整理する。

②上記の問題点を改善するために、2日間の食事から考えられる食生活上の課題（食事の内容、夜食、間食など）は何かを考える。特に、夜食や間食からのエネルギー摂取量が過剰な可能性があるので、これらが対象者の1日摂取エネルギーの何パーセントに相当するかを計算して考察する。

③同様に、日常の生活状況（運動や生活活動など）における課題について考える。

④上記②③の課題を改善するための方策を考察し、栄養ケア実習（実習8－3）に進んでもよい。栄養ケア実習に進まない場合には、栄養アセスメントの結果から明らかになった課題を解決するためのアドバイスを考える。

❷食生活改善のためのアドバイス

上記の問題点を改善して生活習慣病を予防するために、対象者へのアドバイスを考える。一般的な点は、「基本事項」で述べた「生活習慣病予防のための食事のポイント」を参照して、さらに対象者には、次のような点についてアドバイスを考える。

① 間食は気分転換に有効であるが、エネルギー、脂肪、塩分の多いものになっていないか。
② 夜食の摂取は適切か。
③ 野菜、果物、海藻などを多めに摂取しているか。
④ 骨粗鬆症を予防するために、カルシウムを十分にとっているか。
⑤ 生活に運動を取り入れているか。

⇒ p.172

実習 8-2 中年（実年）期男性の生活習慣病予防のための栄養アセスメント

実習目的 成人男性は、女性より生活習慣病を発症するリスクがより高い状況にある。そこで本実習により、中年（実年）期の男性を対象として各測定項目から栄養状態を総合的に評価・判定し、食生活の改善方法について説明する能力を養う。

実習課題8-2

中年（実年）期の肥満傾向の男性に対して、生活習慣病を予防するために、身体計測値、臨床検査値、外食を含む食事内容、食生活等の状況から栄養状態を総合的に評価・判定する。

対象者の特性

年齢・性別：55歳男性
身体計測値：身長170.0 cm、体重80.0 kg、腹囲90.0 cm
臨床検査値：収縮期血圧135 mmHg、拡張期血圧90 mmHg、空腹時血糖110 mg/dL、HbA1c 5.5％、中性脂肪150 mg/dL、HDLコレステロール50 mg/dL、LDLコレステロール120 mg/dL、AST 30 U/L、ALT 30 U/L、γ-GTP 50 U/L、尿糖（－）、尿タンパク（－）
食事内容：
平日1日の食事調査を行った。結果は、表8-3の通りである。

表8－3　食事調査結果

	料理名	食品名	量(g)		料理名	食品名	量(g)
朝食	（7時頃） パン ベーコンエッグ 付け合わせ コーヒー	ロールパン（2個） 有塩バター ベーコン 鶏卵（全卵） レタス（結球葉、生） ミニトマト（果実、生） マヨネーズ（全卵型） コーヒー（浸出液）	60 10 30 50 30 30 20 200	夜食	（1時頃） 焼きおにぎり(1個) 漬物 缶ビール	めし（水稲、精白米） こいくちしょうゆ 大根（たくあん漬、塩押し） ビール	150 5 20 350
昼食	（外食12時頃） ざるそば 薬味	そばゆで めんつゆ（ストレート） 葉ねぎ わさび（根茎、生）	220 100 5 3	間食	（10時頃） 缶コーヒー （15時頃） 缶コーヒー （19時頃） 醤油せんべい 缶コーヒー	コーヒー飲料（加糖） コーヒー飲料（加糖） 甘辛せんべい コーヒー飲料（加糖）	200 200 50 200
夕食	（22時頃） ごはん とんかつ 付け合わせ 漬物 味噌汁 缶ビール	めし（水稲、精白米） 豚ロース（脂身つき、生） 小麦粉（薄力粉1等） 調合油 鶏卵（全卵） パン粉（生） 食塩 キャベツ（結球葉、生） トマト（果実、生） フレンチドレッシング 大根（たくあん漬、塩押し） 木綿豆腐 わかめ（カットわかめ） 葉ねぎ 米みそ（淡色辛みそ） かつお・昆布だし ビール	300 150 10 15 15 10 0.5 50 25 20 20 10 1 5 10 180 500				

食生活等の状況：

　仕事は、コンピューター関係の専門職に就いている。昼食は短時間で済ませるために、めん類など軽いものが多い。就業時間が遅くまで続くこともあり、夕食の時間が不規則である。付き合いで外食をすることもあり、アルコールの摂取量も多い。飲酒習慣があり、毎晩ビールを飲むことが楽しみである。夜食も時々食べて、同時にビールを飲むこともある。運動の習慣がなく、運動不足を心配している。喫煙歴は長く、今も1日10～15本程度喫煙している。

実習方法

所要時間：100分（レポートまたは発表資料の作成時間および発表時間を除く）
本実習で使用するワークシート：
　壮年期・中年（実年）期栄養アセスメント実習ワークシート2

• 第2部　ライフステージ別栄養ケア・マネジメント実習 •

実習手順フローチャート：

➡ pp.22-25

STEP1
身体計測値からBMIを求めて、体格（肥満度）を評価する（第1部第2章）＊。

（5分）

➡ p.18
➡ p.19

STEP2
臨床検査値を基準値と比較する（第1部表2−1）。また、メタボリックシンドロームについて診断基準を用いて判定する（第1部表2−2）。さらに、身体計測値とあわせて健康状態を総合的に評価する。

（20分）

STEP3
食事内容から、対象者の食事のバランスを評価する。

（15分）

STEP4
食生活等の状況から考えられる食生活における問題点を見出す。

（20分）

STEP5
外食や嗜好飲料について考察して評価する。

（20分）

STEP6
健康状態、食事内容、食生活等の状況を総合的に考察して評価する。さらに、食生活改善のためのアドバイスを考える。

（20分）

STEP7
実習結果と評価・考察を発表する。あるいはワークシートをレポートとして提出する。

＊　STEP1〜6の結果は、「壮年期・中年（実年）期栄養アセスメント実習ワークシート2」にまとめる。

ポイント&アドバイス

1──健康状態の評価

　まず、BMIを求めて肥満度を判定する。次いで、生活習慣病を引き起こす基礎疾患（肥満、高血圧、高血糖、脂質代謝異常）はないかどうかについて臨床検査値から判定する。また、メタボリックシンドロームを判定する。さらにAST、ALT、γ-GTPから肝機能の異常を調べ、特にγ-GTPによりアルコール性肝障害を調べる。これらの判定では、基準値を用いて正常範囲内にあるかを調べるとともに、基準値の限界値に近いか、大きく外れているか、その程度についても考察する。

2──食事内容（食事のバランス）の評価

　対象者の食事調査結果は平日1日の結果であり、栄養素摂取の定量的な評価は困難である。この実習では、生活習慣病の一次予防を念頭に朝・昼・夕の3食の内容がそ

表8-4 外食1食分の栄養価（例）

	エネルギー(kcal)	たんぱく質(g)	脂質(g)	炭水化物(g)	カルシウム(mg)	鉄(mg)	ビタミンA(μgRAE)	ビタミンB₁(mg)	ビタミンB₂(mg)	ビタミンC(mg)	食塩相当量(g)
ざるそば	304	14.3	3.3	54.4	—	—	—	—	—	—	1.9
カレーライス	658	18.2	17.3	104.0	56	2.2	363	0.24	0.20	44	2.2
きつねうどん	475	19.0	11.9	66.8	137	2.1	1	0.12	0.12	1	5.1
ラーメン	478	25.6	6.7	75.5	73	2.0	88	0.77	0.35	12	5.9

出所）実教出版編修部編『オールガイド食品成分表2019』実教出版　2019年　p.336、338、339をもとに作成

れぞれ主食、主菜、副菜を含んでいるか、また、3食の配分は適切かなどを評価する。また、間食の内容は適切か、嗜好飲料の摂取量は適切かについても評価する。

❶外食の評価

手軽な外食の栄養価の例は、表8-4の通りである。これらを対象者の食事摂取基準値の3分の1の値と比較してみる。その結果を参考にして、この対象者が摂取した外食について内容が適切かどうか（過剰な栄養素、不足する栄養素は何か）を評価する。また、望ましい外食の内容について考察する。

❷嗜好飲料の評価

対象者が摂取したコーヒー、アルコール飲料のエネルギー量を日本食品標準成分表から調べて、栄養価の点から適切かどうかを評価する。さらに、これらの飲料による心理的な効果なども考慮して、どのように改善することがよいのかを考察する。

3──栄養状態を総合的に評価するための留意点

❶総合的な評価・考察

対象者である男性会社員について、生活習慣病を予防するために、①食事（食品の種類、夜食、間食、嗜好飲料など）の問題点は何か、②日常の生活状況（運動や生活時間・リズムなど）の問題点は何かについて考える。

❷食生活改善のためのアドバイス

⇨ p.172

上記の問題点を改善するために、「基本事項」で述べた「生活習慣病予防のための食事のポイント」を参照して対象者へのアドバイスを考える。さらに、①昼食の外食、夜食、②野菜の摂取状況、③清涼飲料、飲酒、喫煙、④運動、ストレスの解消についてのアドバイスも考える。

• 第2部　ライフステージ別栄養ケア・マネジメント実習 •

3　壮年期・中年（実年）期の栄養ケア実習

実習8-3　壮年期女性の生活習慣病予防のための食事

実習目的　一般的に壮年期は働き盛りの世代であるが、肥満、糖尿病、脂質異常症、高血圧症など生活習慣病が発症・進行しやすい時期でもある。この時期の食生活を見直し、食習慣を改善させることを目的として、この世代の女性について生活習慣病予防のために配慮すべき点を考えて栄養ケア計画および食事計画を作成する。

実習課題8-3

実習8-1で栄養アセスメントを行った対象者について、その特性を考慮して生活習慣病を予防・軽減するための栄養ケア計画を作成する。また、栄養ケア計画に基づいて食事計画を作成する。さらに、作成した献立を実際に調理、試食して評価する。

対象者の特性

→ p.174　実習8-1「対象者の特性」を参照。

献立の構成

献立は、次のような朝食、昼食、夕食、間食を考える。その際には、季節を設定して季節感を出すようにする。
　朝食：主食、主菜（卵類を含む）、副菜、飲み物で構成する。
　昼食：主食、主菜（肉類または魚介類）、副菜、果物で構成する。
　夕食：主食、汁物、主菜（魚介類または肉類）、副菜、副々菜、果物で構成する。
　間食：1日の摂取エネルギー量の10％程度とする。

実習方法

→ p.56　「本書で標準とする栄養ケア実習の方法」にしたがって進める。なお、そのうち、STEP1とSTEP2については、以下の点に留意する。

• 第8章　壮年期・中年(実年)期の栄養ケア・マネジメント実習 •

STEP1　壮年期の栄養ケア計画を作成する際には、後述する「ポイント&アドバイス」を参照する。

STEP2　献立作成で算出する栄養素等の種類は、エネルギー、たんぱく質、脂質、炭水化物、飽和脂肪酸、n-3系脂肪酸、ビタミンA、ビタミンB_1、ビタミンB_2、ビタミンC、カルシウム、鉄、食物繊維、食塩相当量の14項目とする。

ポイント&アドバイス

1──壮年期女性の栄養ケア計画の課題

対象者の身体計測値、臨床検査値、食事内容、食生活等の状況（運動や生活活動など）から課題を把握し、その課題を解決するための対象者の栄養ケア計画を作成する。その際には、「基本事項」で述べた「生活習慣病予防のための食事のポイント」「骨粗鬆症予防のための注意点」を参照する。

◯ p.172

2──栄養ケアの目標と計画の作成

短期の目標と中・長期の目標を作成する。短期目標では1か月程度を考え、中・長期目標では3か月程度を考えて、継続的に改善できるように無理のない計画を立てる。それぞれについて栄養ケア計画を考えるが、その際には、次のようなことを考慮する。

①減量は、無理のない計画を立て、中断したり、すぐにリバウンドしないようにする。栄養バランスのよい食事をとることと、運動量を増やすことを基本とする。

②間食や夜食はできるだけ減らすことを考える。間食については、ショートケーキ1個（100g）、ポテトチップス80g、大福もち1個（80g）、あんパン1個（100g）、かりんとう50gなどのエネルギー量を日本食品標準成分表で調べて「標準ワークシート6」の「1．献立作成で対象者の特性に配慮した点」に記入し、対象者が自分の課題への認識を促すように利用することを考える。

③標準体重より何kg多いかを算出し、短期的にはBMIを25以下にすることを目標にする。中・長期的にはBMIを18.5～24.9の範囲で維持することをめざす（表3－1）。

④運動習慣がない対象者に対して、どのように運動を習慣づけるのかを工夫する。

【引用文献】

1) WHO. Guideline : Sodium intake for adults and children. Geneva. World Health Organization (WHO). 2012.
2) 「日本人の食事摂取基準（2025年版）」策定検討会『「日本人の食事摂取基準（2025年版）」策定検討会報告書』2024年　p.306

• 第2部　ライフステージ別栄養ケア・マネジメント実習 •

第9章　高齢期の栄養ケア・マネジメント実習

1　高齢期の基本事項

1――高齢期の特性

　日本では一般通念上、65歳以上を高齢者としており、65歳以降のライフステージを「高齢期」という。また、年齢区分として65歳以上74歳までを「前期高齢者」、75歳以上を「後期高齢者」としている。日本人の食事摂取基準（2025年版）においても65歳以上を高齢者とし、「65歳〜74歳」と「75歳以上」の2つに区分している。

　わが国の総人口に占める高齢者人口は、増加の一途をたどっている。内閣府の『令和6年版高齢社会白書』によると、2023（令和5）年10月現在、65歳以上人口は3,623万人となり、総人口に占める割合（高齢化率）は29.1％となっている。そのうち、前期高齢者は1,615万人、後期高齢者は2,008万人で、総人口に占める割合は、それぞれ13.0％、16.1％である。

　高齢期に入ると、加速度的に進行してきた老化現象に伴い、身体機能や生理機能の低下による様々な変化が顕著に出現してくる。しかし、老化現象の速度は個人の差がきわめて大きいことも特徴である。そのため高齢期では成人期に比べてより一層、身体状況や栄養状態に応じた個別の管理が重要となる。

◯ p.33
　高齢者の身体機能障害のリスク因子、転倒のリスク因子として、加齢に伴う筋力の低下、または老化に伴う筋肉量の減少（サルコペニア）が認められている。この病態は栄養障害、フレイル（Frailty）とも関連が強く、そのために、過栄養だけではなく、「低栄養」「栄養欠乏」の問題への対応が、転倒予防や介護予防の観点からも重要になっている。

2 ── 高齢期の栄養アセスメント

❶臨床診査

　高齢者では主に低栄養のリスクが高いことから、日々の食事摂取状況や身体状況などをよく観察して、定期的に栄養障害の程度を評価することが重要である。問診の主な項目には、食事量・回数、食事の準備状況、体重減少の程度、食欲の有無、便秘・下痢の有無、合併症、むせや咳・痰の有無といった嚥下の状況などがある。また、低栄養の診断（第1部図2−2）においては、筋肉量も重視されるようになっている。

◯ p.17

❷臨床検査

　血液中のタンパク質動態は、摂取エネルギー量やたんぱく質量の不足による体タンパク質の異化亢進や合成低下を反映することから、栄養状態の評価に用いられる。その項目には、アルブミンや総タンパク質、急速代謝回転タンパク質（rapid turnover protein：RTP）と総称されるトランスフェリン、トランスサイレチン（プレアルブミン）、レチノール結合タンパク質などがある。血清鉄や赤血球数、平均赤血球容積、ヘモグロビン、ヘマトクリットなどは、鉄の栄養状態を評価して貧血の検査に使われる。そのほかに、総コレステロールや総リンパ球数も全体的な栄養状態の低下と相関することから栄養障害の指標となる。しかし、これらの血液成分は、何らかの病態が存在する場合には必ずしも栄養状態を反映しないこともあるので、単独ではなく、いくつかの指標を組み合わせて評価する必要がある。

◯ p.18

　尿中のクレアチニンは筋肉量の指標となり、3−メチルヒスチジンは筋肉タンパク質異化の指標となる。クレアチニンは食事量に影響を受けないが、3−メチルヒスチジンは食事由来のものも測定値に含まれる。また、窒素出納は体タンパク質代謝を反映し、正の場合は同化が、負の場合は異化が亢進している。

❸身体計測

◯ p.25

　高齢者では、関節変形、椎骨湾曲、身体麻痺や寝たきりなどの状態のために、身長や体重を実測できないことがある。そのような場合には、特殊な計測器を用いた測定のほかに体躯の一部分を測定し、その計測値から身長、体重、体組成を推定する方法が簡便で広く用いられている（第1部第2章）。

◯ p.33

◯ p.24

　高齢者での身体計測ではBMIによる低体重・肥満の判定だけでなく、低栄養状態の判断指標として一定期間における体重減少率（%LBW）や平常時の体重からの体重減少率（%UBW）による判定も用いられる。また、体組成を把握することも重要である。除脂肪体重（lean body mass：LBM）は、体タンパク質貯蔵量を反映することから筋肉量の推定に用いられ、その変動は栄養状態と強く関連していることが知られている。さらに体脂肪量の指標として上腕三頭筋皮下脂肪厚、筋肉量の指標として上

腕筋周囲長、上腕筋面積などが用いられる（第1部第2章）。

3──高齢期の食事摂取基準

❶対象と年齢区分

食事摂取基準の対象は、基本的に「健康な個人及び集団」である。高齢者においては健常な状態と要介護状態の中間的な段階を「フレイル」とし、フレイルに関する危険因子を有していても、おおむね自立した日常生活を営んでいる者が含まれる。これには歩行や家事などの身体活動を行っており、またBMIが標準より著しく外れていない者が該当する。

前述（第2部序章）の通り、日本では65歳以上を高齢者としており、食事摂取基準でも65歳以上を高齢者とし、「65歳〜74歳」と「75歳以上」の2つの区分としている。

❷策定の要点

エネルギー

エネルギーの摂取量および消費量のバランスの維持を示す指標としてBMIが用いられ、目標とするBMIの範囲は総死亡率が最も低いBMIの範囲などを基にして示された（第1部表3-1）。高齢者の当面目標とするBMIの範囲は、21.5〜24.9 kg/m²であるが、高齢者は基礎代謝量や身体活動レベルの低下により、エネルギー必要量が減少する。BMIの維持に視点をとらわれると、エネルギー摂取量の減少に伴い、たんぱく質や他の栄養素の充足が難しくなる。したがって、身体活動レベルを維持しながら、個人の生活の質や特性を踏まえた対応が望まれる。また、高齢者では立位が保てない場合や椎体の骨折、関節腔狭小による脊椎湾曲などのため、正確な身長の計測ができない場合が多いことからBMIが高く算出されやすいことに留意せねばならない[1]。

推定エネルギー必要量は参考資料として示され、基礎代謝量基準値と身体活動レベルの積として策定された。基礎代謝量基準値は、基礎代謝量（体重1 kg当たりの基礎代謝量基準値）と参照体重の積で求められる。高齢者の基礎代謝量をみてみると、男性は65〜74歳で21.6 kcal/kg体重/日、75歳以上で21.5 kcal/kg体重/日、女性は65〜74歳、75歳以上ともに20.7 kcal/kg体重/日となっている。基礎代謝量が同じ値であっても、参照体重の違いから基礎代謝量基準値はそれぞれ異なっている。高齢者の身体活動レベルは成人と比べて低く設定されており、65〜74歳は「低い」1.50、「ふつう」1.70、「高い」1.90となっている。さらに75歳以上では身体活動レベルは「低い」1.40と「ふつう」1.70の2区分となっている。「低い」に該当するのは自宅にいてほとんど外出しない者や高齢者施設で自立に近い状態で過ごしている者である。

高齢者は、筋力、体組成や身体活動レベルの個人差が大きく、また、消化吸収率の低下などが存在するため、個人の特徴を考慮して、エネルギー必要量を設定する必要

がある。

たんぱく質

　たんぱく質の推定平均必要量は、1歳以上の全年齢区分で男女ともに同一のたんぱく質維持必要量（0.66 g/kg体重/日）を用いて算定された。高齢者のたんぱく質の推奨量は、男性60 g、女性50 gである。あわせて総エネルギー摂取量に占める割合（％エネルギー）として目標量の範囲が設定されている。高齢者については、フレイルおよびサルコペニアの発症を予防する可能性を考慮したたんぱく質量1.2 g/kg体重/日の数値をもとに、目標量として男女ともに15〜20％エネルギーと示された。必要エネルギー摂取量が低く、目標量の下限が推奨量を下回る場合には下限は推奨量以上とすることが望ましい。

4 ── 高齢期の食生活の特徴

❶咀嚼・嚥下困難

　う歯や歯根の衰えが原因となり、加齢とともに永久歯の喪失割合は高くなる。高齢期では、特に咀嚼で重要な臼歯の損失割合が高くなり、咀嚼困難につながる。また、筋力や神経の機能の低下により嚥下機能が低下し、嚥下困難が起こりやすい。咀嚼や嚥下に困難がある場合には、食事量が減少しやすいだけでなく、喉つめや誤嚥などの事故が起こりやすい。高齢者の肺炎には、嚥下機能の低下による誤嚥性肺炎が多い。

❷食行動の特徴

　高齢者の食生活状況は、一緒に食事をとる人の有無、家族構成、周囲環境や社会経済状態などの差違によって異なる。特に一人暮らしの高齢者は摂取食品数や料理の数が少なく、栄養素の確保が難しい傾向がみられる。ほかにも、加齢に伴う身体的機能の低下や精神状態、服薬などの影響により、食形態や食行動に制約を受けることがある。よって、高齢期の食生活を改善するためには個人の生活状況や嗜好、食形態に配慮しながら、栄養素を確保するようにしなくてはならない。

　高齢者の食欲を増進させるには、一般的に「個人の嗜好にあわせた料理の味付けにする」「彩りのよい盛り付けにする」「咀嚼、嚥下機能に応じた食形態（食材の大きさ、軟らかさなど）にする」などの調理上の工夫をする。また、食べやすい食器具を使用するなど、食欲を高め、食を楽しみ、安全に美味しく食べられるような食環境への配慮が必要である。

5——高齢期の栄養の特徴

❶肥満

高齢者の男性の約30％、女性の約27％がBMI25以上で、過剰栄養もしくは過剰栄養の傾向にあると報告されている[2]。加齢に伴う運動量や活動量の減少はエネルギー消費を低下させると同時に骨格筋などの除脂肪組織を減少させやすい。その結果、基礎代謝量は減少して体脂肪は増加しやすく、肥満となりやすい。体重が増加しつつ筋肉が減少すると、さらに活動が制限されるといった悪循環に陥る。

高齢者の減量に際しては、単純に摂取エネルギー量を減らすのでは栄養不足に転じやすい。したがって、急激な制限はせず、可能な範囲で活動量を増やすように導く必要があり、身体機能の低下、慢性疾患の有無、食生活や飲酒、喫煙などの生活習慣にも注意を払わなければならない。

❷低栄養

高齢者は咀嚼・嚥下機能や消化・吸収機能の低下、食欲の低下から、低栄養状態に陥りやすく、BMIからみると、65歳以上の男性の約22.5％、女性の約31.5％が低栄養の傾向にある[2]。栄養状態の不良は生活の質（QOL）の低下に大きく影響することから、個人の身体活動レベルや摂食能力にあわせて適正な栄養状態を保つことが重要となる。慢性的な食事摂取量の不足や食品の偏りは、たんぱく質・エネルギー栄養障害（PEM、第2部第4章）のリスクを高め、また、栄養素の欠乏による骨粗鬆症や貧血などの疾病を招くことになる。特に後期高齢者は、低栄養からフレイルおよびサルコペニアに陥りやすく、要介護状態になる原因として注目されている。フレイルとは、老化に伴う種々の機能低下（予備能力の低下）を基盤として健康障害に陥りやすい状態のことで、体重減少、疲労感、歩行能力や筋力（握力）の低下などがみられる。一方、サルコペニアとは、高齢期にみられる骨格筋量の低下と、筋力もしくは身体機能（歩行速度など）の低下を指す言葉である。

⊃ p.111

低栄養のリスクは、体重減少率、低BMI、筋肉量減少、食事摂取量減少、消化吸収能低下、疾病による負荷・炎症から評価される（第1部第2章）ほか、血清アルブミン値なども参考にされる。低栄養のスクリーニングツールとして、BMI、体重減少、急性疾患かつ栄養摂取から栄養状態を評価するMUSTや、BMIもしくはふくらはぎの周囲長を用いて評価する簡易栄養状態評価表（MNA-SF®）も開発されている（第1部第2章）。

⊃ p.33

⊃ p.16

高齢者は身体活動が低下する傾向にあり、PEMに陥ると身体機能の低下が顕著になりやすい。身体機能の評価には日常生活動作（ADL）を用いることが多い。ADLは、移動、食事、更衣、整容、排泄、入浴など動作能力に関する項目が含まれる。また、手段的日常生活動作（instrumental activities of daily living：IADL）は、買い物、

洗濯、掃除、金銭管理、乗り物での移動などADLより複雑で高次な動作の評価に用いられることがある。さらに、身体機能評価には、食事、ベッドへの移乗、整容、歩行、更衣、排泄、入浴などの動作能力に関する項目を点数化して評価するバーセルインデックスがよく用いられ、なかでも食事は、ADL評価の重要な要素の1つである。

❸水分補給

　高齢者では基礎代謝量が減少し、その結果、代謝により生成する体内の水分が減少する。また、口渇中枢機能の衰えから水分不足の状態でも喉の渇きを感じにくいことや、排尿回数を気にして意識的に水分摂取を控える場合もある。食事摂取量が低下した場合には、食事からの水分の供給が減少する。これらの理由から、高齢期には脱水を起こしやすいので、水分が不足しないように補給する必要がある。

❹ミネラル、ビタミンの摂取

　高齢者では、動脈の弾力性と心拍出力の低下から高血圧になりやすい。ナトリウムの摂取量と血圧上昇の関連については広く知られており、血圧上昇抑制には、主なナトリウム源である食塩の摂取制限が推奨される。しかし、加齢とともに味覚の中でも特に塩味の閾値は著しく上昇し、濃い味を好むようになる。そのため、食塩の過剰摂取に注意しながらも、食事摂取量の確保のためには味覚を考慮する必要がある。

　加齢とともに腸管からのカルシウム吸収率が低下する。一方、骨からカルシウムが溶出する骨吸収が骨形成を上回るために尿中カルシウム排泄量は増加し、その結果、体内のカルシウム蓄積量は減少していく。特に女性は、閉経によりエストロゲンが低下することで骨吸収に拍車がかかり、骨粗鬆症のリスクが高まる。カルシウム摂取量は日本人の全年齢階級で不足傾向にあるため、若年期からの積極的摂取が望まれるが、特に高齢者ではより一層の摂取に努める必要がある。

　鉄については、高齢者では胃酸分泌量の減少により小腸上部からの吸収率が低下している。そのうえ、摂食量の低下、特に動物性食品の摂取量の減少が食事からの鉄供給を減らすこととなり、鉄不足になりやすい。食物中のビタミンC（アスコルビン酸）は体内での鉄の吸収を助けるので、鉄の豊富な食品とうまく組み合わせて摂取するように工夫するとよい。

　ビタミンDは、小腸や腎臓でのカルシウムの吸収を促進する。体内のビタミンDの多くは、紫外線により皮膚で合成されて供給される。しかし、日常生活動作レベルの低下した高齢者では屋外での日光浴の時間が減少しており、潜在性ビタミンD不足に陥りやすいため、食事からの摂取量に留意しなければならない。

　ビタミンB_{12}は、高齢者では体内貯蔵量減少に加え、胃酸分泌低下によって吸収率が低下する。ビタミンB_{12}欠乏が起こりやすいので、食事から不足しないように摂取する。

❺抗酸化成分

高齢者では、加齢に伴いフリーラジカル産生が増加し、脂質過酸化反応、アポトーシス、タンパク質の酸化、細胞膜の損傷、DNA損傷などが起こりやすい。抗酸化効果が期待できる栄養素等（ビタミンC、ビタミンE、カロテン類、ポリフェノール類）や体内抗酸化酵素の補助因子（亜鉛、セレン、マンガン）などは、体内の酸化障害を阻害することが期待される。

2 高齢期の栄養アセスメント実習

実習9－1　低栄養の高齢者に対する栄養アセスメント

実習目的　高齢者は、摂食量の減少や摂取食品の偏りから低栄養状態になりやすく、高齢者の約20～30％は低栄養状態にあるといわれている。特にたんぱく質・エネルギー栄養障害（PEM）は、一度陥ると回復が困難であることから、低栄養を回避するための栄養管理が重要である。また、PEM以外にもビタミン、ミネラルの不足による栄養障害が生じる危険性も高い。そこで本実習により、低栄養状態の高齢者を対象として各測定項目から栄養状態を総合的に評価・判定し、食生活の改善方法について説明する能力を養う。

実習課題9－1

低栄養状態の高齢者に対して、低栄養リスクを軽減するために、身体計測値、臨床検査値、栄養素等摂取量、食生活等の状況から栄養状態を総合的に評価・判定する。

◯対象者の特性

年齢・性別：88歳女性

既往歴：特になし

身体計測値：身長140.0 cm、体重35.0 kg、AC18.5 cm、TSF8.7 mm

臨床検査値：

Hb	9.7 g/dL	TP	6.2 g/dL	TC	115 mg/dL
Fe	36 μg/dL	ALB	3.3 g/dL	TG	52 mg/dL

食事内容：

不連続の2日間の食事調査の結果は表9－1の通りであり、食事調査から算出した

表9-1　2日間の献立

【1日目の献立】

朝食	食パン　6枚切1枚 いちごジャム　大さじ1 小松菜の煮びたし　小鉢1杯 きな粉牛乳（牛乳150 mL、きな粉大さじ1）
昼食	太巻き寿司（市販）2切 野菜コロッケ（市販）1/2個 冷奴（絹ごし豆腐1/4丁、青ねぎ、しょうゆ） トマト　小2切 ひじき煮物（市販）小鉢1杯
夕食	ごはん　小茶碗1杯 インスタント味噌汁（わかめ）1杯 鯛の刺身　5切 小松菜の煮びたし　小鉢1杯
間食	〈午前〉 りんご　小1/4個 〈午後〉 インスタントカフェオレ　1杯 おはぎ（市販）小1個

【2日目の献立】

朝食	食パン　6枚切1枚 いちごジャム　大さじ1 卵焼（砂糖入り）1切 きな粉牛乳（牛乳150 mL、きな粉大さじ1）
昼食	ごはん　小茶碗1杯 卵焼（砂糖入り）2切 かまぼこ　1切 白菜とにんじんの煮物　小鉢1杯
夕食	ごはん　小茶碗1杯 インスタント味噌汁（わかめ）1杯 さばの塩焼き　1/2切 切干し大根の煮物（市販）小鉢1杯 トマト　小2切
間食	〈午前〉 バナナ　小1本 〈午後〉 インスタントカフェオレ　1杯 クッキー　2枚

栄養素等摂取量の平均値は、次の通りであった。

エネルギー	1,200 kcal	ビタミンC	31.5 mg
たんぱく質	45 g	カルシウム	446 mg
脂質	32 g	鉄	6.3 mg
ビタミンA	423 μgRAE	食物繊維	10.5 g
ビタミンB_1	0.51 mg	食塩相当量	7.2 g
ビタミンB_2	0.73 mg		

摂食機能：残存歯3本のほかは義歯であるが、咀嚼・嚥下には問題がない。

食生活等の状況：

　一人暮らしで、炊事、洗濯など生活全般について自立できている。食事は朝食、昼食、夕食、午前と午後にそれぞれ間食をとっている。炊飯や野菜の煮物などは自分で作るが、市販惣菜品を利用することが多い。週に2～3回程度、自宅近くのスーパーまで手押し車を押し、歩いて買い物に出かける。そのほかには、毎日、朝夕に庭の鉢植えや木への水やりを行うが、日中は家で静かに過ごすことが多い。1か月前からデイケアサービスを週3回利用している。

身体活動レベル：ふつう

実習方法

所要時間：155分（レポートまたは発表資料の作成時間および発表時間を除く）
本実習で使用するワークシート：
　高齢期栄養アセスメント実習ワークシート

• 第2部　ライフステージ別栄養ケア・マネジメント実習 •

栄養素等摂取量の評価ワークシート

実習手順フローチャート：

◯ p.18、25

STEP1
対象者の身体計測値、臨床検査値に示されている検査項目の略語が何を示すのかを確認する。

（5分）

◯ p.25

STEP2
身体計測値からBMIを算出して体格を評価する。また、身体計測値のACとTSFを用いて、上腕筋周囲長（AMC）と上腕筋面積（AMA）を求める（第1部式5）*。

（15分）

◯ p.26
◯ p.33

STEP3
AC、AMC、AMAの値とそれぞれの基準値（第1部表2－14）との比較から筋肉量を評価し、低栄養状態のリスクの判断（第1部表2－18）から低栄養の状態を評価する。

（20分）

◯ p.18

STEP4
臨床検査値を基準値（第1部表2－1）と比較して低値（高値）であるものを確認し、健康状態を評価する。さらに、身体計測値とあわせて健康状態を総合的に評価する。

（20分）

STEP5
食事内容から算出した2日間の栄養素等摂取量の平均値を「栄養素等摂取量の評価ワークシート」に記入する。

（5分）

STEP6
栄養素について「用いる指標」と対象者の食事摂取基準値を設定し、「栄養素等摂取量の評価ワークシート」に記入する。

（10分）

STEP7
対象者のエネルギー摂取量の過不足を、身体計測値から算出したBMIを指標として評価する。

（10分）

STEP8
「栄養素等摂取量の評価ワークシート」をもとに、対象者の食事摂取基準値を参考にして栄養素摂取量を評価する。

（30分）

STEP9
2日間の食事の内容、摂食機能、食生活等の状況から問題点を考える。

（20分）

STEP10
健康状態、栄養素等摂取量、食生活等の状況を総合的に考察して評価する。さらに、食生活改善のためのアドバイスを考える。

（20分）

STEP11
実習結果と評価・考察を発表する。あるいはワークシートをレポートとして提出する。

＊　STEP1〜4、7〜10の結果は、「高齢期栄養アセスメント実習ワークシート」にまとめる。

ポイント&アドバイス

1──健康状態の評価

　高齢者の健康状態を評価する場合には、身体状況を評価するとともに、どの程度自立して生活できているのか、現在の自立レベルを今後も保てるのかどうかを含めて評価する必要がある。身体計測値からは「やせ」と判断されるが、その程度はどうなのか、低栄養状態ではないか、また、血液生化学検査値から、体タンパク質のレベルと貧血の有無はどのように評価できるのかを考える。一方、対象者は生活全般において自立しており、今後も現在の自立レベルを保てる状況にあるのかどうかを評価する。

2──栄養素等摂取量の評価

　エネルギー摂取量の過不足の評価は、BMIを指標として用いる。本実習の食事調査結果は必ずしも習慣的な摂取量を示していないが、各栄養素の摂取量は、食事摂取基準値を参考に評価する。その際、食事摂取基準に用いられている指標（推奨量、目安量、耐容上限量、目標量）がどのような目的で設定されているのかを理解して用いるようにする。

3──栄養状態を総合的に評価するための留意点

❶総合的な評価・考察

　栄養状態の総合的な評価には、食事摂取状況、臨床検査値、身体計測値を含めてあわせて考えることが大切である。また、「健康状態の評価」で述べた通り、どの程度自立できているのか、今後も今の自立レベルを保てるのかを考慮しなければならない。

❷食生活改善のためのアドバイス

　この対象者は、炊飯や野菜の煮物は自分で作るなど日常的に調理をする機会を保っていることから、例えば、これまで自分で調理していた料理や市販惣菜に何かの食材を足すなど少し手を加えるような工夫によって、労力を大きく変えずに栄養状態を改善できるような提案を考えてみる。

• 第2部　ライフステージ別栄養ケア・マネジメント実習 •

3　高齢期の栄養ケア実習

介護食への展開

実習目的　在宅での食事介助で大切なことは、喫食者の摂食能力にあわせた食事の形態にすることと、食事を準備する家族への情報提供や支援である。この実習では、家族の食事をもとにして、摂食能力の段階にあわせた介護食に展開する能力を養うことを目的とする。

――― 実習課題9-2 ―――

咀嚼や嚥下の機能が低下した高齢者には、食べやすく調理した介護食の提供が必要となる。在宅高齢者の介護食について、普通食からの展開を考えて栄養量の不足を防ぐための方法を知る。

対象者の特性

年齢・性別：79歳男性
家族構成：妻（75歳）、娘夫婦、孫と同居。
既往歴：高血圧、脳梗塞（6年前、後遺症による左半身軽度麻痺あり）
身体計測値：身長160.3 cm　体重40.4 kg（1か月前より1.8 kgの減少）
摂食機能：
　食事は自力でとることができるが、見守りが必要である。最近になって咀嚼力が低下してきた。また、食事中にむせることが多く、残食することも増えている。
食事記録：
　最近3日間の食物摂取状況（食事内容と摂取量）の記録は、表9-2の通りである。
生活状況：
　車椅子を使用し、週2回の訪問介護サービスを受けている。食事の用意は、主に同居する娘（56歳）が行っている。
身体活動レベル：低い

表9-2　最近3日間の食物摂取状況

【1日目】

朝食	昼食	夕食	間食（午後）
ごはん　小茶碗1杯（1/3残す） 卵焼　2切（1切残す） ほうれんそうと麩の味噌汁　1杯（半分残す） のりのつくだ煮　大さじ1	ごはん　小茶碗1杯 甘塩鮭焼き　1切れ（1/2残す） 大根・厚揚げ・しめじの煮物　小鉢1（厚揚げ、しめじを残す）	ごはん　小茶碗1杯 クリームシチュー　1皿（たまねぎ、じゃがいも、クリームは食べて鶏肉とにんじんを残す） のりのつくだ煮　大さじ1 バナナ　小1/2本	乳酸菌飲料　1本（65 mL）

【2日目】

朝食	昼食	夕食	間食（午後）
ごはん　小茶碗1杯 納豆　1パック のりのつくだ煮　大さじ1	きつねうどん　1杯（あげを半分、うどんを1/3残す）	ごはん　小茶碗1杯 ハンバーグ　小1（1/3残す） にんじんグラッセ いんげん豆のソテー（全部残す） かぼちゃのポタージュマグカップ　1/2杯	乳酸菌飲料　1本（65 mL）

【3日目】

朝食	昼食	夕食	間食（午後）
ごはん　小茶碗1杯 卵焼　2切（1切残す） 大根おろし　小鉢1 のりのつくだ煮　大さじ1	ごはん　小茶碗1杯 焼き豆腐と白ねぎのすき焼き風煮物（白ねぎを残す） きゅうりとわかめの酢の物　小鉢1（半分残す）	ごはん　小茶碗1杯 豚肉のしょうが焼き（豚肉を半分、付け合わせのキャベツをほぼ全部残す） 卵豆腐の吸い物　1杯 バナナ　小1/2本	乳酸菌飲料　1本（65 mL）

実習方法

所要時間：170分

実習単位：個人実習

本実習で使用するワークシート：高齢期栄養ケア実習ワークシート1～5

実習手順フローチャート：

STEP1

対象者の3日間の食事記録（食物摂取状況）から残食のある食品を選び、残食の原因と考えられる事項を考えて「高齢期栄養ケア実習ワークシート1」に記入する。

(25分)

STEP2

対象者の食事記録（食物摂取状況）の1日目について、摂取食品名と摂取量を見積もり、「高齢期栄養ケア実習ワークシート2」を完成させる。

(35分)

STEP3

1日目の食事（普通食）の内容について、残食がなくなるように食材や調理方法を工夫して、栄養価も考慮して介護食に展開する。介護食の献立名、材料名、調理方法の概略などを「高齢期栄養ケア実習ワークシート3」に記入する*1。

(45分)

STEP4
普通食および展開した介護食について、栄養計算ソフトなどを用いて摂取エネルギーおよび栄養素量を算出して「高齢期栄養ケア実習ワークシート4」に記入する[*2]。

(45分)

STEP5
普通食と展開後の介護食の摂取栄養量を比べて評価し、また、介護食への展開時に工夫した点について「高齢期栄養ケア実習ワークシート5」に記入する。

(20分)

STEP6
実習結果と評価・考察を発表する。あるいは「高齢期栄養ケア実習ワークシート1〜5」をレポートとして提出する。

[*1] 介護食への展開では、喫食者の摂食能力にあわせた食事にする。また、食事を準備する家族への負担が大きくならないように工夫する。

[*2] 摂取量を算出する栄養素等の種類は、エネルギー、たんぱく質、脂質、ビタミンA、ビタミンB_1、ビタミンB_2、ビタミンC、カルシウム、鉄、食塩相当量の10項目とする。

ポイント&アドバイス

1──介護食の種類

　介護食には、軟らかく調理した食事(ソフト食)、食材を小さくしたり、小さくした食材にあんをかけた食事(きざみ食)、ミキサーなどで食材のかたまりをなくしたり、とろみをつけた食事(ミキサー食、ペースト食など)、ミキサーにかけたものをゼリーやムース状に固めた食事(ゼリー食、ムース食)などがある。咀嚼・嚥下などの摂食能力は個人差が大きいため、その能力に応じた個別の対応が必要である。また、個人においてもその能力は変化することがあるので、継続して対応することが必要である。

2──介護食に適していない食材

　高齢期栄養ケア実習ワークシート1に書き出した残食の多い食品(食品群)には、どのようなものがあっただろうか。その食品を口にした時に噛みにくいもの、硬いもの、繊維の多いもの、歯に挟まりやすいもの、飲み込みにくいものが高齢者の残食の原因となることが多い。

　介護食に向いていない主な食品や料理としては、①カステラ、おから、パン類など水分が少なくてパサパサしているもの、②ナッツ類、リンゴなど硬くて噛みにくい食品、③海苔や餅などの口腔内に付着しやすいもの、④加熱して固くなった肉や魚など、⑤こんにゃくやそぼろなど、食塊形成しにくいものである。

3──介護食の調理方法

　介護食に向いていない食材でも、調理方法により「軟らかくする」「硬い部分を除く」「すりおろす」「細かく刻む」などで飲み込みやすくなる。また、「とろみをつける」などの工夫によって誤嚥を防ぐことができる。しかし、調理を担当する家族にとっては負担が増えることになるため、手間の少ない工夫が必要である。

　介護食に向いている主な食品や料理としては、おかゆ、煮魚、軟らかく煮込んだ肉や野菜、ひき肉料理、茶碗蒸し、卵焼き、あんかけ、ヨーグルト、とろろいも、豆腐類、もも、ゼリー類などがある。これらの中で家族と共通して食べられる料理は多い。煮魚は骨・皮を除き、必要があれば煮汁にとろみをつける。豆腐料理、煮込み料理は食材を小さめに切るなどすれば、別に分けて作る必要はない。ひき肉料理としてハンバーグを例にあげると、ひき肉に加える玉ねぎはみじん切りをすりおろす、焼いた後に煮込みハンバーグにするといった工夫で家族と共通の料理にすることができる。すり潰したりミキサーにかけても繊維や筋が舌に残るような食材は、軟らかく煮て潰した里芋と和えると、食塊形成を補ってくれるため、嚥下しやすくなる。対応が難しい時や時間がない時には市販の介護食（レトルト食品や冷凍食品など）も利用するとよい。

 実習9-3　嚥下機能低下に対応した水分補給

実習目的　摂食量が減少している高齢者では、特に水分補給が大切になってくる。そこで、嚥下機能の衰えに対応した水分補給のためのお茶ゼリーを、ゼラチンを用いて作って味わう。また、とろみ調整食品やゲル化剤を用いたお茶も試作して味わってみる。

> **実習課題9-3**
>
> 　実習9-2と同じ対象者（嚥下機能が低下した高齢者）の水分不足を防ぐために、お茶ゼリーを作る。

● 対象者の特性

● p.194　実習9-2「対象者の特性」を参照。

実習方法

所要時間：65分

実習単位：グループ実習

本実習で使用するワークシート：高齢期栄養ケア実習ワークシート6

本実習で特別に用意するもの：

　市販のゼラチン

　市販のとろみ調整食品（デンプン系、キサンタンガム系、グァーガム系などのうちから2種類程度）

実習手順フローチャート：

> **STEP1**
>
> お茶ゼリーを作る。60～80℃に加熱したお茶（ほうじ茶、麦茶など渋みが少ないお茶がよい）に、ゼラチン（1.5～1.6％濃度）を振り入れて溶かす*。

(15分)

> **STEP2**
>
> 冷水にあてて混ぜながら冷まし、とろみが付いてきたら100 mL程度の蓋付きの容器に入れる。バットにゼラチン液を入れた容器を置き、氷で冷やして固める。ゼラチン液を固めている間に、別にとろみ調整食品を用いたお茶を2種類ほど用意する。

(50分)

> **STEP3**
>
> ゼラチンを用いたお茶ゼリーと、とろみ調整食品を用いたお茶をそれぞれ試飲して評価し、「高齢期栄養ケア実習ワークシート6」に記入する。

*　摂食量が特に減少している時などには、同様にスポーツ飲料をゼラチンで固めて提供するのもよい。その場合、ゼラチンは1.7～1.8％濃度程度にする。

ポイント&アドバイス

1——介護食用のテクスチャー改良

　摂食・嚥下困難に対応する食事に関する名称については、日本摂食嚥下リハビリテーション学会が「嚥下調整食」という名称を採用し、とろみ剤や増粘剤は「とろみ調整食品」と表された[3]。嚥下調整食の形態・性状と、液体のとろみの分類は、学会分類2021で示されている[4]。

　介護食用のテクスチャー改良にはとろみ調整食品やゲル化剤が用いられるが、できるだけ無色、無味無臭で調理操作が簡単なものが望ましい。

　嚥下困難な場合、液体の飲料ではむせることが多いが、粘性を高めることによってむせることが軽減され、嚥下困難に対応する介護食として有効性が認められている。とろみ調整食品には、粘度を高める組成材料としてデンプン、キサンタンガム、グァー

ガムなどが用いられている。また、ゲル化剤としてはゼラチンや介護食用寒天などがある。

2 ── ゼラチンの特徴

① ゼラチンは、寒天などと比べて凝固温度がはるかに低いので、固まりにくい。
② ゼラチンを用いてゼリーを作る場合には、ゼラチン濃度 2 ～ 4 ％が用いられるが、濃度が低いと、より固まりにくい。本実習のお茶ゼリーのようにして水分補給に使用する場合は1.5～1.6％にして、かなりゆるい状態でようやくゲル状を保持している程度の固さで供する。
③ ゼラチンゼリーは融解温度が低いため、室温放置時間が長いと崩れやすい。
④ 口中で長く停滞した場合も溶けてしまうので、重度の嚥下困難者への利用には注意する。

【引用文献】
1） Izawa, S, Enoki, H, Hirakawa, Y, et al. Lack of body weight measurement is associated with mortality and hospitalization in community-dwelling frail elderly. Clin Nutr 2007 ; 26, 764-770.
2） 厚生労働省「令和元年国民健康・栄養調査結果の概要」p. 120
3） 日本摂食嚥下リハビリテーション学会編「日本摂食・嚥下リハビリテーション学会雑誌」17巻 3 号　2013年　p. 257
4） 日本摂食嚥下リハビリテーション学会編『日本摂食・嚥下リハビリテーション学会誌』25巻 2 号　2021年　pp. 135-149

• 第2部 ライフステージ別栄養ケア・マネジメント実習 •

第10章 運動・スポーツ時の栄養ケア・マネジメント実習

1 運動・スポーツの基本事項

1——運動とスポーツ

　近年、わが国では、生活習慣病対策が重要な課題となっている。生活習慣病を予防するためには、身体活動量を増加させることに加え、栄養や休養のバランスを考慮することが不可欠である。「健康づくりのための身体活動・運動ガイド2023」（厚生労働省）において「運動」は、「身体活動のうち、スポーツやフィットネスなどの健康・体力の維持・増進を目的として、計画的・定期的に実施されるもの」と定義されている。一方、「スポーツ」は、英語の"sport"に由来する外来語で、広い意味では「楽しみや健康を求めて自発的に行われる運動」をさし、狭い意味では「競争・競技として行われる運動」をさす言葉である。本書では「運動」を前者、「スポーツ」を後者として定義づけて解説する。

2——運動とエネルギー代謝

❶運動とエネルギー供給系

　運動時のエネルギー源は、アデノシン三リン酸（ATP）の分解によって生じる。運動を持続するためには、消費したATPを再合成しなければならない。このATP再合成のためのエネルギー供給機構は、大別すると無酸素系と有酸素系に分類される。さらに、無酸素系は、非乳酸性機構（ATP–CP系）と乳酸性機構（乳酸系）に分類される。

　ATP–CP系では、筋肉に蓄積されたクレアチンリン酸の分解によりATPを合成する。短時間でのATP合成が可能であるが、クレアチンリン酸の貯蔵量に限界があるため、10秒以内という短時間で、強度が高い運動時に適したエネルギー供給機構である。

乳酸系では、筋肉中のグリコーゲンや血中のグルコースを分解してATPを合成する。この過程では乳酸が大量に生成される。一般的に、30秒から数分にわたって持続する運動時に関与するエネルギー供給機構である。

有酸素系では、体内に蓄積されている脂肪、筋肉や肝臓に蓄積されているグリコーゲンが水と二酸化炭素に分解され、その過程でATPが合成される。強度が低く長時間にわたる運動時のエネルギー供給機構である。

❷糖質代謝と脂質代謝の転換

運動時にエネルギー源として用いられる栄養素は、主に糖質と脂質である。これらがどのような割合で利用されるかは、運動の強度、運動の持続時間などによって変化する。強度が高く、短時間の運動時には、糖質がエネルギー源の中心となり、強度が低く、長時間持続可能な持久性の運動時には、脂質が利用される割合が高くなる。ただし、脂質だけをエネルギー源とすることはできないため、持久性の運動時においても糖質は消費される。

❸有酸素運動と無酸素運動

運動の種類によって、有酸素系のエネルギー供給機構に依存する有酸素運動と無酸素系のエネルギー供給機構に依存する無酸素運動とに大別される。

有酸素運動の例としては、ウォーキング、ジョギング、水泳、サイクリングなどがあげられる。無酸素運動としては、筋力トレーニング、陸上の短距離走、投擲(とうてき)、各種スポーツのスマッシュ、スウィング、ダッシュやジャンプなどがあげられる。

❹最大酸素摂取量

1分間に体内に取り込まれる酸素の量を「酸素摂取量」($\dot{V}O_2$）という。$\dot{V}O_2$の最大値を最大酸素摂取量（$\dot{V}O_2max$）といい、全身持久力の指標となる。$\dot{V}O_2max$の値は、年齢や生活習慣、運動経験によって大きく異なり、持久性の運動能力が高い者ほど値が高い。$\dot{V}O_2max$の測定には大規模な設備や技術を必要とし、時間的、経済的、人的理由から手軽に実施することが困難であるため、心拍数を用いた推定法や20mシャトルランテストなどの間接法も使用される。

3 ── 健康増進と運動

❶運動の糖質代謝への影響

近年、わが国において生活習慣病として多発している2型糖尿病は、インスリン作用の感受性が低下し発症する。長期にわたる軽度あるいは中等度のトレーニングは、インスリンの感受性を高め、全身の糖質代謝を改善することが認められている。

❷ 運動の脂質代謝への影響

運動により、中性脂肪（TG）およびLDLコレステロールが低下し、HDLコレステロールが上昇する。有酸素運動を長時間持続すると、エネルギー源として脂質が利用される割合が高くなる。そのため、脂質代謝の改善には、持続的な有酸素運動を行うことが推奨される。

❸ 運動と高血圧

高血圧は、動脈硬化の代表的な危険因子となる。ウォーキング、ジョギングなどの強度の低い有酸素的な運動を継続して行うことにより、収縮期血圧、拡張期血圧ともに低下し、高血圧の改善に有効であることが示されている。一方、重量上げなどの強度の高い運動は、収縮期および拡張期の血圧をともに上昇させるため適さない。

❹ 運動と骨密度

骨粗鬆症は、骨密度が極端に低下し、骨折リスクが増す疾患である。骨密度は20～30歳代頃までに最大となり、その後、加齢とともに低下する。特に女性は閉経後、エストロゲンの分泌低下により、骨粗鬆症の発症率が顕著に増加する。継続的かつ適度な運動は、骨に力学的負荷を加え、骨密度を上昇させる。そのため、若年期より適切な栄養摂取を心がけるとともに、適度な運動習慣をもつことが重要である。

❺ 健康づくりのための身体活動・運動ガイド2023

厚生労働省は、2024年、健康日本21（第三次）における身体活動・運動分野の取り組みの推進に資するよう、「健康づくりのための身体活動基準2013」を改訂し、「健康づくりのための身体活動・運動ガイド2023」を策定した。

「健康づくりのための身体活動・運動ガイド2023」では、高齢者、成人、こどもに分けて推奨事項（図10－1）が示されており、健康状態や体力などの個人差を踏まえて強度や量を調整し、可能なものから取り組むこととされている。

4 ── スポーツと栄養

❶ スポーツと体力

スポーツなどのように、外界へはたらきかける体力を「行動体力」という。行動体力には、瞬発力、持久力などが含まれる。瞬発力とは、短時間に大きな力を発揮する能力である。一方、持久力は、長時間にわたって一定の力を発揮し続ける能力である。これらは、スポーツ選手にとって競技力を高めるうえで重要な要素となる。また、健康維持・増進および疾病予防の観点からも行動体力を高めることは、心肺機能の向上、糖質、脂質代謝の改善につながり、生活習慣病予防および改善に役立つ。

全体の方向性	個人差を踏まえ、強度や量を調整し、可能なものから取り組む 今よりも少しでも多く身体を動かす		

対象者[※1]	身体活動[※2]（＝生活活動[※3]＋運動[※4]）		座位行動[※7]
高齢者	歩行又はそれと同等以上の（3メッツ以上の強度の）身体活動を1日40分以上（1日約6,000歩以上）（＝週15メッツ・時以上）	**運動** 有酸素運動・筋力トレーニング・バランス運動・柔軟運動など多要素な運動を週3日以上 【筋力トレーニング[※5]を週2〜3日】	座りっぱなしの時間が長くなりすぎないように注意する （立位困難な人も、じっとしている時間が長くなりすぎないように少しでも身体を動かす）
成人	歩行又はそれと同等以上の（3メッツ以上の強度の）身体活動を1日60分以上（1日約8,000歩以上）（＝週23メッツ・時以上）	**運動** 息が弾み汗をかく程度以上の（3メッツ以上の強度の）運動を週60分以上（＝週4メッツ・時以上） 【筋力トレーニングを週2〜3日】	
こども （※身体を動かす時間が少ないこどもが対象）	（参考） ・中強度以上（3メッツ以上）の身体活動（主に有酸素性身体活動）を1日60分以上行う ・高強度の有酸素性身体活動や筋肉・骨を強化する身体活動を週3日以上行う ・身体を動かす時間の長短にかかわらず、座りっぱなしの時間を減らす。特に余暇のスクリーンタイム[※6]を減らす。		

図10-1　健康づくりのための身体活動・運動ガイド2023　推奨事項一覧

※1　生活習慣、生活様式、環境要因等の影響により、身体の状況等の個人差が大きいことから、「高齢者」「成人」「こども」について特定の年齢で区切ることは適当でなく、個人の状況に応じて取組を行うことが重要であると考えられる。
※2　安静にしている状態よりも多くのエネルギーを消費する骨格筋の収縮を伴う全ての活動。
※3　身体活動の一部で、日常生活における家事・労働・通勤・通学などに伴う活動。
※4　身体活動の一部で、スポーツやフィットネスなどの健康・体力の維持・増進を目的として、計画的・定期的に実施する活動。
※5　負荷をかけて筋力を向上させるための運動。筋トレマシンやダンベルなどを使用するウエイトトレーニングだけでなく、自重で行う腕立て伏せやスクワットなどの運動も含まれる。
※6　座位や臥位の状態で行われる、エネルギー消費が1.5メッツ以下の全ての覚醒中の行動で、例えば、デスクワークをすることや、座ったり寝ころんだ状態でテレビやスマートフォンを見ること。
※7　テレビやDVDを観ることや、テレビゲーム、スマートフォンの利用など、スクリーンの前で過ごす時間のこと。
出所）厚生労働省「健康づくりのための身体活動・運動ガイド2023（概要）」2024年
https://www.mhlw.go.jp/content/001204942.pdf

❷エネルギー供給機構とスポーツ種目

　スポーツ種目は、エネルギー供給機構により、パワー系および持久系に分類することができる。無酸素系のエネルギー供給機構への依存度が高く、瞬発力が重視されるスポーツを「パワー系スポーツ」、有酸素系のエネルギー供給機構への依存度が高く、持久力が重視されるスポーツを「持久系スポーツ」という。しかし、球技系などの瞬発力が求められる種目であっても、持続時間が長く持久力も必要とされたり、マラソンなどの持久系の種目であっても、ラストスパートには瞬発力が必要となる。このように、多くのスポーツ種目においては、パワー系と持久系の両者が混在している。

❸身体組成とスポーツ

　身体を構成する要素の最も基本的な計測項目は身長と体重である。日本では、身長と体重を組み合わせて算出される体格指数（BMI、カウプ指数、ローレル指数など）により栄養状態を評価する方法が広く用いられている。しかし、身長および体重のみでは、身体組成の評価および変動を把握することは困難である。特に脂肪および除脂

肪組織の変動は、生活習慣病の発症および運動能力との関連が深いことから、運動・スポーツと栄養について考えるうえで重要となる。

　身体組成を組織レベルで分類すると、骨格筋、脂肪組織、骨、血液などに分けて考えることができる。なかでも脂肪組織と除脂肪組織の2つに分類するモデル（2コンパートメント法）が広く用いられている。

　スポーツ選手においては、競技種目の特性により、望ましいとされる身体組成が異なる。一般的に、マラソンなどの持久系競技や、新体操、フィギュアスケートなどの審美系競技では、体重が軽いほうが有利であると考えられることが多い。そのため、極限まで体脂肪量を減らし、結果、月経異常を引き起こすケースもみられる。

　身体組成は、測定方法や測定条件により、結果が大きく異なると考えられるため、モニタリングなどで定期的に測定する際には、同じ原理、方法、機種、条件（食事、測定時間、着衣量など）で測定を行うよう注意する。

5 ── トレーニングと栄養補給

❶スポーツ時のエネルギー必要量

　スポーツ選手のエネルギー必要量は、競技種目、性別、年齢、体格、トレーニングの強度や頻度、時間、環境条件などによって変動するため、日々のトレーニング状況や体格の変化などを考慮して調整する必要がある。エネルギー収支バランスを維持するためには、エネルギー消費量に応じたエネルギー量を食事から摂取しなければならない。エネルギー消費量を評価する方法としては、ヒューマンカロリーメーター、二重標識水法、加速度計法、心拍数法などがあげられるが、大規模な測定設備や機器を必要とするものや、1人当たりの測定費用が高額なもの、競技種目によっては使用が困難なものなどスポーツ現場における栄養管理には活用し難いことも多い。一方、要因加算法は、活動内容を記録し、それぞれの活動時のMETs値からエネルギー消費量を算出する方法（式10－1）であり、特殊な設備や機器を必要とせず、簡便であるため活用しやすい。

　また、日本人の食事摂取基準（2025年版）では、性・年齢別の基礎代謝基準値に体重を乗じて基礎代謝量を求め、これに身体活動レベル（PAL）を乗じて推定エネルギー必要量を算出する方法（式10－2）が示されている。

式10－1　ある活動時のエネルギー消費量の算出式

　エネルギー消費量（kcal）＝METs×体重（kg）×時間（時間）×1.05
　　注）1 METは安静時代謝量に相当し、そのエネルギー消費量は1.05 kcal／kg／時である。

> **式10-2**
>
> 基礎代謝量（kcal/日）＝基礎代謝基準値（kcal/kg体重/日）×体重（kg）
>
> 推定エネルギー必要量（kcal/日）＝基礎代謝量（kcal/日）×身体活動レベル

　スポーツ選手においても、二重標識水法により様々な競技種目のPALが求められているため、これらの研究結果をもとにスポーツ活動時のエネルギー消費量を推定できる。しかし、スポーツ選手と一般人では、身体組成の割合が大きく異なり、スポーツ選手では、脂肪組織の割合が低く、除脂肪組織の割合が高いケースが多い。そのため、日本人の食事摂取基準（2025年版）に示された体重を使用した基礎代謝量の算出方法を用いた場合、誤差が大きくなる可能性が高い。そのため、体重ではなく、除脂肪量1 kg当たりの基準値である27.0 kcal/日を用いて基礎代謝量を推定する方法もある。

❷エネルギー産生栄養素とトレーニング

　日本人の食事摂取基準（2025年版）では、エネルギー産生栄養素について、その構成比率を目標量として示している。1～49歳のそれぞれの栄養素のエネルギー比率は、炭水化物は50～65％、たんぱく質は13～20％、脂質は20～30％とされている。スポーツ選手では、エネルギー消費量の増加に伴ってエネルギー産生栄養素の必要量も増大するが、エネルギー比率は一般人を対象としたものと同等と考えてよい。

　スポーツ選手では、身体活動量の増加に伴ってたんぱく質の要求量が高まる。しかし、たんぱく質摂取量の増加に比例して筋肉量が増加するわけではなく、過剰摂取は体脂肪量増加の原因となる。たんぱく質の推奨量は一般人で体重1 kg当たりおおよそ1 g程度、スポーツ選手では体重1 kg当たり1.2～2.0 g程度とされている。

　筋肉や肝臓に貯蔵されているグリコーゲンは運動時の重要なエネルギー源となる。グリコーゲン貯蔵量が少ないと疲労やパフォーマンス低下につながるため、体格やトレーニングの強度、時間に応じて糖質の摂取量を調整する必要がある（表10-1）。

　1日のエネルギー消費量が4,000～5,000 kcalを超えるような選手を対象とした場合は、脂肪エネルギー比率を上限の30％程度にすることで、摂取重量（かさ）を減らす

表10-1　スポーツ選手の糖質摂取のガイドライン

運動強度・運動内容・運動時間など	糖質摂取量
低強度運動や技術練習主体	3～5 g/kg体重/日
中強度運動（1時間以内/日）	5～7 g/kg体重/日
中～高強度運動（1～3時間/日）	6～10 g/kg体重/日
中～高強度運動（4～5時間以上/日）	8～12 g/kg体重/日

出所）Thomas, D. T., Erdman, K. A. & Burke, L. M. Nutrition and athletic performance. Med. Sci. Sports Exerc. 162, 2016, 543-568をもとに作成

ことができる。しかし、脂質は胃内停滞時間が長く、消化に時間がかかるため、運動直前の食事としては控えた方がよい。

❸水分補給

　体内の水分総量は、体重の約60％を占める。体内水分量はほぼ一定に維持されている。1日に尿や糞便、不感蒸泄として排泄される水分量は約2.5Lで、飲水や食事から摂取される水分とのバランスが保たれている。水は体温保持作用をもつ。体温が高くなると発汗し、その気化熱により体温上昇を抑えている。運動時には大量の熱が産生されるため、1時間当たりの発汗量が1〜1.5Lに達することもある。そのため、暑熱環境下での長時間の運動時には、適切な水分補給を行わなければ、熱射病や熱疲労などの熱中症を引き起こすおそれがある。

　汗には水分だけではなく、ナトリウムなどの電解質も含まれるため、暑熱環境下での長時間の運動時には、水分補給とともに電解質の補給も考えるべきである。また、水のみを摂取するよりも少量の糖質を含むほうが水分の吸収が促進される。そのため、0.2％前後の食塩と4〜8％程度の糖質を含んだ飲料が運動時の給水には適している。

2　運動・スポーツ時の栄養アセスメント実習

実習10-1　男子サッカー選手のための栄養アセスメント

実習目的　スポーツ選手にとって規則正しい食生活および適切な栄養摂取は、コンディションを良好に保ち、試合で最大限のパフォーマンスを発揮するために不可欠な要因である。スポーツ選手は一般人と比較して身体活動量が大幅に増加するため、それに見合ったエネルギーおよび栄養素を摂取することが必要となる。スポーツ選手の栄養管理を行うにあたっては、栄養アセスメントを行い、対象者の特性（競技種目、身体計測値、臨床検査値、食事内容など）を十分に考慮することが重要である。そこで本実習により、食生活改善のための効果的な栄養ケアを行うために、各アセスメント項目から栄養状態を総合的に評価・判定する能力を養う。

実習課題10-1

　男子サッカー選手に対して適正な食習慣と食生活を確立し、コンディション維持、パフォーマンスの向上につなげるために、身体計測値、臨床検査値、食事内容、食生活等の状況から栄養状態を総合的に評価・判定する。

対象者の特性

年齢・性別：24歳男性（サッカー選手）

家族構成：一人暮らし

身体計測値：身長174.0 cm、現体重65.0 kg（2か月前体重66.5kg）、体脂肪率11.5％（2か月前体脂肪率12.5％）

臨床検査値：赤血球数420×10^4/μL、白血球数5,040/μL、ヘモグロビン12.0 g/dL、ヘマトクリット40.0％、血清鉄70 μg/dL、空腹時血糖63 mg/dL、総タンパク質6.7 g/dL、アルブミン4.0 g/dL、AST 27 U/L、ALT 32 U/L、LDH 330 U/L、CK 590 U/L、中性脂肪60 mg/dL、総コレステロール150 mg/dL、HDLコレステロール57.0 mg/dL

生活活動記録：

練習がある平日1日の生活活動記録を行った。結果は、表10−2の通りであった。

食事内容：

不連続の2日間について食事調査を行った。結果は、表10−3の通りであった。

食生活等の状況：

一人暮らしであるため、外食やコンビニ弁当などで食事を済ませることが多い。時々自炊もするが料理のレパートリーが少なく、使用する食材も偏っている。練習は週5日、試合は週1日、残りの1日がオフ日である。パフォーマンスレベルは高く、チームの中心選手として活躍しているが、「試合後半になるとパフォーマンスが低下すること」「試合後の疲れがなかなか抜けないこと」を訴えている。また、ここ2か月間で体重が減少しており、パフォーマンス維持のためにもこれ以上の減少は避けたいと感じている。

表10−2　生活活動記録

身体活動	動作時間（時間）	生活活動	動作時間（時間）	運動	動作時間（時間）
睡眠	8.50	普通歩行	1.00	サッカー	2.00
休息（座位）	5.50			ジョギング	0.25
会話（座位）	2.50			ストレッチ	0.25
食事	1.50				
会話（立位）	1.50				
身の回り	0.50				
入浴（シャワー）	0.50				

表10-3 食事調査結果

【1日目】

	料理名	食品名	量(g)
朝食（自宅・市販品）	ホットドッグ	ロールパン	60
		ウインナー	40
		キャベツ（結球葉、生）	30
		食塩	0.2
		こしょう（白）	少々
		有塩バター	2
		からし（練り）	0.5
		トマトケチャップ	5
	パン	デニッシュパン	100
	牛乳	普通牛乳	200
昼食（外食）	カツ丼	豚かた（皮下脂肪なし、生）	70
		食塩	0.5
		こしょう（黒）	少々
		小麦粉（薄力粉1等）	3
		鶏卵	8
		パン粉（乾燥）	8
		調合油	8
		糸みつば（葉、生）	2
		鶏卵	50
		かつおだし	100
		上白糖	3
		こいくちしょうゆ	12
		めし（水稲・精白米）	180
	豆腐とわかめの味噌汁	木綿豆腐	15
		油揚げ	5
		乾燥わかめ	0.5
		こねぎ	3
		煮干しだし	180
		米みそ（赤色辛みそ）	12
	切干し大根	切干し大根	10
		油揚げ	10
		にんじん（根、皮つき、生）	20
		調合油	3
		かつおだし	100
		上白糖	4
		こいくちしょうゆ	9
	麦茶	麦茶（浸出液）	200
夕食（自宅）	おにぎり	めし（水稲・精白米）	110
		食塩	0.2
		かつお節	2
		ごま（いり）	2
		海苔	0.5
	おにぎり	めし（水稲・精白米）	110
		食塩	0.2
		しばえび（生）	5
		マヨネーズ（全卵型）	3.5
		あまのり（ほしのり）	0.5
	鶏肉の唐揚げ	若鶏手羽（皮つき、生）	100
		食塩	0.5
		こしょう（白）	少々
		にんにく（おろし）	0.5
		こいくちしょうゆ	4
		小麦粉（薄力粉1等）	6
		調合油	5
	サラダ	キャベツ（結球葉、生）	40
		きゅうり（果実、生）	20
		たまねぎ（りん茎、生）	10
		豚ハム・プレス	20
		和風ドレッシング	15
	麦茶	麦茶（浸出液）	200
間食（練習前後・市販品）	カステラ	カステラ	120
	プリン	カスタードプディング	150
	オレンジジュース	バレンシアオレンジ ストレートジュース	200
	麦茶	麦茶（浸出液）	1000

【2日目】

	料理名	食品名	量(g)
朝食（自宅）	ピザトースト	食パン	90
		有塩バター	4
		ベーコン	30
		トマト（果実、生）	30
		青ピーマン	10
		プロセスチーズ	25
		食塩	少々
		こしょう（白）	少々
		トマト加工品（ケチャップ）	9
	パン	ロールパン	60
	目玉焼き	鶏卵	100
		有塩バター	5
		食塩	0.5
		こしょう（白）	少々
	牛乳	普通牛乳	200
昼食（外食）	ハンバーガー	牛ひき肉（生）	60
		たまねぎ（りん茎、生）	30
		パン粉（乾燥）	10
		鶏卵	6
		食塩	0.8
		こしょう（黒）	少々
		調合油	4
		レタス（結球葉、生）	7
		トマト加工品（ケチャップ）	10
		マヨネーズ（全卵型）	8
		ハンバーガーバンズ	60
	フライドポテト	じゃがいも（塊茎、生）	60
		調合油	3
		食塩	0.3
	コーラ	コーラ	200
夕食（自宅）	牛丼	乳牛かた（皮下脂肪なし、生）	60
		たまねぎ（りん茎、生）	10
		こんにゃく（しらたき）	60
		かつおだし	70
		こいくちしょうゆ	12
		本みりん	3
		清酒	5
		上白糖	5
		めし（水稲・精白米）	200
	ポテトサラダ	じゃがいも（塊茎、生）	50
		食塩	0.3
		こしょう（白）	少々
		きゅうり（果実、生）	15
		たまねぎ（りん茎、生）	10
		豚ハム・プレス	20
		マヨネーズ（全卵型）	15
	刺身	くろまぐろ（赤身、生）	35
		するめいか（生）	25
		大根（根、皮つき、生）	20
		しそ（葉、生）	1
		わさび（練り）	2
		たまりしょうゆ	6
	麦茶	麦茶（浸出液）	200
間食（練習後・市販品）	パン	クリームパン	100
	バナナ	バナナ（生）	250
	プリン	カスタードプディング	150
	オレンジジュース	バレンシアオレンジ ストレートジュース	200
	麦茶	麦茶（浸出液）	1000

実習方法

所要時間：180分（レポートまたは発表資料の作成時間および発表時間を除く）
本実習で使用するワークシート：
　運動・スポーツ時の栄養アセスメント実習ワークシート
　栄養素等摂取量の評価ワークシート
実習手順フローチャート：

STEP1
身体計測値からBMI、除脂肪量、体脂肪量を算出する。日本人トップアスリートの形態測定結果を参考にして、体格、身体組成を評価する[*1,2]。

(15分)

STEP2
臨床検査値を基準値（第1部表2-1）と比較して、健康状態を貧血、炎症の有無、筋肉の損傷などの点から評価する[*3]。

○ p.18

(15分)

STEP3
食事内容から栄養計算ソフトで栄養素等摂取量を求めて2日間の平均値を算出し、対象者の習慣的な摂取量とする。その結果を「栄養素等摂取量の評価ワークシート」に記入する[*4]。

(45分)

STEP4
生活活動記録をもとに動作ごとのMETsと時間を記入し、エネルギー消費量を算出する[*5]。

(25分)

STEP5
対象者のエネルギー摂取量の過不足を、エネルギー消費量との比較および体重、体脂肪率の変化、食生活等の状況を参考にし、総合的に評価する。

(15分)

STEP6
栄養素について、「ポイント＆アドバイス」の「栄養素摂取量の評価」を参照し、対象者の目標摂取量を設定し、「栄養素等摂取量の評価ワークシート」に記入する[*6]。

(20分)

STEP7
「栄養素等摂取量の評価ワークシート」をもとに、STEP6で設定した対象者の目標摂取量を参考にして栄養素等摂取量を評価する。

(20分)

STEP8
食生活等の状況から問題点を考える。

(10分)

STEP9
健康状態、栄養素等摂取状況、食生活等の状況を総合的に考察して評価する。さらに食生活改善のためのアドバイスを考える。

(15分)

STEP10
実習結果と評価・考察を発表する。あるいはワークシートをレポートとして提出する。

* 第2部　ライフステージ別栄養ケア・マネジメント実習 *

＊1　後述する「ポイント＆アドバイス」に記載した日本人トップアスリートの形態測定結果（表10－4）を参考にして評価する。
＊2　STEP1、2、4、6〜9の結果は、「運動・スポーツ時の栄養アセスメント実習ワークシート」にまとめる。
＊3　「ポイント＆アドバイス」の「臨床検査値の評価」を参照する。
＊4　食事内容から摂取量を算出する栄養素等の種類は、エネルギー、たんぱく質、脂質、糖質、カルシウム、鉄、ビタミンA、ビタミンB_1、ビタミンB_2、ビタミンCの10項目とする。なお、必要と思われる栄養素を追加、あるいは削除してもよい。

⇨ pp.259-260

＊5　動作ごとのMETsは、身体活動（生活活動・運動）のメッツ表（資料6）を参考にして設定する。エネルギー消費量の算出方法は「ポイント＆アドバイス」の「エネルギー摂取量の過不足の評価」を参照する。
＊6　たんぱく質、脂質、糖質の目標摂取量は、「基本事項」で述べた「エネルギー産生栄養素とトレーニング」を参照する。それ以外については、「ポイント＆アドバイス」の「栄養素摂取量の評価」を参照する。

ポイント＆アドバイス

1──健康状態の評価

❶身体計測値の評価

スポーツ選手では、身体の体脂肪や除脂肪の割合が一般人と比較して大きく異なるため、身体組成の評価を行うことが望ましい。競技、種目によってパフォーマンスに有利となったり、望ましいとされる体格、身体組成の特徴がある。BMIは、一般人では肥満ややせの評価に用いるが、スポーツ選手では目標体重を設定する際の目安とするなど体格の指標として用いることもある。本実習では、日本人トップアスリートの形態測定結果（表10－4）を参考にして対象者の計測値と比較・検討する。

表10－4　日本人トップアスリートの形態測定結果

	男性			女性		
	身長(cm)	体重(kg)	体脂肪率(%)	身長(cm)	体重(kg)	体脂肪率(%)
短距離	174.8±4.3	67.4±5.0	6.8±2.5	161.9±4.6	52.7±3.9	11.3±3.0
長距離・マラソン	170.5±5.6	56.8±4.7	8.2±2.6	158.7±4.8	45.0±3.7	11.4±3.6
競泳	177.6±5.0	74.1±6.2	13.3±3.2	166.1±5.2	59.2±4.8	19.2±3.2
野球	178.9±4.8	82.0±7.8	14.7±4.6	―	―	―
サッカー	177.8±5.7	72.7±6.3	9.4±3.1	163.5±5.2	56.4±5.6	15.4±4.0
バスケットボール	190.7±9.1	87.5±13.0	10.3±4.1	174.5±6.6	67.1±8.3	16.8±3.9
バレーボール	189.1±7.7	82.4±8.3	9.9±3.3	175.1±6.0	66.4±5.7	16.9±3.5
卓球	171.6±5.1	68.1±6.1	14.5±3.9	159.0±5.4	53.2±4.6	18.9±3.2
体操競技	165.5±4.7	60.6±4.9	5.1±2.5	152.8±5.1	45.0±5.0	13.1±3.2
フィギュアスケート	169.0±5.9	61.7±6.5	8.8±4.3	159.8±4.1	52.6±5.8	14.7±4.2

注）国立スポーツ科学センター『形態・体力測定データ集2010』日本スポーツ振興センター　2012年より松島佳子作成。
出所）日本スポーツ栄養学会監修『エッセンシャルスポーツ栄養学』市村出版　2020年　pp.44-45をもとに作成

❷臨床検査値の評価

　臨床検査値の評価では、基準値と比べて正常範囲にあるかどうかを調べるとともに、異常値や基準値の上限または下限値との比較により、現在の健康状態の評価を行う。しかしながら基準値は、基本的には安静状態下の値であるため、スポーツ選手の評価においては、以下に述べるようなスポーツ活動による値の変動を考慮する必要がある。本実習では、これらを参考に対象者の健康状態を貧血、炎症の有無、筋肉の損傷などの点から評価する。

貧血にかかわる検査項目の評価

　スポーツ選手に最も多くみられる貧血は、鉄欠乏性貧血である。鉄欠乏性貧血の判定には、赤血球数、ヘモグロビン、ヘマトクリット、血清鉄などが用いられる。これらの値が低く、鉄欠乏性貧血と診断された場合には、その程度により、食事指導、練習量の軽減、鉄剤の投薬治療などを行う。逆にこれらの値が高値を示した場合は、運動による脱水、血液濃縮が疑われ、熱中症の危険性も考えられる。なお、測定値が基準値の範囲に入っていても、上限値や下限値に近い場合には注意が必要である。

白血球数の評価

　感染症やけがによる炎症があると白血球数は増加する。ただし、運動直後には一過性に値が上昇するため、基準値を大幅に上回る場合には、後日、安静状態で再検査を行い、感染によるものか否かを確認する必要がある。

AST、ALT、CK、LDHの評価

◯ p.18

　AST、ALTは肝機能の指標とされるが、骨格筋や心筋にも存在するため、激しい運動によって上昇する。AST、ALTが高値の場合、疾患によるものか否かはCKの値で判断する。CKは骨格筋、心筋に多く存在し、激しい運動によって大きく上昇する。AST、ALTとともにCKの上昇がみられれば、運動による一過性のものとみなす。CKが基準値内にもかかわらずAST、ALTが基準値を上回っている場合は、肝機能障害の可能性が考えられる。また、一過性であったとしてもCKが基準値を大幅に上回る場合は、筋肉の損傷が考えられる。LDHも骨格筋やその他の臓器に存在する酵素であるため、運動により値が上昇する。

2──エネルギーおよび栄養素等摂取量の評価

❶エネルギー摂取量の過不足の評価

◯ pp.259-260

　エネルギー消費量は、要因加算法に基づく以下の式10－3を用いて算出する。これは、身体活動（生活活動・運動）のメッツ表（資料6参照）を用いて、それぞれの活動時のMETs値からエネルギー消費量を算出する方法である。エネルギー消費量は、トレーニング量や内容に大きく左右されるため、日間変動が大きく、これのみでエネルギー収支バランスを正確に把握することは容易ではない。一方、日本人の食事摂取

基準（2025年版）では、適正なBMIの維持をエネルギー収支バランスの指標としている。しかしながら、スポーツ選手の場合、筋肉量や体脂肪量、グリコーゲン貯蔵量、体水分量の変化などが変化し続けているため、体重やBMIの変化のみでエネルギー収支バランスを評価することはできない。エネルギー摂取量およびエネルギー消費量の推定に加え、対象者の体重や身体組成（体脂肪率）を継続的に測定し、その増減を確認することで、個々人のエネルギー収支バランスをおおよそ把握することができる。さらに、疲労感の増大、急激なパフォーマンスの低下など、不定愁訴や自覚症状の訴えもエネルギー収支バランスの評価には重要である。

本実習では、対象者のエネルギー摂取量の過不足を、エネルギー消費量との比較および体重、体脂肪率の変化、食生活等の状況（自覚症状の訴えなど）を参考にし、総合的に評価する。

式10－3

エネルギー消費量（kcal/日）＝ $\{[基礎代謝量（kcal/日）^{*1} \times 1.1^{*2}] \times [A] \div 0.9^{*3}\}$

［A］＝METsの平均値＝ $\{[METs \times 動作時間（分）]の1日の合計\} \div 1,440分$

*1 基礎代謝量は、日本人の食事摂取基準（2025年版）の性・年齢別の基礎代謝基準値もしくは除脂肪量1kg当たりの基準値である27.0 kcal/日を用いて算出する。
- 日本人の食事摂取基準の基礎代謝基準値を使用する場合
基礎代謝量（kcal/日）＝基礎代謝基準値（kcal/kg体重/日）×体重（kg）
- 除脂肪量当たりの基準値を使用する場合
基礎代謝量（kcal/日）＝27.0（kcal/kg除脂肪量/日）×除脂肪量（kg）

*2 基礎代謝量の1.1倍は座位安静時代謝に相当する。

*3 METsには食事誘発性体熱産生（DIT）が考慮されていないため、DITは総エネルギー消費量の10％と仮定し、DIT分を補正するために0.9で除す。

❷栄養素摂取量の評価

エネルギー産生栄養素の目標摂取量の設定については、「基本事項」で述べた「エネルギー産生栄養素とトレーニング」を参照する。

日本人の食事摂取基準（2025年版）で示される摂取量は、性・年齢区分別の参照体位と平均的な身体活動量（身体活動レベルⅡ）で換算されている。スポーツ選手は一般人と比較し、体格が大きく、エネルギー必要量が増大するケースが多いため、設定根拠に戻って、対象者に準じた値に換算する必要がある。対象者の体重およびエネルギー必要量、たんぱく質必要量をもとに、表10－5を参考にして各種栄養素の目標摂取量を設定する。また、スポーツ活動時に必要量が増大する栄養素については、表10－6を参考にして目標摂取量を設定する。その他のビタミン、ミネラルについては、対象者の性別、年齢階級における食事摂取基準を参照するとよい。

本実習では、これらの資料を参考にして対象者のエネルギーおよび栄養素の目標摂取量の設定を行い、各栄養素の摂取量に過不足がないかを検討する。

表10-5 体重やエネルギー必要量に応じた調整が必要な栄養素と目標摂取量

栄養素	目標摂取量
ビタミンA	13.0 μgRAE/kg体重（推奨量）
ビタミンB₁	0.42 mg/1,000 kcal（推奨量）
ビタミンB₂	0.60 mg/1,000 kcal（推奨量）
ナイアシン	5.76 mgNE/1,000 kcal（推奨量）
ビタミンB₆	0.023 mg/gたんぱく質（推奨量）
マグネシウム	5.4 mg/kg体重（推奨量）

出所）厚生労働省『日本人の食事摂取基準2025』（2024）をもとに作成

表10-6 スポーツ活動時に必要量が増大する栄養素と目標摂取量

栄養素	目標摂取量
ビタミンC	100〜200 mg
ビタミンD	15〜20 μg
カルシウム	1,300〜1,500 mg
リン	1,250〜1,500 mg
鉄	男性：10〜18 mg 女性：12〜18 mg
亜鉛	11〜15 mg
食物繊維	14 g/1,000 kcal

出所）厚生労働省『日本人の食事摂取基準2025』2024年、ダン・ベナードット『スポーツ栄養学ハンドブック』東京大学出版会 2021年 p.40・pp.137-192をもとに作成

3 ── 栄養状態を総合的に評価するための留意点

　スポーツによって増大するエネルギーおよび各栄養素必要量を満たすためには、様々な食品をバランスよく組み合わせながら献立を組み立てる必要がある。そのためには、①主食、主菜、副菜（汁物を含む）、果物、乳製品が揃った食事をとること、②欠食しないこと、③必要に応じて間食を取り入れることが重要なポイントとなる。①②③のポイントについて、対象者の食事調査、食生活の状況から問題点を抽出し考察する。また、外食や中食（惣菜やコンビニ弁当などの調理済み食品を自宅で食べること）の問題点についても考察する。
　次いで、それらが前述の健康状態や栄養素等摂取量の問題点とどのように関係しているのかについて考察する。さらに、明らかになった食生活等の状況からの問題点を改善するために、食事内容、食嗜好、食行動で心がける具体的な改善計画を検討する。

3 運動・スポーツ時の栄養ケア実習

男子サッカー選手の体重コントロールを目的とした栄養ケア

実習目的　スポーツ選手は一般人と比較して、身体活動量が大幅に増加するため、それに見合ったエネルギーおよび栄養素の摂取が必要となる。そこで、対象スポーツ選手の特性を考慮した献立を作成し、実際に調理して試食する。

―― 実習課題 10－2 ――

実習10－1で栄養アセスメントを行ったサッカー選手を対象者とし、体重コントロールを目的とした栄養ケア計画および食事計画を作成する。

● 対象者の特性

⇒ p.207　実習10－1「対象者の特性」を参照。

● 献立の構成

献立は、次のような朝食、昼食、夕食、間食を考える。なお、主菜は、肉類、魚介類、卵類を1日の中で偏りがないよう満遍なく使用する。

朝食：主食、主菜、副菜、汁物、果物、乳・乳製品で構成する。喫食場所は自宅とする。市販品を使用してもよいが、調理を要するメニューを1品以上取り入れる。

昼食：主食、主菜、副菜、汁物、果物、乳・乳製品で構成する。外食利用と仮定してもよい。

夕食：主食、主菜、副菜、汁物、果物、乳・乳製品で構成する。喫食場所は自宅とする。一部市販品を使用してもよいが、調理を要するメニューを中心とした構成にする。

間食：朝食、昼食、夕食は、成人男性が一度で食べきれる量とし、3食だけでは不足するエネルギーおよび栄養素量を間食で補う。間食はトレーニング前、もしくはトレーニング後（両方でもよい）の摂取と仮定する。市販品を使用してもよい。

• 第10章　運動・スポーツ時の栄養ケア・マネジメント実習 •

実習方法

⊃ p.56　「本書で標準とする栄養ケア実習の方法」にしたがって進める。なお、そのうち、1回目のSTEP 1、2、4については、以下の点に留意する。

STEP1　対象者の栄養ケア計画を作成する際には、後述する「ポイント&アドバイス」を参照する。

STEP2　対象者の食事摂取基準値は、栄養アセスメント実習（実習10-1）で設定
⊃ p.212　した対象者の目標摂取量を用いる。献立作成で算出する栄養素等の種類は、エネルギー、たんぱく質、脂質、糖質、カルシウム、鉄、ビタミンA、ビタミンB_1、ビタミンB_2、ビタミンCの10項目とする。なお、必要と思われる栄養素を追加、あるいは削除してもよい。

STEP4　作成した献立から選ぶ食事は夕食のみとする。

ポイント&アドバイス

1――栄養ケア計画の課題の整理

栄養アセスメント実習において検討した身体状況、健康状態、エネルギーおよび栄養素の摂取量、食生活等の状況の評価結果をふまえて、栄養ケア計画の課題を整理する。対象者の栄養ケア計画の課題として「身体活動量の増加に見合ったエネルギーおよび栄養素摂取量が確保できていない」「外食や中食の多用による食事バランスの乱れ」「食の自己管理能力（食事選択能力）の低さ」「食、栄養に関する知識（調理技術を含む）不足」があげられる。また、それに伴って生じる「鉄欠乏性貧血の可能性」「疲労感などの不定愁訴の増加」「ウエイトコントロール（体重維持、体脂肪と除脂肪のバランスなど）が円滑に進んでいない」などが問題点として考えられる。

2――献立作成における留意点

❶献立作成のポイント

献立は選手の嗜好や調理技術を考慮し、日常的に実践可能なものとする。朝食、昼食、夕食のエネルギーおよび栄養素量は1：1：1が原則であるが、トレーニングの時間や内容によって調整してもよい。献立の構成は、主食、主菜、副菜（汁物を含む）は毎食、乳・乳製品、果物は間食を含めた1日の中で適量を摂取することが望ましいが、本実習の対象者のように身体活動量が多く、エネルギー消費量が高い競技・種目の選手においては、3食すべてに主食、主菜、副菜、汁物、乳・乳製品、果物を揃え、

表10－7　エネルギー別食品構成例

(g)

エネルギー (kcal)	穀類	肉類	魚介類	卵類	豆類	乳類	いも類	野菜類 緑黄色	野菜類 その他	藻類	きのこ類	果実類	砂糖類	油脂類
4,500	650	180	80	100	120	800	100	150	250	4	15	250	30	55
3,500	520	130	70	70	100	600	100	150	250	4	15	200	25	40
2,500	350	80	60	50	100	500	80	150	200	4	15	200	15	20
1,600	240	50	40	50	60	250	70	150	200	4	15	150	8	12

出所）日本体育協会スポーツ医・科学専門委員会監修、小林修平・樋口満編『アスリートのための栄養・食事ガイド』第一出版　2014年　p.108

さらに不足分を間食で補うことによって必要なエネルギーおよび栄養素量が効率よく確保できる。

　表10－7にエネルギー別食品構成例を示した。菓子類や嗜好飲料（スポーツドリンクを含む）は、食品構成には含まれていないが、スポーツ選手の場合、トレーニング前後のエネルギーおよび水分補給などを目的にこれらを間食として摂取することがある。摂取タイミングや対象者の健康状態、身体状況を考慮して適宜活用する。

❷外食・中食の利用について

　外食や中食は、脂質や塩分の含有量が高く、逆にビタミン、ミネラル、食物繊維は少ないものが多い。しかし、一人暮らしのスポーツ選手にとっては、いつでも手軽に様々な食品を購入したり、自分では作ることのできない料理を食べることができるという利点もある。外食や中食を利用する際にも、献立構成の基本である主食、主菜、副菜（汁物を含む）、乳・乳製品、果物の5つを揃えるように心がける。特にコンビニのハンバーグ弁当やレストランのカレーライスなどの単品メニューだけでは、副菜、乳・乳製品、果物が不足することが多いため、これらの食品を意識して摂取することが重要である。

❸貧血改善・予防の食事

　スポーツ選手の場合、血液生化学検査においてヘモグロビンが低下すると、すぐに鉄剤やサプリメントなどに頼りがちであるが、まずは食生活を見直し、食事から鉄および他の栄養素を適切に摂取することが望ましい。食品中の鉄は、動物性食品に多く含まれるヘム鉄と植物性食品に多く含まれる非ヘム鉄がある。ヘム鉄の吸収率が20～30％であるのに対し、非ヘム鉄は数％と低い。しかしわが国では、食物から摂取される鉄の大部分が非ヘム鉄である。そのため、鉄欠乏を予防、改善するためには、吸収率と摂取量の両方を考慮する必要がある。動物性食品と植物性食品をバランスよく摂取し、様々な食品から鉄やその他の造血にかかわるたんぱく質、ビタミンB_6、ビタミンB_{12}、葉酸などの栄養素を取り入れることができるように工夫する。

❹疲労回復のための食事

運動による疲労の原因は様々であるが、栄養摂取に関連する要因としてはエネルギー源の消耗が考えられる。運動時の重要なエネルギー源であるグリコーゲンは、運動により消費される。次のトレーニングや試合に備えて速やかに疲労を回復させるには、身体活動量に見合った食事量を確保し、グリコーゲンの再補充を行い、体内のグリコーゲン貯蔵量を速やかに回復させなければならない。そのためには、運動後、できるだけ早く糖質を多く含む食品を摂取することが重要である。また、同時にたんぱく質を摂取することで筋グリコーゲンの貯蔵量が増大する。また、糖質、たんぱく質の摂取量の増加に伴い、これらが代謝される際の補酵素となるビタミンB群の必要量も増加するため、不足することのないように注意する。

❺ウエイトコントロール（体重維持・除脂肪量の増量）のための食事

スポーツ選手のウエイトコントロールの際には、身体組成の増減を考慮する。体重が増加しても体脂肪が増加した場合、スピードや敏捷性の低下などパフォーマンスが低下するおそれがある。そのため、体脂肪量を維持もしくは減量しながら除脂肪量を増量させることが重要である。そのためには、技術練習とともにウエイトトレーニングを行い、適切なエネルギーおよび栄養素の摂取を行うことで筋肉や骨の合成を高めることができる。食事は、朝食、昼食、夕食の3食に加えて、トレーニング前後に間食をとるとよい。トレーニング前は、トレーニングのためのエネルギー補給を目的として糖質が補給できるものを選択する。トレーニング後は、糖質とともに筋肉合成のためのたんぱく質が含まれるものを同時に摂取することが、トレーニングにより消耗したグリコーゲンの回復だけではなく、筋タンパク質分解抑制の面からも有効となる。

学生スポーツ選手の食の自己管理能力向上を目的とした栄養ケア

実習目的 スポーツ選手が試合で最高のパフォーマンスを発揮するために、試合前後の食事管理は必要不可欠な要素となる。試合前後のコンディショニングおよび食事調整法のポイントを理解して、選手が試合前後の食事を自己管理できるようになることを目的とした教育媒体を作成する。班ごとに発表して相互に評価し、目的や対象者の特性にあった効果的な栄養ケアのあり方を理解する。

• 第2部　ライフステージ別栄養ケア・マネジメント実習 •

実習課題10-3

学生スポーツ選手の食の自己管理能力の向上を目的として、試合時に最大限の力を発揮するための試合前の食事および試合後速やかに疲労を回復させるための食事のポイントについて、栄養教育媒体を作成し、それを用いて行動変容のきっかけとなるような効果的な栄養ケアを実施する。

媒体作成と発表の概要

テーマ：試合前後の食事
想定する対象者：地域の講座に参加した高校生スポーツ選手
媒体：「試合前後の食事」についてのスライド
発表時間：グループ発表で各班10～15分（班数に応じて時間を調整する）

実習方法

所要時間：1回目90分（媒体作成）、2回目90分（媒体発表）
実習単位：グループ実習（STEP 4、7、8は個人実習）
設備・機器：
　コンピューター、プレゼンテーションソフト、スクリーン、プロジェクター、ポインター
本実習で使用するワークシート：運動・スポーツ時の栄養ケア実習ワークシート1～4
実習手順フローチャート：

【1回目】

STEP1
試合前後の食事についての栄養教育のテーマおよびねらいを決める（仮でもよい）。媒体に必要な項目を導入、展開、まとめの3過程に分けて考え、「運動・スポーツ時の栄養ケア実習ワークシート1」に記入する。
(10分)

STEP2
媒体の項目の優先順位、発表時間などを考慮し、項目を並べ変えて全体の流れを決めて「運動・スポーツ時の栄養ケア実習ワークシート2」に記入する。
(10分)

STEP3
盛り込む内容、分量、添付する図・写真などについて項目ごとの概要を決めて「運動・スポーツ時の栄養ケア実習ワークシート2」に記入する。
(20分)

• 第10章　運動・スポーツ時の栄養ケア・マネジメント実習 •

STEP4
項目ごとに班員の分担を決めて、STEP1～3で決めた事項にしたがってプレゼンテーションソフトで媒体を作成する。

(40分)

STEP5
各自が分担して作成した媒体を順番に並べ、統合して班で1つの媒体を完成させる。

(10分)

【2回目】

STEP6
試合前後の食事について、各班で作成した媒体を用いて発表する。

(60分)

STEP7
後述する「ポイント&アドバイス」を参考にして他班の発表を評価し、「運動・スポーツ時の栄養ケア実習ワークシート3」にまとめる。

(10分)

STEP8
他班からの評価を参考にし、自分の班の媒体・発表内容について評価・考察をして「運動・スポーツ時の栄養ケア実習ワークシート4」にまとめ、レポートとして提出する。

(20分)

＊　本実習に際して、後述する「ポイント&アドバイス」を参考にして、あらかじめ試合前後の食事について正しい知識を得ておく。

ポイント&アドバイス

1──試合前・試合期間中の食事管理

❶事前の準備

　試合前は、試合に対する不安や緊張から精神的および身体的なストレスを感じやすく、それに伴って消化・吸収機能が抑制されるおそれもある。特に遠征先での試合の場合、心身の負担度がより増大することが予測されるため、なるべく普段通りの食生活が送れるように環境を整える。事前に宿泊先や食事提供先に対して、①試合時間にあわせて食事時間の調整ができるか、②事前に献立の確認、変更、追加は可能かなどの確認を行うことが望まれる。

❷試合前の食事のポイント

　試合前の食事では、運動時のエネルギー源となる糖質が多く含まれる穀類、いも類、果物などを多く摂取することが基本となる。また、消化・吸収に時間がかかり、胃腸に負担をかける脂質は控えめにし、食材や調理法にも配慮する。消化吸収能力の低下によって下痢などの胃腸障害を引き起こすおそれがあるため、刺身や生卵などの生も

219

のは極力避け、必ず火が通ったものを準備する。香辛料を多用するものも控えたほうがよい。野菜やいも類、果物はビタミンや糖質の供給源となるため適量摂取するとよいが、食物繊維の含有量が多いものはガスを発生させやすいため多用しない。同様の理由で、豆類、きのこ類、海藻類、乳製品などは控えるか、とりすぎないように注意する。

❸試合当日の食事のポイント

試合当日の食事は、消化・吸収にかかる時間を考慮し、試合開始3〜4時間前までに摂取できるように調整する。食事の内容としては、前日までと同様、高糖質食で食べ慣れたものが望ましい。また、試合の30分から1時間前には適度な水分補給を行うとよい。

❹試合間の食事のポイント

競技・種目によっては、1日に複数の試合が開催されることがある。試合の合間には、前の試合で消耗したグリコーゲンを速やかに回復させるため、試合直後に糖質を補給するとよい。また、暑熱環境下での試合時には、汗とともにナトリウムやカリウムなどの電解質も損失することから、これらを適量含んだスポーツドリンクを摂取するなど水分補給についても十分に考慮する必要がある。

2 ── 試合後の食事管理

試合後は、消耗した栄養素の補給を第一に考える。運動直後にはグリコーゲンの貯蔵速度が高まるため、このタイミングを利用した計画的な食事調整が必要である。まずは、試合後1時間以内に糖質を主体とした補食を摂取するのが望ましい。また、その後の食事においても糖質の豊富な食品を中心に、たんぱく質、ビタミン、ミネラルがバランスよく摂取できるものを用意する。また、心身の疲労を考えて脂質の多いものなど胃腸に負担のかかるものは極力控える。

3 ── 試合前後の食事管理のまとめ

試合前後の食事は、選手がベストなコンディションで試合に臨み、かつ、次の試合やトレーニングにつなげるために絶対不可欠な要因である。調整方法次第では、パフォーマンスを低下させるおそれもあるため、決して軽視できない。しかし、その適正内容、量、タイミングは、競技・種目の特性だけでなく、選手個人の経験や体調によって異なる。上記のポイントを参考にし、まずは練習で試すなどして個々人に適した調整法を知り、自己管理ができるようになることが大切である。

4 ── 媒体作成のポイント

①良好なコンディションを維持し、試合で最高のパフォーマンスを発揮するためには、試合前後にどのようなものを食べたらよいのか、試合前から試合当日、試合の間、試合後までの流れが理解できるような媒体を作成する。
②具体的で実践可能な内容とし、栄養素のみではなく、試合前に適した食品や料理などを示し、重要な部分はプリント資料として配付できるように準備する。
③媒体の構成は、導入、展開、まとめに分ける。導入で主題を提示し、展開で主題を掘り下げ、まとめで主題を確認するという流れにするとわかりやすい。
④導入、展開、まとめの3部構成の時間構成比率は、1：8：1程度を目安にする。
⑤原則として、すべてのスライドに表題をつける。スライドの内容を一言で言い表すような的確な表題をつける。
⑥フォントは統一する。ただし、強調したいものやアクセントをつけたい場合は変更してもよい。
⑦見やすい字で、イラスト、写真、アニメーション機能などを適宜使用する。
⑧色を使いすぎると見にくくなるため、控えめにし、効果的な配色を心がける。色の意味（強調色）はスライド間で統一する。

5 ── 発表についての注意事項

①どうすれば伝えられるか、理解してもらえるかを常に念頭において発表する。
②対象者が聴き取れるように、ゆっくり、はっきり、大きな声で行う。多くの場合、練習よりも早口になる傾向があるため注意する。
③原則として、対象者の目、顔を見ながら発表する。対象者が理解していることを確認しながら話す。
④指示棒やポインターを用いて、スライドで注目してほしい箇所を指し示しながら発表するとよい。

• 第2部　ライフステージ別栄養ケア・マネジメント実習 •

第11章　特殊環境下での栄養ケア・マネジメント実習

1　特殊環境の基本事項

1──特殊環境への適応

　特殊環境には、高温、低温、高圧、低圧、宇宙の無重力環境などがある。人間が生活する特殊環境の範囲は、地球温暖化などの地球環境の変化や、ライフスタイルの変化により拡大している。しかし、そのような環境変化は、生体にはストレスとなり、そのストレスに対して生体の内部環境を保つために自律神経、内分泌系、免疫系が複雑に関与して、生体の恒常性（ホメオスタシス）を保とうとする。それぞれの特殊環境下で起こる代謝の変化は異なるが、外部環境の変化（ストレッサー）に対する生体内部環境の適応能が十分に発揮できるように、それぞれの代謝変化に適応した栄養摂取が必要となる。

2──高温環境

❶高温環境における代謝変化

　環境温が変化しても深部体温がほぼ一定に保たれるのは、体内に体温調節機構が備わっているからである。高温に対して、ヒトは伝導、対流、輻射、水分蒸発による熱放散という物理的調節で体温を一定レベルに維持しようとする。

　暑熱にさらされるとまず皮膚温が上昇し、皮膚血管拡張、発汗の増加、呼吸亢進が起こり、熱が放散され、肝臓では熱産生を抑える。また、副腎皮質刺激ホルモン（ACTH）を介して副腎皮質ホルモン（アルドステロン）の分泌を高め、口渇中枢への刺激とともに、体内Na^+の保留にはたらき、脳下垂体後葉から抗利尿ホルモン（ADH）の分泌を促進して体内水分を維持し、発汗を円滑にする。

❷暑熱による疾患

　高温多湿等が原因となって起こる症状は、総称して熱中症と呼ばれる。熱中症は、Ⅰ度（軽症）、Ⅱ度（中等症）、Ⅲ度（重症）と分類されている。

　Ⅰ度は、強い発汗により身体から多量の水分とナトリウムイオンが失われた際に、大量の水を補給することで、血液が急激に希釈されて体液のバランスが崩れることによって起こる随意筋のけいれんである。

　Ⅱ度は、大量の発汗に水分補給が追いつかず、脱水状態になった時に起こる。激しい口渇、倦怠感の症状が現れ、塩分不足が加わると、頭痛、めまい、悪心などが認められ、一過性の意識障害が起こることがある。

　Ⅲ度は、発汗が十分にできず、体温が上昇して起こり、全身の各臓器に機能障害を起こす。頭痛、悪心、めまい、倦怠感、脱力感、さらに重篤な場合には昏睡状態となる。これと同じ症状を示す日射病は、頭部に直射日光を浴び、脳温が上昇して起こる。

❸暑熱防御と栄養

　体温を下げる機能として発汗は重要で、水1gで約580 calの熱を奪う。汗の成分は99％以上の水分と微量のミネラルなどで、発汗量が多くなるとナトリウムだけでなく、カリウム、塩素も喪失する。したがって、発汗状況に応じた水分とミネラルの補給を行い、体液の浸透圧を正常に保つ必要がある。しかし、暑い環境下での作業や運動は体力の消耗が激しく、いわゆる夏バテ状態に陥ると、栄養が十分に摂取できなくなるため、水分摂取だけでなく、日頃から良質のたんぱく質やミネラルのほか、エネルギー代謝に必要なビタミンB_1、ビタミンB_2、ナイアシン、ビタミンCの補給に心がける。熱疾患に対する応急処置としては、冷所に安静にさせ、濡れタオルなどで体を冷やして、食塩水や糖液（スポーツドリンクなど）を補給する。

3──低温環境

❶低温環境における代謝変化

　寒冷に曝露されると皮膚温が低下し、この情報が間脳の視床下部に伝えられ、交感神経系に伝達されて、皮膚血管収縮、立毛筋収縮（鳥肌）により熱が逃げるのを抑える。また、肝臓では熱産生を増やし、筋肉ではふるえによって熱を産生する。また、肝臓や血中のケトン体や褐色脂肪細胞組織の脂肪をエネルギー源として利用する非ふるえ産熱の増加が、代謝亢進の重要な部分を占める。

❷寒冷による疾患

　冬山や寒地での遭難などで極寒環境に曝されて熱が著しく奪われ、体温を維持できなくなり、直腸温が35℃以下になったものを低体温と呼ぶ。持続的に低体温が続くと、

自律神経の麻痺、呼吸循環器機能障害、意識喪失を経て死に至る（凍死）。

寒冷障害として凍傷と凍瘡（しもやけ）がある。凍傷は、身体の一部が氷点下の外気に曝され、指、耳、鼻などの末梢部位の組織が凍結し、組織が損傷したものである。凍瘡は5～10℃の環境下で起こる。

❸寒冷防御と栄養

寒冷環境においては、熱産生を増加させることが最も重要である。初期ではふるえ熱産生が亢進するが、この時のエネルギー源は肝臓や筋肉に貯えられたグリコーゲンなどの糖質である。また、非ふるえ熱産生は脂質代謝による。したがって、炭水化物（糖質）、脂質、たんぱく質摂取によるエネルギー源の確保と同時に、ビタミン類（ビタミンB_1、ビタミンB_2、ナイアシン、ビタミンB_6、ビタミンC、パントテン酸）の摂取が必要である。

4 ── 高圧環境

❶高圧環境における代謝変化

水深10mごとに1気圧相当の水圧が加わる。圧力が変化することにより、呼吸ガス成分の体液への出入りや溶解度が変化する。高圧空気ボンベを使って水中に深く潜ると水圧が上がり、呼吸するガス（空気）の成分である酸素や窒素の血中溶存量が増加する。

❷高圧環境による疾患

増加した血中溶存酸素・窒素により、窒素中毒（めまい、識別力低下、多弁、知覚異常、うつ状態、運動障害、意識喪失など）や酸素中毒（胸痛、徐脈、脈圧減少、脳・網膜血管収縮、肺・気管支の炎症、鬱血、浮腫など）が起こる。深いところに潜っていて急に浮上すると、高圧状態で血中に溶解していた窒素が急速な減圧により血中で気泡化し、ガス塞栓を起こすのが減圧症（ケイソン病、潜函病ともいう）である。四肢の関節痛、圧痛、しびれ、皮膚のかゆみ、麻痺や痙攣が起こり、重篤な場合には、死に至ることもある。これらの潜水障害を防ぐために、ゆっくりと時間をかけた浮上や潜水深度に応じた空気以外の混合ガス（ヘリウムガスなど）の利用が有効となる。

❸高圧環境と栄養

高圧環境下では、低温の水中での活動やヘリウムガスによる熱放散を考慮に入れ、エネルギー、ビタミンB_1、ビタミンB_2、ナイアシンの摂取量を増加させる。また、高酸素暴露による活性酸素の生成抑制と除去のため、抗酸化作用のあるビタミンCやビタミンEなどの摂取に努める。

5 ── 低圧環境

❶低圧環境における代謝変化

　登山など高度が上昇する環境では、気圧が低下し、酸素の圧力（酸素分圧）が低下する。その結果、低酸素状態になり、細胞への酸素の供給が不十分となり、細胞機能が障害を受ける。肺では酸素摂取量が減少し、有酸素系のエネルギー産生が抑制される。

　低圧環境への適応には、急性適応機構と慢性適応機構（高地順化）がある。急性適応では、ヘモグロビンと酸素の結合能が低下し、末梢組織への酸素供給が容易になったり、呼吸・循環機能の亢進により適応している。高度3,000 m以上になると、十分に酸素を確保することが困難になるため、換気量の増大と心拍数の増加で、組織への酸素の供給を増加させ、低酸素状態を緩和する。

　慢性適応では、低酸素状態が1〜2週間続くと、低酸素刺激によって腎臓からエリスロポエチンが多量に放出され、造血機能が高まり、血中ヘモグロビン濃度が増大し、酸素運搬能が高くなる。また、ヘモグロビンは酸素との親和性が低くなり、組織で酸素を離しやすくなる。

❷低圧による疾患

　低酸素に順応できずに、頭痛、めまい、悪心、嘔吐、食欲不振などが起こり、重症の場合は意識障害などの高山病が起こる。

❸低圧環境と栄養

　低圧環境下では、食欲が減退し、栄養と水分の摂取量が減少、脱水を伴う体重の減少がみられる。例えば登山などでは大量のエネルギーを必要とするが、実際、1,500 kcal/日を摂取するのさえ難しくなるため、体脂肪の消費が促進する。また、血漿中の遊離脂肪酸や中性脂肪などが増加し、低酸素ストレスによりアドレナリンの分泌が増加して、体脂肪の分解と消費が加速される。脱水は、身体活動による発汗、赤血球の増加に伴って起こる血液濃縮（みかけの血漿量減少）、換気量増大に伴う水分蒸散、水分の細胞外から細胞内への移行などによって起こる。1日に3〜4 Lの水分摂取が必要であるが口渇を感じないため、飲水量が減って脱水が助長される。したがって、登山食としては嗜好にあったもので、エネルギーになりやすい糖質を中心とした、栄養価が高く、消化吸収のよいものを選ぶ。さらに、香辛料などによる食欲増進、ビタミン剤の摂取、定期的な水分摂取を心がける。

6 ── ストレス

❶ストレスによる代謝変化

　ストレスを受けると副腎皮質からグルココルチコイド（主にコルチゾール）が分泌されて、糖新生やたんぱく質の異化（分解）を亢進させる。一方、副腎髄質からはアドレナリンの分泌が増加して、血圧上昇、脂質分解促進、消化管機能抑制を引き起こす。この結果、肝グリコーゲン分解が亢進して血中グルコースが増加し、すい臓ではインスリン分泌が抑制され、血糖値が上昇する。代謝亢進に伴い、ビタミンB群の利用も高まる。副腎髄質では、アドレナリンやノルアドレナリンの生合成過程や活性酸素除去でビタミンCの消費が高まる。カルシウム、マグネシウムは神経や筋肉の機能発現に必要で、ストレス時に消費量は増大し、また、尿中への排泄量も高まる。

❷ストレスと疾病

　ストレス症候群には、心身症、神経症、うつ病がある。ストレスによって交感神経が緊張するとともに、消化器に影響を与え、食欲不振になる場合が多い。また、自律神経失調症による「やけ食い」から起こる肥満、その逆の神経性やせ症による栄養障害と異常食行動があらわれたり、高血圧、糖尿病、胃・十二指腸潰瘍などもストレス関連病と考えられている。

❸ストレス時の栄養

　ストレス時にはエネルギー消費量が増加するため、炭水化物（糖質）、たんぱく質、脂質の適正な摂取が必要である。特に、たんぱく質の異化が亢進するため、良質なたんぱく質を不足しないように摂取する。また、エネルギー代謝に必要なビタミン類の必要量も高まり、また、ビタミンCの消耗が大きいので、それらの摂取量を増やす。ミネラルでは、カルシウム、マグネシウムは神経や筋肉のはたらきに必要で、強いストレスが続く場合、尿への排泄量も増加するため、摂取に努める。鉄、亜鉛も免疫力や感染に対する抵抗力を増すはたらきがあるため補給する。食欲不振の場合は、少量でも規則正しい食事をとるように心がける。

7 ── 災害時

❶災害時における問題点

　近年、日本各地で、地震のみならず、集中豪雨や台風等の災害が頻発し、地域に大きな被害が生じる事例が多発している。さらに被災後、栄養補給が十分ではない場合もあり、震災関連死につながることもある。
　被災地における救援活動で最も重要なことは、被災者のサポートを第一に考えるこ

• 第11章　特殊環境下での栄養ケア・マネジメント実習 •

とであり、管理栄養士として、特に食事や栄養補給の面（炊き出しや栄養相談）で支援が求められる。

❷災害時の栄養

　災害時の食事や栄養補給の流れ（時系列：フェーズ）として、フェーズ0（災害発生24時間以内）では、高エネルギー食品（主食：パン類、おにぎり）の提供、水分補給が主である。フェイズ1（72時間以内）においては、避難所等での炊き出しが開始される。フェイズ2（4日目～1か月）では、弁当の支給が開始され、たんぱく質、ビタミン、ミネラル不足への対応が求められる。

　なお、乳幼児（離乳食やミルク）、高齢者（咀嚼・嚥下困難等）、食事制限のある慢性疾患患者、食物アレルギーのある者への対応も必要であり、巡回栄養相談や栄養教育も行われる。

　災害発生時の栄養問題として、避難所では配給される飲食物や調理設備が十分ではなかったり、使用できるトイレの数に制限がある場合は水分摂取を控えてしまうことによる脱水の問題もある。また被災直後はパン、おにぎり、カップ麺などの炭水化物に偏りがちになり、肉や野菜などの生鮮食品が十分届かず、たんぱく質やビタミン・ミネラル、食物繊維の不足が目立つ。さらに冷えた食事が多くなり、摂食量が低下する被災者もいる。避難所でのサポートは長期的な対応も必要である。また被災者は抵抗力が低下している場合が多く、また調理に使用できる水に限りがあったりして衛生状況が悪いことが多く、食中毒が発生しやすい状況にある。喫食者については、手洗いの励行や食べ物に直接触らず袋を持って喫食する。調理スタッフについては、配給物の消費期限を確認する。体調が悪いスタッフは調理担当から外すなどの配慮が必要となる。避難者の水分補給を怠ると脱水症、エコノミークラス症候群のリスクが高まるので、水分摂取を控えないようにさせる。避難所ではスペースが限られたり、座った状態が長く続く場合もあり、運動不足から体重が増えたり、血行障害が発生する場合もある。少しでもいいので、体を動かすようにする。

　避難所においてもできる限り各エネルギー・栄養素は食事摂取基準を守るようにすべきであるが、一部の栄養素（ビタミンB_1、ビタミンB_2、ビタミンCなど）は、欠乏症を回避できる摂取量よりは多めの基準で設定されている。すなわち基準を下回ったからといってただちにこれらの栄養素が欠乏症を発生する訳ではない。災害時という非常事態においては臨機応変な対応が求められる。

❸災害時の取り組み

　日本栄養士会の中に災害支援チーム（JDA-DAT）がある。JDA-DATは、国内外で大規模な自然災害（地震、台風など）が発生した場合、迅速に被災地内の医療・福祉・行政栄養部門と協力して、緊急栄養補給物資の支援など、状況に応じた栄養・食

生活支援活動を通じ、被災地支援を行っている。

また災害が発生する前から災害に備える準備が大切である。事前に災害時の要配慮者を把握しリストを作成する、食品流通・販売企業との連携協定を結ぶ、炊き出しへの対応可能なボランティア団体に協力を依頼しておくことなどが例としてあげられる。

なお、災害時における管理栄養士の救援活動については、日本栄養士会が発行した「災害時の栄養・食生活支援マニュアル」が参考になる。

2 特殊環境下での栄養アセスメント実習

実習11-1 ストレス時の栄養アセスメント

実習目的　近年はストレス社会といわれ、私たちは様々な外的なストレス（ストレッサー）にさらされている。ストレス症候群（心身症、神経症、うつ病）の重症化やその予防のためには、ストレスについて正しい知識を得て、食生活習慣、休養、運動などの行動変容により軽症のうちに症状を軽減・回復させることが望ましい。本実習では、対象者の身体状況、生活状況、食生活状況をできるだけ正確にアセスメントして、精神的ストレスによる問題点を明らかにする。

実習課題 11 − 1

会社の診療所を訪れて体調不良や食欲不振などを訴えた対象者について、身体状況、食生活の状況、その他の生活状況を評価して、精神的ストレスに対応した栄養アセスメントを行う。なお、本実習終了後、同一対象者についての栄養ケア実習（実習11−2、11−3）に進んでもよい。

● 対象者の特性

年齢・性別：48歳男性

性格：真面目、几帳面で責任感が強い。

最近の出来事：

半年前に営業部の部長に昇格して、仕事はデスクワークや会議が中心になった（身体活動レベルⅡ）。最近は、肩こり、頭痛、倦怠感などの体調不良や気力の低下により仕事が順調に進まず、残業する日が増加している。

身体測定値：身長172.0 cm、体重58.0 kg（半年前の体重は63.0 kg）。

通勤時間：車で片道1時間。
診察前日の食事内容：

　　朝食（7時30分）：コーヒー（ブラック）1杯
　　昼食（12時00分）：社員食堂でビーフカレー
　　夕食（22時00分）：自宅でほうれん草のお浸し、ぶりの照り焼き、ごぼうきんぴら
　　　　　　　　　　　（ご飯は食べない）。缶ビール（350 mL）2本、焼酎（200 mL）
　　　　　　　　　　　の湯割り
　　間食（10時と15時）：缶コーヒー（ブラック）

食生活状況：
　　朝は寝不足からか、食欲がない。昼は食べやすいカレーライスやめん類、丼などを食べる。夜は疲労感が強く、まずビールを飲んで気持ちをリラックスさせ、焼酎を飲みながらおかずを食べるが、ご飯は食べられない。

身体状況：
　　だるさなどの疲労感や腰痛、肩こり、頭痛などの身体的症状がある。眠れないので疲れがたまっていると本人は考えている。血液生化学検査、レントゲン、胃カメラなどの診察の結果には特に異状はなかった。

休日の過ごし方と食事：
　　疲れをとることを優先し、10時過ぎに起き、朝昼兼用の簡単な食事（スパゲッティや焼きそばなどとビール2本程度）のあと、1日中、自宅で横になってビールを飲みながらテレビを見たり、昼寝をしている（ビールを飲むと眠れるという）。

その他の生活状況：
- 趣味：以前は月に1回釣りに行き、休日はテニスなどを楽しんでいた。最近は気力の低下・倦怠感が強く、釣りやテニスをすると翌週の仕事に支障が出ると思い、なかなかやる気分にはならない。
- 自宅での過ごし方：疲れて帰ってくるので風呂はシャワーで簡単に済ませ、テレビを見ながら食事をとる。夜の12時には寝るようにしているが、寝つきが悪く、また、夜中に目が覚め、熟睡感がまったくない。朝は7時に起きるが、頭がボーとして寝覚めが悪く、強い倦怠感がある。
- 精神的状況：集中力が続かず、気力がわかない。仕事にも集中できず、これまでこなしていた仕事が十分にできないのが大きな悩みとなっている。
- 食嗜好：どちらかというとあっさりしたもの、特に魚などが好きである。

医師の診断：
　　初期のうつ状態にあり、薬事療法と問診を定期的に行うことになった。食生活などの生活習慣の改善指導を管理栄養士に指示した。

• 第2部　ライフステージ別栄養ケア・マネジメント実習 •

実習方法

所要時間：80分（レポートまたは発表資料の作成時間および発表時間を除く）
本実習で使用するワークシート：ストレス時の栄養アセスメント実習ワークシート
実習手順フローチャート[*1]：

STEP1
診察前日の食事内容と食生活状況から食生活を評価して問題点を見つけ出す[*2]。

（15分）

⇩

→ pp.23-24

STEP2
身体計測値からBMIを計算して体格を評価する。また、最近の体重の変化から体重減少率を求めて評価する（第1部第2章）。

（10分）

⇩

STEP3
対象者の特性から、平日および休日における睡眠、運動、休養の状態を整理して評価する。

（20分）

⇩

STEP4
精神的、身体的なストレスの症状と、考えられるストレスの原因を見つけ出す。

（15分）

⇩

STEP5
食生活状況、身体状況、生活の状況、ストレスの症状を総合的に評価して、精神的ストレスによる問題点を考察する。

（20分）

⇩

STEP6
実習結果と評価・考察を発表する。あるいはワークシートをレポートとして提出する。

→ p.232

　＊1　本実習に際して、あらかじめストレスについて正しい知識を得ておく。前述の「基本事項」のほか、本実習および実習11－2の「ポイント&アドバイス」を参考にする。
　＊2　STEP1～5の結果は、「ストレス時の栄養アセスメント実習ワークシート」にまとめる。

ポイント&アドバイス

1── ストレス時の栄養アセスメントの要点

❶ストレス状態の原因の推察

　ストレス状態とは、心理社会的要因に関連して生じた健康障害で、その原因を考えるには、環境の変化など原因になっているものを問診の中から拾い出す。また、ストレスの感じ方（感受性）の個人差など対象者の性格を考慮して考える。

❷ストレス状態での身体的健康状態や栄養摂取状況の把握

　ストレスが原因で食欲不振、だるさなどの疲労感や腰痛、肩こり、頭痛などの身体的・精神的な疲労症状は訴えているが、医学的な身体的病変は認められないことから身体的健康状態の程度を把握する。めん類や丼中心の食事内容から副菜・主菜の摂取

が十分であるか、全体として体重減少も考慮して栄養摂取状況はどうかを把握する。また、アルコール摂取が多いことも考慮する。

❸ストレス状態に対応する食事

　基本事項で述べたように、ストレス時には、エネルギー消費が亢進し、糖質、良質のたんぱく質、ビタミン、ミネラルなどの摂取が必要である。基本的には、3食をきちんと食べることである。そのうえで栄養のバランスを考え、好みや食べたいものがあればそれらを中心に主菜、副菜を整えるように考慮する。アルコールについては、食欲を増進させる程度とし、食事に影響しないように注意する。果物や牛乳はミネラルやビタミンの大事な補給源なので、毎日欠かさないようにするとよい。

2 ── 睡眠の重要性

　睡眠には、ノンレム睡眠（脳の眠り）とレム睡眠（身体の眠り）があり、前者は精神の緊張の緩和、後者は筋肉の疲労の緩和を行う。良質な眠りはストレスから心身の健康を守ってくれる。快適な睡眠がとれない場合は、ストレス状態をさらに悪化させる可能性があるため、入浴や寝室の環境なども重要である（実習11-3「ポイント＆アドバイス」の「2　休養の効果と種類」参照）。眠れない日が続く場合には、毎日30分を目標に歩くことから始め、運動による適度で爽快な疲れで快適な睡眠を取り戻し、心の健康と同時に身体の健康を取り戻すようにすることが重要である。

◯ p.235

3　特殊環境下での栄養ケア実習

実習11-2　ストレス時の栄養ケア

実習目的　ストレスを乗り切り、心身の健康を保つためには、生体に備わる生体防御機構を十分にはたらかせる。そのために、日頃から栄養バランスのよい食事を摂取することが望ましい。実習11-1で栄養アセスメントを行った対象者について、ストレス時の食欲不振の改善、適切な栄養摂取による免疫力の改善を目的として栄養ケア計画および食事計画を作成する。

• 第2部　ライフステージ別栄養ケア・マネジメント実習 •

> **実習課題 11 － 2**
>
> 　実習 11 － 1 で栄養アセスメントを行った対象者について、ストレス時にみられる食欲不振を改善し、適切な栄養を摂取して免疫力を改善するための栄養ケア計画を作成する。また、休日の献立を作成し、実際に調理して試食する。

対象者の特性

● p.228　　実習 11 － 1 「対象者の特性」を参照。

実習方法

● p.56　　「本書で標準とする栄養ケア実習の方法」にしたがって進める。なお、そのうち、1 回目の STEP 1、2 および 2 回目の STEP 9 については、以下の点に留意する。

【1回目】

STEP1　栄養アセスメント実習に続いて栄養ケア実習を行う場合は栄養アセスメント結果を参考にする。対象者の特性のうち、診察前日の食事内容、食生活状況（欠食、飲酒など）、休日の食事などから食欲不振を改善し、適切な栄養摂取を可能とする栄養ケア計画を作成する。具体的には、食欲不振による栄養不足を解決するための調理法や飲酒量、朝ごはんの摂取、社員食堂での料理の選択方法など食生活改善のためのアドバイスである。

STEP2　献立作成で算出する栄養素等の種類は、エネルギー、たんぱく質、脂質、炭水化物、ビタミン B_1、ビタミン B_2、ビタミン C、ビタミン A、ビタミン E、カルシウム、マグネシウム、鉄の 12 種類とする。

【2回目】

STEP9　栄養ケア実習の評価・考察において「ポイント＆アドバイス」で後述する献立作成上の留意点が考慮されているかについて考察する。また、食欲不振を訴えている対象者に適した食欲の回復するような献立となっているかについて評価する。

ポイント＆アドバイス

1――ストレス対処のための献立作成上の留意点

　本実習の対象者の場合、食欲不振や朝食欠食からエネルギー摂取不足、野菜、特に

緑黄色野菜や果物の摂取不足などが考えられ、必要な栄養素を含む食事を摂取する栄養管理を基本とする。しかし、最初から十分な食事はとれないと考えられるので、まず、栄養の重要性を理解してもらうために目指すべき栄養素を含む献立を示し、そこから行動変容を促し、少しずつ食生活の改善を目指す。欠食をなくすことも重要で、朝ごはんが食べられるように食べやすい献立を考える。また、飲酒量が多いことも問題である。

2 ── 必要な栄養素を含むバランスのよい食事

①代謝亢進で炭水化物（糖質）、たんぱく質、脂質が分解されるので、これらをバランスよく取り入れる。エネルギー産生栄養素バランス（PFCバランス）は、15：25：60を基本とする。
②良質のたんぱく質として、魚、卵、牛乳、豆腐などの大豆製品を取り入れる。
③動物性たんぱく質と植物性たんぱく質の比率は、1：1とする。
④ビタミンB_1の多い肉類、豆類、緑黄色野菜を取り入れるとよい。
⑤カルシウムの多い乳製品、小魚類を取り入れる。
⑥ビタミンEの多い食品には、魚、魚介類、ツナ缶、高野豆腐、アーモンドなどの豆類、緑黄色野菜がある。
⑦ビタミンCの多い食品には、果物、野菜がある。

3 ── 食欲を増進させる調理の工夫

①香辛料やレモンなど食欲が増す調味料を使うとよい。
②旬を感じさせる食材を使う。
③少量ずつ、いろいろな料理を揃える。
④見た目が美しい料理になるように、食材の彩りを考える。
⑤消化のよい、口当たりのよい料理。夏は冷たく、冬は温かい栄養価の高いスープなどもよい。
⑥朝ごはんは、おにぎり、サンドイッチ、コーンフレークなど食べやすいものを取り入れ、果物、野菜、乳製品などで補うとよい。
⑦アルコールは適度の摂取で緊張を緩和し、また、食欲を増進させるので、缶ビール2本を目途とする。
⑧本人の好み（嗜好）を優先する。

• 第2部 ライフステージ別栄養ケア・マネジメント実習 •

実習 11-3 ストレス時の運動・休養ケア実習

実習目的 ストレスが継続して心身の活動が低下した場合、疲労という形で現れる。ストレスをためない、悪化させない、あるいは予防するためには、薬事療法や食事療法とあわせて、早い時期に疲労の種類を理解し、疲労の状況にあった休養法を選び、緊張と緩和の適切なバランスをはかるストレス対処法を実施することが有効である。対象者の生活習慣や疲労の状態にあわせた運動や休養法を取り入れた生活指導を行い、行動変容させる技術を身につけるためのケア計画を作成する。

実習課題 11-3

過度のストレス時には、疲労感、倦怠感、無気力、集中力の欠如など精神や身体に様々な症状が出る。本実習では、実習11-1で栄養アセスメントを行った対象者について、生活習慣や疲労の状態にあわせた運動と休養法を取り入れるためのケア計画を作成する。

対象者の特性

◯ p.228　実習11-1「対象者の特性」を参照。

実習方法

所要時間：90分（レポートまたは発表資料の作成時間および発表時間を除く）
実習単位：グループ実習
本実習で使用するワークシート：ストレス時の運動・休養ケア実習ワークシート1、2
実習手順フローチャート：

STEP1
実習11-1で栄養アセスメントを行った対象者の特性を確認して、疲労状態を見出して身体的疲労、精神的疲労に分類する[*1,2]。

(15分)

STEP2
対象者が休養・運動のためにとっている行動を見出す。

(15分)

STEP3
STEP1、2の結果から、対象者の休養・運動の問題点を考える[*3]。

(20分)

STEP4
対象者の休養・運動の問題点を参考にして、休養ケア計画と運動ケア計画を作成する。

(30分)

STEP5
休養・運動ケア計画に対する評価と考察を行う。

(10分)

STEP6
実習結果と評価・考察を発表する。あるいはワークシートをレポートとして提出する。

*1　対象者が訴えている疲労感を拾い出し、後述する「ポイント&アドバイス」を参考にして身体的疲労と精神的疲労に分類して記入する。両方にあてはまる場合は、両方に記入する。
*2　STEP1～3、5の結果は、「ストレス時の運動・休養ケア実習ワークシート1」に、STEP4の結果は、「ストレス時の運動・休養ケア実習ワークシート2」にまとめる。
*3　ストレスが慢性化する休養・運動の問題点を記入する。

ポイント&アドバイス

1──疲労とストレス

疲労とは、ストレスの継続により生じた心身の活動が低下した状態のことで、主に筋肉疲労である身体的疲労と中枢神経の疲労である精神的疲労がある。疲労が解消されないまま次の疲労が蓄積されていく状態を慢性疲労という。

身体的疲労には、強い運動や重労働などで起こる動的身体疲労と長時間のパソコン作業や縫物などで起こる静的身体疲労があり、症状は、筋肉痛、倦怠感、脱力感などがある。精神的疲労には、神経疲労と心理的疲労がある。慢性的なストレスによる精神的疲労は、全身の疲れ（肩こりなどの身体的疲労もあわせて起こる）、無気力、倦怠感、食欲減退、思考能力の低下が起こる。

2──休養の効果と種類

休養は、ストレスを解消させ、疲労を癒すだけでなく、勤労意欲を高めて生命力を回復させる効果がある。休養法には、消極的休養と積極的休養がある。

消極的休養には、睡眠（昼寝）と入浴がある。睡眠は疲労回復に最も有効であるが、精神的ストレスでは不眠として症状が出る場合が多く、長い昼寝や運動不足はかえって夜の睡眠の妨げになる。肉体的な疲労には消極的休養が有効である。入浴の方法としては、一般的に、身体的疲労では高温浴、精神的疲労では低温浴でゆっくり湯船に浸かると効果的である。音楽を聴きながらマッサージを受けるなどの併用は、さらに有効である。

積極的休養には、運動を含むレクリエーションがある。身体的疲労の解消には精神的レクリエーション、精神的疲労の解消には身体的レクリエーションが有効である。

なお、過度の活動はかえって疲労の原因になるので注意する。
①身体的レクリエーション：テニス、水泳、ゴルフなどの各種スポーツ
②精神的レクリエーション：絵画など美術品の作成・鑑賞、読書
③両方を含むレクリエーション：旅行、園芸、日曜大工、釣りなど

3──対象者の休養・運動の問題点と目標

対象者の休養・運動の問題点と目標には、次のようなものがある。
①運動や身体活動の不足　→不眠の原因（ウォーキングや休日の庭仕事などから始め、最終的には週に合計23エクササイズを目標とする）
②シャワーだけの入浴法
③休日の過ごし方
④酒に頼った睡眠
⑤ストレス解消のための趣味（精神的休養や身体的休養をバランスよく取り入れる）
⑥メリハリをつけた生活習慣を身につける

強いストレス状態で心身ともに疲れているので、まず、薬事療法（睡眠薬、精神安定剤など）でストレスによる症状をとる必要がある。治療と食事療法によってある程度回復してきた場合には、薬や酒に頼らず、昼間の活動量の増加、昼休みや夜に軽い運動をするなど自力で質のよい睡眠をとることが目標となる。また、心身ともにリフレッシュするために、軽い活動量のもの（旅行や趣味の釣りなど）から始めて、回復してきたらテニスなどのスポーツで汗を流すことでストレス解消を目指す。

実習 11-4　熱中症予防のための行動変容を目的とした栄養ケア

実習目的　近年、高齢者の健康志向は高まり、様々な運動や地域活動、畑仕事など屋外での活動が増加する一方、疾病などの原因によって屋内で過ごす高齢者も多い。そのような中、熱中症で救急搬送される人のうち高齢者が55％を占めている。特に住居内での発生が最も多くなっている（東京消防庁、熱中症各種統計資料より）。そこで、高齢者の生理的特性、熱中症の種類とその対処法、予防のポイントを理解して、高齢者の熱中症予防のための行動変容を目的とした媒体を作成する。班ごとに発表して相互に評価し、目的や対象者の特性にあった効果的な栄養ケアのあり方を理解する。

• 第11章　特殊環境下での栄養ケア・マネジメント実習 •

実習課題 11 − 4

　高齢者の熱中症予防のための行動変容を目的として、高齢者の生理的特性と熱中症の関連、熱中症の種類とその対処法、予防のポイント、対象者に適した栄養教育の方法などを理解して、行動変容のための栄養教育媒体を作成して栄養ケアを実施する。

媒体作成と発表の概要

テーマ：高齢者の熱中症予防
想定する対象者：地域の講座に参加した高齢者
媒体：「熱中症予防」についてのスライド
発表時間：グループ発表で各班10～15分（班数に応じて時間を調整する）

実習方法

所要時間：1回目90分（媒体作成）、2回目90分（媒体発表）
実習単位：グループ実習（STEP 4、7、8は個人実習）
設備・機器：
　コンピューター、プレゼンテーションソフト、スクリーン、プロジェクター、ポインター
本実習で使用するワークシート：熱中症予防栄養ケア実習ワークシート1～3
実習手順フローチャート[*1]：

【1回目】

STEP1
高齢期における熱中症予防のための媒体に必要な項目を考えて、媒体の概要（項目）を決める[*2]。

(10分)

STEP2
媒体の概要（項目）の優先順位、発表時間などを考慮し、項目を並べかえて全体の流れを決める。

(10分)

STEP3
盛り込む内容、分量、添付する図・写真などについて項目ごとの概要を決める。

(20分)

STEP4
項目ごとに班員の分担を決めて、STEP 1～3で決めた事項にしたがってプレゼンテーションソフトで媒体を作成する。

(40分)

STEP5
各自が分担して作成した媒体を順番に並べ、統合して班で1つの媒体を完成させる。

(10分)

237

【2回目】

STEP6
高齢者に対する熱中症予防について、各班で作成した媒体を用いて発表する。

(60分)

STEP7
後述する「ポイント&アドバイス」を参考にして他班の発表を評価し、「熱中症予防栄養ケア実習ワークシート2」にまとめる。

(10分)

STEP8
他班からの評価を参考にし、自分の班の媒体・発表内容について評価・考察をして「熱中症予防栄養ケア実習ワークシート3」にまとめ、レポートとして提出する。

(20分)

* 1　本実習に際して、前述の「基本事項」および後述する「ポイント&アドバイス」を参考にして、あらかじめ熱中症について正しい知識を得ておく。
* 2　STEP1〜3の結果は、「熱中症予防栄養ケア実習ワークシート1」にまとめる。

ポイント&アドバイス

1──熱中症とは

 p.222

熱中症とは、高温環境で長時間、運動や労働を行った場合などに生体の防御機構が限界になり、放熱ができず、体温が上昇した状態（うつ熱）をいう。症状は、めまい、頭痛、悪心などで、熱けいれんの場合は随意筋のけいれんがある（「基本事項」参照）。体温調節機能が低下している高齢者や未発達の乳幼児に起こりやすい。

2──熱中症予防のための食生活

暑い環境下での活動では体力の消耗が激しく、暑さによる夏バテで食欲も減退しやすい。日頃からエネルギーや良質のたんぱく質をとり、栄養バランスのとれた食事に心がけ、体力をつけておくことが重要である。食欲がない場合でも食べやすいソーメンやおにぎりにして、付け合わせに卵や野菜を添えるなど調理に工夫をする。また、食欲のない高齢者は、飲み物や食物から摂取する水分が少ないので注意が必要である。

3──熱中症予防のための水分と塩分の摂取

暑熱環境下では、増加する発汗の状況にあわせて不足分の水分を水と食物からとる必要がある。水分摂取後、吸収までに30分程度かかるため、喉の渇きを感じる時にはすでに脱水状態になっている。また、大量の飲水は胃液が薄まり、食欲低下につながる。これらのことから、喉の渇きがなくても水分をコップ半分程度、頻繁に（30分に1回程度）飲む習慣をつけるようにする。

また、食事の時には、お茶、吸い物、野菜、果物などから水分を補給するようにする。屋外での活動では、出かける前に200 mL、活動中には15分に1回、50〜100 mL程度を飲むようにする。この場合、5〜15℃に冷やした水のほうが飲みやすく、体温を下げる効果がある。

大量発汗の場合には塩分の補給が必要で、長時間の大量発汗の場合には0.1〜0.2％の食塩を含む水を補給する。しかし、日本人の食塩摂取量は、日本人の食事摂取基準（2025年版）の目標値（男性7.5 g未満、女性6.5 g未満）よりも多く、また、高齢者は高血圧の場合が多いことから過剰摂取にならないようにする。

4──熱中症予防のためのその他の注意点

①屋外での服装は、白色など熱を吸収しにくく、吸湿性、速乾性の素材で、長袖など肌の露出を防ぐものにする。また、帽子などで日差しを防ぎ、首などに濡れたタオルなどを巻くと体温上昇を防ぐことができる。室内では、風通しがよく、薄くてゆったりした服装にする。
②高齢者は、暑さへの感受性が低下しているうえにエアコンや扇風機を使わないことが多い。意識的に室温をチェックして冷房を利用するようにする。特に梅雨など湿度が高い場合は、それほど気温が高くなくても汗が蒸発しにくいため体温上昇に注意する。
③身体を徐々に暑さに慣らしていく（順化）。日頃から運動、入浴などで汗をかいていると、汗腺活動が活性化して、汗の分泌量の増加や汗中ナトリウム濃度の低下などで発汗能が高まる。
④熱中症の初期症状を知っておくことが、熱中症の重症化の防止に有効である。熱中症の初期症状は、唇がしびれる、足がつる、立ちくらみなどのめまい感、疲労感、虚脱感、頭痛、吐き気などで、汗が止まったり筋肉のけいれんなどの症状が出ると危険状態にある。

5──媒体作成や発表時の注意事項

①高齢者の生理的特性や心理的特性が熱中症の発症に大きく影響することを考慮する。発汗能力や暑さを感じる能力の低下が水分摂取を遅らせる、トイレが近くなると考えて水分を控える傾向にあるなどといった内容を入れる。
②高齢者に理解されやすい言葉を使う。
③媒体は見やすい字で、イラスト・写真などを適宜使用する。
④プレゼンテーションソフトのアニメーション機能や動画などを使うとわかりやすい。
⑤具体的で実践可能な内容とし、水分摂取の方法、食欲不振時に対応した料理などを

示し、重要な部分はプリント資料として配付する。
⑥発表は、高齢者が聴き取れるように、ゆっくり、はっきり、大きな声で行う。

6──発表についての評価のポイント

①わかりやすい言葉で説明されていたか。
②話の流れが適切で、伝えたいことが伝えられていたか。
③文字の大きさは適切であったか。
④高齢者が興味をひくような工夫はあったか（アニメーション機能など）。
⑤要点が明瞭に説明されていたか。
⑥写真やイラストを使用するなどの工夫があったか。

熱中症予防のための栄養ケア

実習目的　近年、暑熱環境で熱中症になる高齢者が急増している。高齢者の熱中症予防と夏期の食欲減退に対応して、高齢者の特性を考慮した栄養ケア計画を作成する。また、栄養バランスがよく、水分や食塩（ナトリウム）を十分に補えるような熱中症予防の献立を作成し、実際に調理して試食する。

> **実習課題 11 − 5**
>
> 　暑熱環境下での高齢期の対象者について、熱中症予防と食欲減退に対応するための栄養ケア計画および食事計画を作成する。

● 対象者の特性

年齢・性別：68歳男性
身体計測値：身長166.0 cm、体重67.0 kg
健康状態：特に疾病はない。
生活状況：
　夏期では気温35℃を超える日中でも、畑仕事やグランドゴルフなどの活動を毎日3時間ほど行う（身体活動レベルⅢ）。
水分排出量：
　尿1,000 mL、便100 mL、汗2,500 mL、呼気400 mLで合計4,000 mL（発汗が増加して尿量は減っている）。

実習方法

○ p.56　「本書で標準とする栄養ケア実習の方法」にしたがって進める。なお、そのうち、1回目のSTEP1、2および2回目のSTEP7、8、9については、以下の点に留意する。

【1回目】

STEP1　栄養ケア計画の例として、栄養ケアの課題を「夏場の体調管理と食欲の維持」、目標を「必要な栄養素を含み、食欲を増進させる食事の準備」、栄養ケア計画を「食事摂取基準値を満たすことを目標に、高齢者が夏場でも食べやすい食事づくりに配慮する」などがある。

STEP2　献立作成時に、食事や間食時におけるお茶などの水分摂取量や調味料などからの塩分摂取量も配慮して設定した水分、エネルギーおよび栄養素の摂取量を充足するようにする。エネルギーおよび栄養素の設定は食事摂取基準を基本とし、水分は食物に含まれる水分1,200 mL、飲料水2,500 mLを基本として献立や水分摂取を考える（後述する「ポイント&アドバイス」参照）。献立作成で算出する栄養素等の種類は、エネルギー、たんぱく質、脂質、炭水化物、カルシウム、食塩相当量、鉄、カリウム、マグネシウム、ビタミンA、ビタミンB_1、ビタミンB_2、ビタミンCの13項目とする。

【2回目】

STEP7　調理に際して、特に食塩を含む調味料は、正確に量るようにする。

STEP8　試食に際して、味付け（特に食塩）に注意して評価する。

STEP9　個人実習の評価・考察では、①栄養バランスのよい献立となっているか、②食欲を増進させるように食材や味付けが工夫されているか、③水分や食塩が適当量摂取できるかについて考察する。水分は、食品に含まれる水分量と飲料からの水分量が適切かどうか、飲料からの水分のとり方（食事時、外出時、運動時、家にいる時など）に配慮できたかについて考察する。さらに、高齢者の生理的特性を考慮した熱中症予防食を考えることができたかについて評価する。

ポイント&アドバイス

1──高齢者の熱中症予防のための献立を作成するうえで考慮する点

高齢者の熱中症は、夏場の体調管理によってかなり予防することができるので、必要な栄養素を含む食事を適切な量だけ摂取する栄養管理を基本とする。

❶必要な栄養素を含むバランスのよい食事

①汗からカリウム、カルシウム、マグネシウム、鉄などが失われるため、これらを多

く含む食品を使った献立にする。
②エネルギー産生栄養素バランス（PFCバランス）は、15：25：60を基本とする。
③動物性たんぱく質と植物性たんぱく質の比率は、1：1とする。

❷食欲を増進させる工夫
①夏場は食欲が減退しがちなので、口当たりや味付けに工夫する。塩、醤油だけでなく、酢、味噌、ケチャップ、ソースなどで味に変化をつけて楽しめるようにする。
②レモン、しょうが、その他の香辛料や薬味も利用して食欲を増進させる。
③旬の食材や果物を使い、見た目や季節感で食欲を増す。

2 ── 高齢者の熱中症予防のために水分・食塩を摂取するうえで考慮する点

暑い夏期には、汗により体内の水分やナトリウムが大量に失われるので、高齢期の熱中症予防には、栄養のほかに汗の量に応じた適度な水分・食塩の補給が必要である。

❶水分の適度な摂取量
一般的な水分摂取量は、飲料水1,200 mL、食物の水分1,000 mL、代謝水300 mLで合計2,500 mL、水分排出量は、尿1,400 mL、便100 mL、汗700 mL、呼気300 mLで合計2,500 mLである。1日の水分排泄量に見合った水分を食事や飲料水で摂取するように考える。本実習の対象者の場合、1日の水分排泄量は発汗量の増大から4,000 mLで、代謝水300 mLを除く3,700 mLを目標の水分摂取量と考える。食物から1,200 mL、飲料水から2,500 mL程度の配分で献立や水分摂取を考え、食品からの水分量の変動は飲料水の量によって調節する。

具体的には毎食事に汁物やお茶を飲み、1日1回はミネラルの豊富な牛乳をとることが望ましい。戸外で活動する時にこまめに水分を摂取するだけでなく、風呂、睡眠前後にもコップ1杯の水分をとる。また、コーヒーは利尿作用があり、ビールなどのアルコールは脱水作用があるので、水分補給には適さないことに注意する。

❷食塩の適度な摂取量
高齢者は、味覚の低下などから濃い味付けになりやすいが、高血圧予防のために食塩の過剰摂取を控えるようにする。日本人の食事摂取基準（2025年版）の食塩相当量の目標値である男性7.5 g未満、女性6.5 g未満を念頭に摂取する。ただし、異常に暑い日に大量の汗を長時間かくことが予想される場合には、麦茶に0.1～0.2％程度の食塩を入れたものやスポーツドリンクを準備して食塩を補給する。ただし、厳格な食塩制限は食欲低下につながり、必要な栄養を摂取できなくなる恐れがあるため、注意する。

資料編

資料1　日本人の食事摂取基準（2025年版）

●参照体位と推定エネルギー必要量（参考表）

性別	参照体位（参照身長、参照体重）*1				推定エネルギー必要量（kcal/日）					
	男性		女性*2		男性			女性		
年齢等	参照身長（cm）	参照体重（kg）	参照身長（cm）	参照体重（kg）	身体活動レベル*3			身体活動レベル*3		
					低い	ふつう	高い	低い	ふつう	高い
0〜5（月）	61.5	6.3	60.1	5.9	—	550	—	—	500	—
6〜11（月）	71.6	8.8	70.2	8.1						
6〜8（月）	69.8	8.4	68.3	7.8	—	650	—	—	600	—
9〜11（月）	73.2	9.1	71.9	8.4	—	700	—	—	650	—
1〜2（歳）	85.8	11.5	84.6	11.0	—	950	—	—	900	—
3〜5（歳）	103.6	16.5	103.2	16.1	—	1,300	—	—	1,250	—
6〜7（歳）	119.5	22.2	118.3	21.9	1,350	1,550	1,750	1,250	1,450	1,650
8〜9（歳）	130.4	28.0	130.4	27.4	1,600	1,850	2,100	1,500	1,700	1,900
10〜11（歳）	142.0	35.6	144.0	36.3	1,950	2,250	2,500	1,850	2,100	2,350
12〜14（歳）	160.5	49.0	155.1	47.5	2,300	2,600	2,900	2,150	2,400	2,700
15〜17（歳）	170.1	59.7	157.7	51.9	2,500	2,850	3,150	2,050	2,300	2,550
18〜29（歳）	172.0	63.0	158.0	51.0	2,250	2,600	3,000	1,700	1,950	2,250
30〜49（歳）	171.8	70.0	158.5	53.3	2,350	2,750	3,150	1,750	2,050	2,350
50〜64（歳）	169.7	69.1	156.4	54.0	2,250	2,650	3,000	1,700	1,950	2,250
65〜74（歳）	165.3	64.4	152.2	52.6	2,100	2,350	2,650	1,650	1,850	2,050
75以上（歳）	162.0	61.0	148.3	49.3	1,850*4	2,250*4	—	1,450*4	1,750*4	—
妊婦(付加量)*5										
初期									+50	
中期									+250	
後期									+450	
授乳婦(付加量)									+350	

*1　0〜17歳は、日本小児内分泌学会・日本成長学会合同標準値委員会による小児の体格評価に用いる身長、体重の標準値を基に、年齢区分に応じて、当該月齢及び年齢区分の中央時点における中央値を引用した。ただし、公表数値が年齢区分と合致しない場合は、同様の方法で算出した値を用いた。18歳以上は、平成30・令和元年国民健康・栄養調査の2か年における当該の性及び年齢区分における身長・体重の中央値を用いた。

*2　妊婦、授乳婦を除く。

*3　身体活動レベルは、「低い」、「ふつう」、「高い」の3つのカテゴリーとした。

*4　「ふつう」は自立している者、「低い」は自宅にいてほとんど外出しない者に相当する。「低い」は高齢者施設で自立に近い状態で過ごしている者にも適用できる値である。

*5　妊婦個々の体格や妊娠中の体重増加量及び胎児の発育状況の評価を行うことが必要である。

注1：活用に当たっては、食事評価、体重及びBMIの把握を行い、エネルギーの過不足は、体重の変化又はBMI（表3−1、p.39）を用いて評価すること。

注2：身体活動レベルが「低い」に該当する場合、少ないエネルギー消費量に見合った少ないエネルギー摂取量を維持することになるため、健康の保持・増進の観点からは、身体活動量を増加させる必要がある。

● 基礎代謝量基準値

性　別	男　性			女　性		
年　齢	観察値*から推定した体重1kg当たりの基礎代謝量（体重1kg当たりの基礎代謝量基準値）（A）（kcal/kg体重/日）	参照体重（B）（kg）	参照体重の場合の基礎代謝量基準値（A）×（B）（kcal/日）	観察値*から推定した体重1kg当たりの基礎代謝量（体重1kg当たりの基礎代謝量基準値）（A）（kcal/kg体重/日）	参照体重（B）（kg）	参照体重の場合の基礎代謝量基準値（A）×（B）（kcal/日）
1～2（歳）	61.0	11.5	700	59.7	11.0	660
3～5（歳）	54.8	16.5	900	52.2	16.1	840
6～7（歳）	44.3	22.2	980	41.9	21.9	920
8～9（歳）	40.8	28.0	1,140	38.3	27.4	1,050
10～11（歳）	37.4	35.6	1,330	34.8	36.3	1,260
12～14（歳）	31.0	49.0	1,520	29.6	47.5	1,410
15～17（歳）	27.0	59.7	1,610	25.3	51.9	1,310
18～29（歳）	23.7	63.0	1,490	22.1	51.0	1,130
30～49（歳）	22.5	70.0	1,570	21.9	53.3	1,170
50～64（歳）	21.8	69.1	1,510	20.7	54.0	1,120
65～74（歳）	21.6	64.4	1,390	20.7	52.6	1,090
75以上（歳）	21.5	61.0	1,310	20.7	49.3	1,020

＊　「『日本人の食事摂取基準（2025年版）』策定検討会報告書」p.66：図9における観察値。

● 年齢区分及び身体活動レベル（カテゴリー）別の身体活動レベル基準値（男女共通）

年齢区分（歳）	身体活動レベル（カテゴリー）		
	低い	ふつう	高い
1～2（歳）	－	1.35	－
3～5（歳）	－	1.45	－
6～7（歳）	1.35	1.55	1.75
8～9（歳）	1.40	1.60	1.80
10～11（歳）	1.45	1.65	1.85
12～14（歳）	1.50	1.70	1.90
15～17（歳）	1.55	1.75	1.95
18～29（歳）	1.50	1.75	2.00
30～49（歳）	1.50	1.75	2.00
50～64（歳）	1.50	1.75	2.00
65～74（歳）	1.50	1.70	1.90
75以上（歳）	1.40	1.70	－

● 身体活動レベル（カテゴリー）別にみた活動内容と活動時間の代表例

身体活動レベル（カテゴリー）	低い	ふつう	高い
身体活動レベル基準値*1	1.50 (1.40〜1.60)	1.75 (1.60〜1.90)	2.00 (1.90〜2.20)
日常生活の内容*2	生活の大部分が座位で、静的な活動が中心の場合	座位中心の仕事だが、職場内での移動や立位での作業・接客等、通勤・買い物での歩行、家事、軽いスポーツ、のいずれかを含む場合	移動や立位の多い仕事への従事者、あるいは、スポーツ等余暇における活発な運動習慣を持っている場合
中程度の強度(3.0〜5.9メッツ)の身体活動の1日当たりの合計時間（時間/日）*3	1.65	2.06	2.53
仕事での1日当たりの合計歩行時間（時間/日）*3	0.25	0.54	1.00

*1 代表値。（ ）内はおよその範囲。
*2 Ishikawa-Takata K, Tabata I, Saski S, et al.、Black AE, Coward WA, Cole TJ, et al. を参考に、身体活動レベルに及ぼす仕事時間中の労作の影響が大きいことを考慮して作成。
*3 Ishikawa-Takata K, Naito Y, Tanaka S, et al. による。

● たんぱく質の食事摂取基準（推定平均必要量、推奨量、目安量：g/日、目標量：%エネルギー）

性別	男性				女性			
年齢等	推定平均必要量	推奨量	目安量	目標量*1	推定平均必要量	推奨量	目安量	目標量*1
0〜5（月）	−	−	10	−	−	−	10	−
6〜8（月）	−	−	15	−	−	−	15	−
9〜11（月）	−	−	25	−	−	−	25	−
1〜2（歳）	15	20	−	13〜20	15	20	−	13〜20
3〜5（歳）	20	25	−	13〜20	20	25	−	13〜20
6〜7（歳）	25	30	−	13〜20	25	30	−	13〜20
8〜9（歳）	30	40	−	13〜20	30	40	−	13〜20
10〜11（歳）	40	45	−	13〜20	40	50	−	13〜20
12〜14（歳）	50	60	−	13〜20	45	55	−	13〜20
15〜17（歳）	50	65	−	13〜20	45	55	−	13〜20
18〜29（歳）	50	65	−	13〜20	40	50	−	13〜20
30〜49（歳）	50	65	−	13〜20	40	50	−	13〜20
50〜64（歳）	50	65	−	14〜20	40	50	−	14〜20
65〜74（歳）*2	50	60	−	15〜20	40	50	−	15〜20
75以上（歳）*2	50	60	−	15〜20	40	50	−	15〜20
妊婦(付加量)初期					+0	+0	−	−*3
中期					+5	+5	−	−*3
後期					+20	+25	−	−*4
授乳婦(付加量)					+15	+20	−	−*4

*1 範囲に関しては、おおむねの値を示したものであり、弾力的に運用すること。
*2 65歳以上の高齢者について、フレイル予防を目的とした量を定めることは難しいが、身長・体重が参照体位に比べて小さい者や、特に75歳以上であって加齢に伴い身体活動量が大きく低下した者など、必要エネルギー摂取量が低い者では、下限が推奨量を下回る場合があり得る。この場合でも、下限は推奨量以上とすることが望ましい。
*3 妊婦（初期・中期）の目標量は13〜20%エネルギーとした。
*4 妊婦（後期）及び授乳婦の目標量は15〜20%エネルギーとした。

●脂質の食事摂取基準

性別	脂質 (%エネルギー)				飽和脂肪酸 (%エネルギー)*2,3	
	男性		女性		男性	女性
年齢等	目安量	目標量*1	目安量	目標量*1	目標量	目標量
0～5（月）	50	―	50	―	―	―
6～11（月）	40	―	40	―	―	―
1～2（歳）	―	20～30	―	20～30	―	―
3～5（歳）	―	20～30	―	20～30	10以下	10以下
6～7（歳）	―	20～30	―	20～30	10以下	10以下
8～9（歳）	―	20～30	―	20～30	10以下	10以下
10～11（歳）	―	20～30	―	20～30	10以下	10以下
12～14（歳）	―	20～30	―	20～30	10以下	10以下
15～17（歳）	―	20～30	―	20～30	9以下	9以下
18～29（歳）	―	20～30	―	20～30	7以下	7以下
30～49（歳）	―	20～30	―	20～30	7以下	7以下
50～64（歳）	―	20～30	―	20～30	7以下	7以下
65～74（歳）	―	20～30	―	20～30	7以下	7以下
75以上（歳）	―	20～30	―	20～30	7以下	7以下
妊婦			―	20～30		7以下
授乳婦			―	20～30		7以下

*1 範囲に関しては、おおむねの値を示したものである。

*2 飽和脂肪酸と同じく、脂質異常症及び循環器疾患に関与する栄養素としてコレステロールがある。コレステロールに目標量は設定しないが、これは許容される摂取量に上限が存在しないことを保証するものではない。また、脂質異常症の重症化予防の目的からは、200 mg/日未満に留めることが望ましい。

*3 飽和脂肪酸と同じく、冠動脈疾患に関与する栄養素としてトランス脂肪酸がある。日本人の大多数は、トランス脂肪酸に関する世界保健機関（WHO）の目標（1％エネルギー未満）を下回っており、トランス脂肪酸の摂取による健康への影響は、飽和脂肪酸の摂取によるものと比べて小さいと考えられる。ただし、脂質に偏った食事をしている者では、留意する必要がある。トランス脂肪酸は人体にとって不可欠な栄養素ではなく、健康の保持・増進を図る上で積極的な摂取は勧められないことから、その摂取量は1％エネルギー未満に留めることが望ましく、1％エネルギー未満でもできるだけ低く留めることが望ましい。

性別	n-6系脂肪酸 (g/日)		n-3系脂肪酸 (g/日)	
	男性	女性	男性	女性
年齢等	目安量	目安量	目安量	目安量
0～5（月）	4	4	0.9	0.9
6～11（月）	4	4	0.8	0.8
1～2（歳）	4	4	0.7	0.7
3～5（歳）	6	6	1.2	1.0
6～7（歳）	8	7	1.4	1.2
8～9（歳）	8	8	1.5	1.4
10～11（歳）	9	9	1.7	1.7
12～14（歳）	11	11	2.2	1.7
15～17（歳）	13	11	2.2	1.7
18～29（歳）	12	9	2.2	1.7
30～49（歳）	11	9	2.2	1.7
50～64（歳）	11	9	2.3	1.9
65～74（歳）	10	8	2.3	2.0
75以上（歳）	9	8	2.3	2.0
妊婦		9		1.7
授乳婦		9		1.7

● 炭水化物・食物繊維の食事摂取基準

性別	炭水化物（%エネルギー）	
年齢等	男性 目標量[*1,2]	女性 目標量[*1,2]
0～5（月）	—	—
6～11（月）	—	—
1～2（歳）	50～65	50～65
3～5（歳）	50～65	50～65
6～7（歳）	50～65	50～65
8～9（歳）	50～65	50～65
10～11（歳）	50～65	50～65
12～14（歳）	50～65	50～65
15～17（歳）	50～65	50～65
18～29（歳）	50～65	50～65
30～49（歳）	50～65	50～65
50～64（歳）	50～65	50～65
65～74（歳）	50～65	50～65
75以上（歳）	50～65	50～65
妊婦		50～65
授乳婦		50～65

性別	食物繊維（g/日）	
年齢等	男性 目標量	女性 目標量
0～5（月）	—	—
6～11（月）	—	—
1～2（歳）	—	—
3～5（歳）	8以上	8以上
6～7（歳）	10以上	9以上
8～9（歳）	11以上	11以上
10～11（歳）	13以上	13以上
12～14（歳）	17以上	16以上
15～17（歳）	19以上	18以上
18～29（歳）	20以上	18以上
30～49（歳）	22以上	18以上
50～64（歳）	22以上	18以上
65～74（歳）	21以上	18以上
75以上（歳）	20以上	17以上
妊婦		18以上
授乳婦		18以上

*1 範囲に関しては、おおむねの値を示したものである。
*2 エネルギー計算上、アルコールを含む。ただし、アルコールの摂取を勧めるものではない。

● 脂溶性ビタミンの食事摂取基準

性別	ビタミンA（μgRAE/日）[*1]							
	男性				女性			
年齢等	推定平均必要量[*2]	推奨量[*2]	目安量[*3]	耐容上限量[*3]	推定平均必要量[*2]	推奨量[*2]	目安量[*3]	耐容上限量[*3]
0～5（月）	—	—	300	600	—	—	300	600
6～11（月）	—	—	400	600	—	—	400	600
1～2（歳）	300	400	—	600	250	350	—	600
3～5（歳）	350	500	—	700	350	500	—	700
6～7（歳）	350	500	—	950	350	500	—	950
8～9（歳）	350	500	—	1,200	350	500	—	1,200
10～11（歳）	450	600	—	1,500	400	600	—	1,500
12～14（歳）	550	800	—	2,100	500	700	—	2,100
15～17（歳）	650	900	—	2,600	500	650	—	2,600
18～29（歳）	600	850	—	2,700	450	650	—	2,700
30～49（歳）	650	900	—	2,700	500	700	—	2,700
50～64（歳）	650	900	—	2,700	500	700	—	2,700
65～74（歳）	600	850	—	2,700	500	700	—	2,700
75以上（歳）	550	800	—	2,700	450	650	—	2,700
妊婦（付加量）初期					+0	+0	—	—
中期					+0	+0	—	—
後期					+60	+80	—	—
授乳婦（付加量）					+300	+450	—	—

*1 レチノール活性当量（μgRAE）＝レチノール（μg）＋β-カロテン（μg）×1/12＋α-カロテン（μg）×1/24＋β-クリプトキサンチン（μg）×1/24＋その他のプロビタミンAカロテノイド（μg）×1/24
*2 プロビタミンAカロテノイドを含む。
*3 プロビタミンAカロテノイドを含まない。

• 資料編 •

性　別	ビタミンD (μg/日)*1				ビタミンE (mg/日)*2				ビタミンK (μg/日)	
	男　性		女　性		男　性		女　性		男　性	女　性
年齢等	目安量	耐容上限量	目安量	耐容上限量	目安量	耐容上限量	目安量	耐容上限量	目安量	目安量
0～5（月）	5.0	25	5.0	25	3.0	—	3.0	—	4	4
6～11（月）	5.0	25	5.0	25	4.0	—	4.0	—	7	7
1～2（歳）	3.5	25	3.5	25	3.0	150	3.0	150	50	60
3～5（歳）	4.5	30	4.5	30	4.0	200	4.0	200	60	70
6～7（歳）	5.5	40	5.5	40	4.5	300	4.0	300	80	90
8～9（歳）	6.5	40	6.5	40	5.0	350	5.0	350	90	110
10～11（歳）	8.0	60	8.0	60	5.0	450	5.5	450	110	130
12～14（歳）	9.0	80	9.0	80	6.5	650	6.0	600	140	150
15～17（歳）	9.0	90	9.0	90	7.0	750	6.0	650	150	150
18～29（歳）	9.0	100	9.0	100	6.0	850	5.0	650	150	150
30～49（歳）	9.0	100	9.0	100	6.0	900	5.5	700	150	150
50～64（歳）	9.0	100	9.0	100	7.0	850	6.0	700	150	150
65～74（歳）	9.0	100	9.0	100	7.0	850	6.5	650	150	150
75以上（歳）	9.0	100	9.0	100	6.5	750	6.5	650	150	150
妊　婦			8.5	—			6.5	—		150
授乳婦			8.5	—			7.0	—		150

*1 日照により皮膚でビタミンDが産生されることを踏まえ、フレイル予防を図る者はもとより、全年齢区分を通じて、日常生活において可能な範囲内での適度な日光浴を心掛けるとともに、ビタミンDの摂取については、日照時間を考慮に入れることが重要である。
*2 α-トコフェロールについて算定した。α-トコフェロール以外のビタミンEは含まない。

● 水溶性ビタミンの食事摂取基準

性　別	ビタミンB$_1$ (mg/日)*1,2						ビタミンB$_2$ (mg/日)*2					
	男　性			女　性			男　性			女　性		
年齢等	推定平均必要量	推奨量	目安量	推定平均必要量	推奨量	目安量	推定平均必要量	推奨量	目安量	推定平均必要量	推奨量	目安量
0～5（月）	—	—	0.1	—	—	0.1	—	—	0.3	—	—	0.3
6～11（月）	—	—	0.2	—	—	0.2	—	—	0.4	—	—	0.4
1～2（歳）	0.4	0.5	—	0.4	0.5	—	0.5	0.6	—	0.5	0.5	—
3～5（歳）	0.6	0.7	—	0.6	0.7	—	0.7	0.8	—	0.6	0.8	—
6～7（歳）	0.7	0.8	—	0.7	0.8	—	0.8	0.9	—	0.7	0.9	—
8～9（歳）	0.8	1.0	—	0.8	0.9	—	0.9	1.1	—	0.9	1.0	—
10～11（歳）	1.0	1.2	—	0.9	1.1	—	1.1	1.4	—	1.0	1.3	—
12～14（歳）	1.2	1.4	—	1.1	1.3	—	1.3	1.6	—	1.2	1.4	—
15～17（歳）	1.3	1.5	—	1.0	1.2	—	1.4	1.7	—	1.2	1.4	—
18～29（歳）	1.2	1.4	—	0.9	1.1	—	1.3	1.6	—	1.0	1.2	—
30～49（歳）	1.2	1.4	—	0.9	1.1	—	1.3	1.6	—	1.0	1.2	—
50～64（歳）	1.1	1.3	—	0.9	1.1	—	1.2	1.5	—	1.0	1.2	—
65～74（歳）	1.1	1.3	—	0.9	1.1	—	1.2	1.5	—	1.0	1.2	—
75以上（歳）	1.0	1.2	—	0.8	0.9	—	1.1	1.3	—	0.9	1.0	—
妊婦（付加量）				+0.2	+0.2	—				+0.2	+0.3	—
授乳婦（付加量）				+0.2	+0.2	—				+0.5	+0.6	—

*1 チアミン塩化物塩酸塩（分子量＝337.3）相当量として示した。
*2 身体活動レベル「ふつう」の推定エネルギー必要量を用いて算定した。
特記事項：ビタミンB$_2$の推定平均必要量は、ビタミンB$_2$の欠乏症である口唇炎、口角炎、舌炎などの皮膚炎を予防するに足る最小量からではなく、尿中にビタミンB$_2$の排泄量が増大し始める摂取量（体内飽和量）から算定。

性別	男性				女性			
	ナイアシン (mgNE/日)[1,2]							
年齢等	推定平均必要量	推奨量	目安量	耐容上限量[3]	推定平均必要量	推奨量	目安量	耐容上限量[3]
0〜5（月）[4]	−	−	2	−	−	−	2	−
6〜11（月）	−	−	3	−	−	−	3	−
1〜2（歳）	5	6	−	60(15)	4	5	−	60(15)
3〜5（歳）	6	8	−	80(20)	6	7	−	80(20)
6〜7（歳）	7	9	−	100(30)	7	8	−	100(30)
8〜9（歳）	9	11	−	150(35)	8	10	−	150(35)
10〜11（歳）	11	13	−	200(45)	10	12	−	200(45)
12〜14（歳）	12	15	−	250(60)	12	14	−	250(60)
15〜17（歳）	14	16	−	300(70)	11	13	−	250(65)
18〜29（歳）	13	15	−	300(65)	9	11	−	250(65)
30〜49（歳）	13	16	−	350(85)	10	12	−	250(65)
50〜64（歳）	13	15	−	350(85)	9	11	−	250(65)
65〜74（歳）	11	14	−	300(80)	9	11	−	250(65)
75以上（歳）	11	13	−	300(75)	8	10	−	250(60)
妊婦（付加量）					+0	+0	−	−
授乳婦（付加量）					+3	+3	−	−

*1 ナイアシン当量（NE）＝ナイアシン＋1/60トリプトファンで示した。
*2 身体活動レベル「ふつう」の推定エネルギー必要量を用いて算定した。
*3 ニコチンアミドの重量（mg/日）、（ ）内はニコチン酸の重量（mg/日）。
*4 単位はmg/日。

性別	男性				女性			
	ビタミンB$_6$ (mg/日)[1]							
年齢等	推定平均必要量	推奨量	目安量	耐容上限量[2]	推定平均必要量	推奨量	目安量	耐容上限量[2]
0〜5（月）	−	−	0.2	−	−	−	0.2	−
6〜11（月）	−	−	0.3	−	−	−	0.3	−
1〜2（歳）	0.4	0.5	−	10	0.4	0.5	−	10
3〜5（歳）	0.5	0.6	−	15	0.5	0.6	−	15
6〜7（歳）	0.6	0.7	−	20	0.6	0.7	−	20
8〜9（歳）	0.8	0.9	−	25	0.8	0.9	−	25
10〜11（歳）	0.9	1.0	−	30	1.0	1.2	−	30
12〜14（歳）	1.2	1.4	−	40	1.1	1.3	−	40
15〜17（歳）	1.2	1.5	−	50	1.1	1.3	−	45
18〜29（歳）	1.2	1.5	−	55	1.0	1.2	−	45
30〜49（歳）	1.2	1.5	−	60	1.0	1.2	−	45
50〜64（歳）	1.2	1.5	−	60	1.0	1.2	−	45
65〜74（歳）	1.2	1.4	−	55	1.0	1.2	−	45
75以上（歳）	1.2	1.4	−	50	1.0	1.2	−	40
妊婦（付加量）					+0.2	+0.2	−	−
授乳婦（付加量）					+0.3	+0.3	−	−

*1 たんぱく質の推奨量を用いて算定した（妊婦・授乳婦の付加量は除く）。
*2 ピリドキシン（分子量＝169.2）相当量として示した。

性別	ビタミンB$_{12}$ (μg/日)*1	
	男性	女性
年齢等	目安量	目安量
0〜5（月）	0.4	0.4
6〜11（月）	0.9	0.9
1〜2（歳）	1.5	1.5
3〜5（歳）	1.5	1.5
6〜7（歳）	2.0	2.0
8〜9（歳）	2.5	2.5
10〜11（歳）	3.0	3.0
12〜14（歳）	4.0	4.0
15〜17（歳）	4.0	4.0
18〜29（歳）	4.0	4.0
30〜49（歳）	4.0	4.0
50〜64（歳）	4.0	4.0
65〜74（歳）	4.0	4.0
75以上（歳）	4.0	4.0
妊　婦（付加量）		4.0
授乳婦（付加量）		4.0

*1　シアノコバラミン（分子量＝1,355.4）相当量として示した。

性別	葉酸 (μg/日)*1							
	男性				女性			
年齢等	推定平均必要量	推奨量	目安量	耐容上限量*2	推定平均必要量	推奨量	目安量	耐容上限量*2
0〜5（月）	−	−	40	−	−	−	40	−
6〜11（月）	−	−	70	−	−	−	70	−
1〜2（歳）	70	90	−	200	70	90	−	200
3〜5（歳）	80	100	−	300	80	100	−	300
6〜7（歳）	110	130	−	400	110	130	−	400
8〜9（歳）	130	150	−	500	130	150	−	500
10〜11（歳）	150	180	−	700	150	180	−	700
12〜14（歳）	190	230	−	900	190	230	−	900
15〜17（歳）	200	240	−	900	200	240	−	900
18〜29（歳）	200	240	−	900	200	240	−	900
30〜49（歳）	200	240	−	1,000	200	240	−	1,000
50〜64（歳）	200	240	−	1,000	200	240	−	1,000
65〜74（歳）	200	240	−	900	200	240	−	900
75以上（歳）	200	240	−	900	200	240	−	900
妊婦（付加量）*3 初期					+0	+0	−	−
中期・後期					+200	+240	−	−
授乳婦（付加量）					+80	+100	−	−

*1　葉酸（プテロイルモノグルタミン酸、分子量＝441.4）相当量として示した。
*2　通常の食品以外の食品に含まれる葉酸に適用する。
*3　妊娠を計画している女性、妊娠の可能性がある女性及び妊娠初期の妊婦は、胎児の神経管閉鎖障害のリスク低減のために、通常の食品以外の食品に含まれる葉酸を400 μg/日摂取することが望まれる。

性別	パントテン酸 (mg/日)		ビオチン (μg/日)		ビタミンC (mg/日)*1					
	男性	女性	男性	女性	男性			女性		
年齢等	目安量	目安量	目安量	目安量	推定平均必要量	推奨量	目安量	推定平均必要量	推奨量	目安量
0〜5（月）	4	4	4	4	−	−	40	−	−	40
6〜11（月）	3	3	10	10	−	−	40	−	−	40
1〜2（歳）	3	3	20	20	30	35	−	30	35	−
3〜5（歳）	4	4	20	20	35	40	−	35	40	−
6〜7（歳）	5	5	30	30	40	50	−	40	50	−
8〜9（歳）	6	6	30	30	50	60	−	50	60	−
10〜11（歳）	6	6	40	40	60	70	−	60	70	−
12〜14（歳）	7	6	50	50	75	90	−	75	90	−
15〜17（歳）	7	6	50	50	80	100	−	80	100	−
18〜29（歳）	6	5	50	50	80	100	−	80	100	−
30〜49（歳）	6	5	50	50	80	100	−	80	100	−
50〜64（歳）	6	5	50	50	80	100	−	80	100	−
65〜74（歳）	6	5	50	50	80	100	−	80	100	−
75以上（歳）	6	5	50	50	80	100	−	80	100	−
妊婦		5		50				+10	+10	−
授乳婦		6		50				+40	+45	−

＊1　L－アスコルビン酸（分子量＝176.1）相当量として示した。
特記事項：ビタミンCの推定平均必要量は、ビタミンCの欠乏症である壊血病を予防するに足る最小量からではなく、良好なビタミンCの栄養状態の確実な維持の観点から算定。

●多量ミネラルの食事摂取基準

性別	ナトリウム (mg/日、（ ）は食塩相当量 [g/日])*1					
	男性			女性		
年齢等	推定平均必要量	目安量	目標量	推定平均必要量	目安量	目標量
0〜5（月）	−	100 (0.3)	−	−	100 (0.3)	−
6〜11（月）	−	600 (1.5)	−	−	600 (1.5)	−
1〜2（歳）	−	−	(3.0未満)	−	−	(2.5未満)
3〜5（歳）	−	−	(3.5未満)	−	−	(3.5未満)
6〜7（歳）	−	−	(4.5未満)	−	−	(4.5未満)
8〜9（歳）	−	−	(5.0未満)	−	−	(5.0未満)
10〜11（歳）	−	−	(6.0未満)	−	−	(6.0未満)
12〜14（歳）	−	−	(7.0未満)	−	−	(6.5未満)
15〜17（歳）	−	−	(7.5未満)	−	−	(6.5未満)
18〜29（歳）	600 (1.5)	−	(7.5未満)	600 (1.5)	−	(6.5未満)
30〜49（歳）	600 (1.5)	−	(7.5未満)	600 (1.5)	−	(6.5未満)
50〜64（歳）	600 (1.5)	−	(7.5未満)	600 (1.5)	−	(6.5未満)
65〜74（歳）	600 (1.5)	−	(7.5未満)	600 (1.5)	−	(6.5未満)
75以上（歳）	600 (1.5)	−	(7.5未満)	600 (1.5)	−	(6.5未満)
妊婦				600 (1.5)	−	(6.5未満)
授乳婦				600 (1.5)	−	(6.5未満)

＊1　高血圧及び慢性腎臓病（CKD）の重症化予防のための食塩相当量の量は、男女とも6.0g/日未満とした。

• 資料編 •

性　別	カリウム (mg/日)				カルシウム (mg/日)							
	男　性		女　性		男　性				女　性			
年齢等	目安量	目標量	目安量	目標量	推定平均必要量	推奨量	目安量	耐容上限量	推定平均必要量	推奨量	目安量	耐容上限量
0〜5（月）	400	−	400	−	−	−	200	−	−	−	200	−
6〜11（月）	700	−	700	−	−	−	250	−	−	−	250	−
1〜2（歳）	900	−	800	−	350	450	−	−	350	400	−	−
3〜5（歳）	1,100	1,600以上	1,000	1,400以上	500	600	−	−	450	550	−	−
6〜7（歳）	1,300	1,800以上	1,200	1,600以上	500	600	−	−	450	550	−	−
8〜9（歳）	1,600	2,000以上	1,400	1,800以上	550	650	−	−	600	750	−	−
10〜11（歳）	1,900	2,200以上	1,800	2,000以上	600	700	−	−	600	750	−	−
12〜14（歳）	2,400	2,600以上	2,200	2,400以上	850	1,000	−	−	700	800	−	−
15〜17（歳）	2,800	3,000以上	2,000	2,600以上	650	800	−	−	550	650	−	−
18〜29（歳）	2,500	3,000以上	2,000	2,600以上	650	800	−	2,500	550	650	−	2,500
30〜49（歳）	2,500	3,000以上	2,000	2,600以上	650	750	−	2,500	550	650	−	2,500
50〜64（歳）	2,500	3,000以上	2,000	2,600以上	600	750	−	2,500	550	650	−	2,500
65〜74（歳）	2,500	3,000以上	2,000	2,600以上	600	750	−	2,500	550	650	−	2,500
75以上（歳）	2,500	3,000以上	2,000	2,600以上	600	750	−	2,500	500	600	−	2,500
妊　婦			2,000	2,600以上					+0	+0	−	−
授乳婦			2,000	2,600以上					+0	+0	−	−

性　別	マグネシウム (mg/日)								リ　ン (mg/日)			
	男　性				女　性				男　性		女　性	
年齢等	推定平均必要量	推奨量	目安量	耐容上限量[*1]	推定平均必要量	推奨量	目安量	耐容上限量[*1]	目安量	耐容上限量	目安量	耐容上限量
0〜5（月）	−	−	20	−	−	−	20	−	120	−	120	−
6〜11（月）	−	−	60	−	−	−	60	−	260	−	260	−
1〜2（歳）	60	70	−	−	60	70	−	−	600	−	500	−
3〜5（歳）	80	100	−	−	80	100	−	−	700	−	700	−
6〜7（歳）	110	130	−	−	110	130	−	−	900	−	800	−
8〜9（歳）	140	170	−	−	140	160	−	−	1,000	−	900	−
10〜11（歳）	180	210	−	−	180	220	−	−	1,100	−	1,000	−
12〜14（歳）	250	290	−	−	240	290	−	−	1,200	−	1,100	−
15〜17（歳）	300	360	−	−	260	310	−	−	1,200	−	1,000	−
18〜29（歳）	280	340	−	−	230	280	−	−	1,000	3,000	800	3,000
30〜49（歳）	320	380	−	−	240	290	−	−	1,000	3,000	800	3,000
50〜64（歳）	310	370	−	−	240	290	−	−	1,000	3,000	800	3,000
65〜74（歳）	290	350	−	−	240	280	−	−	1,000	3,000	800	3,000
75以上（歳）	270	330	−	−	220	270	−	−	1,000	3,000	800	3,000
妊　婦					−	+30	+40	−	−	−	800	−
授乳婦					−	+0	+0	−	−	−	800	−

[*1] 通常の食品以外からのマグネシウムの摂取量の耐容上限量は、成人の場合350 mg/日、小児では5 mg/kg体重/日とした。それ以外の通常の食品からの摂取の場合、耐容上限量は設定しない。

● 微量ミネラルの食事摂取基準

鉄（mg/日）

性別	男性				女性					
					月経なし		月経あり			
年齢等	推定平均必要量	推奨量	目安量	耐容上限量	推定平均必要量	推奨量	推定平均必要量	推奨量	目安量	耐容上限量
0〜5（月）	−	−	0.5	−	−	−	−	−	0.5	−
6〜11（月）	3.5	4.5	−	−	3.0	4.5	−	−	−	−
1〜2（歳）	3.0	4.0	−	−	3.0	4.0	−	−	−	−
3〜5（歳）	3.5	5.0	−	−	3.5	5.0	−	−	−	−
6〜7（歳）	4.5	6.0	−	−	4.5	6.0	−	−	−	−
8〜9（歳）	5.5	7.5	−	−	6.0	8.0	−	−	−	−
10〜11（歳）	6.5	9.5	−	−	6.5	9.0	8.5	12.5	−	−
12〜14（歳）	7.5	9.0	−	−	6.5	8.0	9.0	12.5	−	−
15〜17（歳）	7.5	9.0	−	−	5.5	6.5	7.5	11.0	−	−
18〜29（歳）	5.5	7.0	−	−	5.0	6.0	7.0	10.0	−	−
30〜49（歳）	6.0	7.5	−	−	5.0	6.0	7.5	10.5	−	−
50〜64（歳）	6.0	7.0	−	−	5.0	6.0	7.5	10.5	−	−
65〜74（歳）	5.5	7.0	−	−	5.0	6.0	−	−	−	−
75以上（歳）	5.5	6.5	−	−	4.5	5.5	−	−	−	−
妊婦（付加量）初期					+2.0	+2.5	−	−	−	−
中期・後期					+7.0	+8.5	−	−	−	−
授乳婦（付加量）					+1.5	+2.0	−	−	−	−

亜鉛（mg/日）

性別	男性				女性			
年齢等	推定平均必要量	推奨量	目安量	耐容上限量	推定平均必要量	推奨量	目安量	耐容上限量
0〜5（月）	−	−	1.5	−	−	−	1.5	−
6〜11（月）	−	−	2.0	−	−	−	2.0	−
1〜2（歳）	2.5	3.5	−	−	2.0	3.0	−	−
3〜5（歳）	3.0	4.0	−	−	2.5	3.5	−	−
6〜7（歳）	3.5	5.0	−	−	3.0	4.5	−	−
8〜9（歳）	4.0	5.5	−	−	4.0	5.5	−	−
10〜11（歳）	5.5	8.0	−	−	5.5	7.5	−	−
12〜14（歳）	7.0	8.5	−	−	6.5	8.5	−	−
15〜17（歳）	8.5	10.0	−	−	6.0	8.0	−	−
18〜29（歳）	7.5	9.0	−	40	6.0	7.5	−	35
30〜49（歳）	8.0	9.5	−	45	6.5	8.0	−	35
50〜64（歳）	8.0	9.5	−	45	6.5	8.0	−	35
65〜74（歳）	7.5	9.0	−	45	6.5	7.5	−	35
75以上（歳）	7.5	9.0	−	40	6.0	7.0	−	35
妊婦（付加量）初期					+0.0	+0.0	−	−
中期・後期					+2.0	+2.0	−	−
授乳婦（付加量）					+2.5	+3.0	−	−

性別	銅 (mg/日)							
	男性				女性			
年齢等	推定平均必要量	推奨量	目安量	耐容上限量	推定平均必要量	推奨量	目安量	耐容上限量
0〜5（月）	−	−	0.3	−	−	−	0.3	−
6〜11（月）	−	−	0.4	−	−	−	0.4	−
1〜2（歳）	0.3	0.3	−	−	0.2	0.3	−	−
3〜5（歳）	0.3	0.4	−	−	0.3	0.3	−	−
6〜7（歳）	0.4	0.4	−	−	0.4	0.4	−	−
8〜9（歳）	0.4	0.5	−	−	0.4	0.5	−	−
10〜11（歳）	0.5	0.6	−	−	0.5	0.6	−	−
12〜14（歳）	0.7	0.8	−	−	0.6	0.8	−	−
15〜17（歳）	0.8	0.9	−	−	0.6	0.7	−	−
18〜29（歳）	0.7	0.8	−	7	0.6	0.7	−	7
30〜49（歳）	0.8	0.9	−	7	0.6	0.7	−	7
50〜64（歳）	0.7	0.9	−	7	0.6	0.7	−	7
65〜74（歳）	0.7	0.8	−	7	0.6	0.7	−	7
75以上（歳）	0.7	0.8	−	7	0.6	0.7	−	7
妊婦（付加量）					+0.1	+0.1	−	−
授乳婦（付加量）					+0.5	+0.6	−	−

性別	マンガン (mg/日)				ヨウ素 (µg/日)							
	男性		女性		男性				女性			
年齢等	目安量	耐容上限量	目安量	耐容上限量	推定平均必要量	推奨量	目安量	耐容上限量	推定平均必要量	推奨量	目安量	耐容上限量
0〜5（月）	0.01	−	0.01	−	−	−	100	250	−	−	100	250
6〜11（月）	0.5	−	0.5	−	−	−	130	350	−	−	130	350
1〜2（歳）	1.5	−	1.5	−	35	50	−	600	35	50	−	600
3〜5（歳）	2.0	−	2.0	−	40	60	−	900	40	60	−	900
6〜7（歳）	2.0	−	2.0	−	55	75	−	1,200	55	75	−	1,200
8〜9（歳）	2.5	−	2.5	−	65	90	−	1,500	65	90	−	1,500
10〜11（歳）	3.0	−	3.0	−	75	110	−	2,000	75	110	−	2,000
12〜14（歳）	3.5	−	3.0	−	100	140	−	2,500	100	140	−	2,500
15〜17（歳）	3.5	−	3.0	−	100	140	−	3,000	100	140	−	3,000
18〜29（歳）	3.5	11	3.0	11	100	140	−	3,000	100	140	−	3,000
30〜49（歳）	3.5	11	3.0	11	100	140	−	3,000	100	140	−	3,000
50〜64（歳）	3.5	11	3.0	11	100	140	−	3,000	100	140	−	3,000
65〜74（歳）	3.5	11	3.0	11	100	140	−	3,000	100	140	−	3,000
75以上（歳）	3.5	11	3.0	11	100	140	−	3,000	100	140	−	3,000
妊婦			3.0	−					+75	+110	−	−[*1]
授乳婦			3.0	−					+100	+140	−	−[*1]

＊1　妊婦及び授乳婦の耐容上限量は、2,000 µg/日とした。

	セレン (μg/日)							
性別	男性				女性			
年齢等	推定平均必要量	推奨量	目安量	耐容上限量	推定平均必要量	推奨量	目安量	耐容上限量
0〜5（月）	−	−	15	−	−	−	15	−
6〜11（月）	−	−	15	−	−	−	15	−
1〜2（歳）	10	10	−	100	10	10	−	100
3〜5（歳）	10	15	−	100	10	10	−	100
6〜7（歳）	15	15	−	150	15	15	−	150
8〜9（歳）	15	20	−	200	15	20	−	200
10〜11（歳）	20	25	−	250	20	25	−	250
12〜14（歳）	25	30	−	350	25	30	−	300
15〜17（歳）	30	35	−	400	20	25	−	350
18〜29（歳）	25	30	−	400	20	25	−	350
30〜49（歳）	25	35	−	450	20	25	−	350
50〜64（歳）	25	30	−	450	20	25	−	350
65〜74（歳）	25	30	−	450	20	25	−	350
75以上（歳）	25	30	−	400	20	25	−	350
妊　婦（付加量）					+5	+5	−	−
授乳婦（付加量）					+15	+20	−	−

	クロム (μg/日)				モリブデン (μg/日)							
性別	男性		女性		男性				女性			
年齢等	目安量	耐容上限量	目安量	耐容上限量	推定平均必要量	推奨量	目安量	耐容上限量	推定平均必要量	推奨量	目安量	耐容上限量
0〜5（月）	0.8	−	0.8	−	−	−	2.5	−	−	−	2.5	−
6〜11（月）	1.0	−	1.0	−	−	−	3.0	−	−	−	3.0	−
1〜2（歳）	−	−	−	−	10	10	−	−	10	10	−	−
3〜5（歳）	−	−	−	−	10	10	−	−	10	10	−	−
6〜7（歳）	−	−	−	−	10	15	−	−	10	15	−	−
8〜9（歳）	−	−	−	−	15	20	−	−	15	15	−	−
10〜11（歳）	−	−	−	−	15	20	−	−	15	20	−	−
12〜14（歳）	−	−	−	−	20	25	−	−	20	25	−	−
15〜17（歳）	−	−	−	−	25	30	−	−	20	25	−	−
18〜29（歳）	10	500	10	500	20	30	−	600	20	25	−	500
30〜49（歳）	10	500	10	500	25	30	−	600	20	25	−	500
50〜64（歳）	10	500	10	500	25	30	−	600	20	25	−	500
65〜74（歳）	10	500	10	500	20	30	−	600	20	25	−	500
75以上（歳）	10	500	10	500	20	25	−	600	20	25	−	500
妊　婦*			10	−					+0	+0	−	−
授乳婦*			10	−					+2.5	+3.5	−	−

＊　モリブデンは付加量。

出所）厚生労働省「日本人の食事摂取基準（2020年版）―『日本人の食事摂取基準』策定検討会報告書―」2019年

資料2　食生活指針

食生活指針	食生活指針の実践
食事を楽しみましょう。	●毎日の食事で、健康寿命をのばしましょう。 ●おいしい食事を、味わいながらゆっくりよく噛んで食べましょう。 ●家族の団らんや人との交流を大切に、また、食事づくりに参加しましょう。
1日の食事のリズムから、健やかな生活リズムを。	●朝食で、いきいきした1日を始めましょう。 ●夜食や間食はとりすぎないようにしましょう。 ●飲酒はほどほどにしましょう。
適度な運動とバランスのよい食事で、適正体重の維持を。	●普段から体重を量り、食事量に気をつけましょう。 ●普段から意識して身体を動かすようにしましょう。 ●無理な減量はやめましょう。 ●特に若年女性のやせ、高齢者の低栄養にも気をつけましょう。
主食、主菜、副菜を基本に、食事のバランスを。	●多様な食品を組み合わせましょう。 ●調理方法が偏らないようにしましょう。 ●手作りと外食や加工食品・調理食品を上手に組み合わせましょう。
ごはんなどの穀類をしっかりと。	●穀類を毎食とって、糖質からのエネルギー摂取を適正に保ちましょう。 ●日本の気候・風土に適している米などの穀類を利用しましょう。
野菜・果物、牛乳・乳製品、豆類、魚なども組み合わせて。	●たっぷり野菜と毎日の果物で、ビタミン、ミネラル、食物繊維をとりましょう。 ●牛乳・乳製品、緑黄色野菜、豆類、小魚などで、カルシウムを十分にとりましょう。
食塩は控えめに、脂肪は質と量を考えて。	●食塩の多い食品や料理を控えめにしましょう。食塩摂取量の目標値は、男性で1日8g未満、女性で7g未満とされています。 ●動物、植物、魚由来の脂肪をバランスよくとりましょう。 ●栄養成分表示を見て、食品や外食を選ぶ習慣を身につけましょう。
日本の食文化や地域の産物を活かし、郷土の味の継承を。	●「和食」をはじめとした日本の食文化を大切にして、日々の食生活に活かしましょう。 ●地域の産物や旬の素材を使うとともに、行事食を取り入れながら、自然の恵みや四季の変化を楽しみましょう。 ●食材に関する知識や調理技術を身につけましょう。 ●地域や家庭で受け継がれてきた料理や作法を伝えていきましょう。
食料資源を大切に、無駄や廃棄の少ない食生活を。	●まだ食べられるのに廃棄されている食品ロスを減らしましょう。 ●調理や保存を上手にして、食べ残しのない適量を心がけましょう。 ●賞味期限や消費期限を考えて利用しましょう。
「食」に関する理解を深め、食生活を見直してみましょう。	●子供のころから、食生活を大切にしましょう。 ●家庭や学校、地域で、食品の安全性を含めた「食」に関する知識や理解を深め、望ましい習慣を身につけましょう。 ●家族や仲間と、食生活を考えたり、話し合ったりしてみましょう。 ●自分たちの健康目標をつくり、よりよい食生活を目指しましょう。

［文部省（現文部科学省）、厚生省（現厚生労働省）、農林水産省　2000（平成12）年3月閣議決定、2016（平成28）年6月一部改正］

資料3　妊娠前からはじめる妊産婦のための食生活指針
～妊娠前から、健康なからだづくりを～

- 妊娠前から、バランスのよい食事をしっかりとりましょう
- 「主食」を中心に、エネルギーをしっかりと
- 不足しがちなビタミン・ミネラルを、「副菜」でたっぷりと
- 「主菜」を組み合わせてたんぱく質を十分に
- 乳製品、緑黄色野菜、豆類、小魚などでカルシウムを十分に
- 妊娠中の体重増加は、お母さんと赤ちゃんにとって望ましい量に
- 母乳育児も、バランスのよい食生活のなかで
- 無理なくからだを動かしましょう
- たばことお酒の害から赤ちゃんを守りましょう
- お母さんと赤ちゃんのからだと心のゆとりは、周囲のあたたかいサポートから

［厚生労働省　2021（令和3）年3月］

資料4　健康づくりのための休養指針

1. 生活にリズムを
   - 早目に気付こう、自分のストレスに
   - 睡眠は気持ちよい目覚めがバロメーター
   - 入浴で、からだもこころもリフレッシュ
   - 旅に出掛けて、こころの切り換えを
   - 休養と仕事のバランスで能率アップと過労防止
2. ゆとりの時間でみのりある休養を
   - 1日30分、自分の時間をみつけよう
   - 活かそう休暇を、真の休養に
   - ゆとりの中に、楽しみや生きがいを
3. 生活の中にオアシスを
   - 身近な中にもいこいの大切さ
   - 食事空間にもバラエティを
   - 自然とのふれあいで感じよう、健康の息吹を
4. 出会いときずなで豊かな人生を
   - 見出そう、楽しく無理のない社会参加
   - きずなの中ではぐくむ、クリエイティブ・ライフ

[厚生省（現厚生労働省）　1994（平成6）年5月]

資料5　健康づくりのための睡眠ガイド2023　～睡眠の推奨事項～

全体の方向性　個人差を踏まえつつ、日常的に質・量ともに十分な睡眠を確保し、心身の健康を保持する

対象者*	推奨事項
高齢者	・長い床上時間が健康リスクとなるため、床上時間が8時間以上にならないことを目安に、必要な睡眠時間を確保する。 ・食生活や運動等の生活習慣や寝室の睡眠環境等を見直して、睡眠休養感を高める。 ・長い昼寝は夜間の良眠を妨げるため、日中は長時間の昼寝は避け、活動的に過ごす。
成人	・適正な睡眠時間には個人差があるが、6時間以上を目安として必要な睡眠時間を確保する。 ・食生活や運動等の生活習慣、寝室の睡眠環境等を見直して、睡眠休養感を高める。 ・睡眠の不調・睡眠休養感の低下がある場合は、生活習慣等の改善を図ることが重要であるが、病気が潜んでいる可能性にも留意する。
こども	・小学生は9～12時間、中学・高校生は8～10時間を参考に睡眠時間を確保する。 ・朝は太陽の光を浴びて、朝食をしっかり摂り、日中は運動をして、夜ふかしの習慣を避ける。

＊）生活習慣や環境要因等の影響により、身体の状況等の個人差が大きいことから、「高齢者」「成人」「こども」について特定の年齢で区切ることは適当ではなく、個人の状況に応じて取組を行うことが重要であると考えられる。
出所）健康づくりのための睡眠指針の改訂に関する検討会「健康づくりのための睡眠ガイド2023」

資料6 身体活動（生活活動・運動）のメッツ表

●生活活動のメッツ表

メッツ	3メッツ以上の生活活動の例
3.0	普通歩行（平地、67m/分、犬を連れて）、電動アシスト付き自転車に乗る、家財道具の片付け、子どもの世話（立位）、台所の手伝い、大工仕事、梱包、ギター演奏（立位）
3.3	カーペット掃き、フロア掃き、掃除機、電気関係の仕事：配線工事、身体の動きを伴うスポーツ観戦
3.5	歩行（平地、75～85m/分、ほどほどの速さ、散歩など）、楽に自転車に乗る（8.9km/時）、階段を下りる、軽い荷物運び、車の荷物の積み下ろし、荷づくり、モップがけ、床磨き、風呂掃除、庭の草むしり、子どもと遊ぶ（歩く/走る、中強度）、車椅子を押す、釣り（全般）、スクーター（原付）・オートバイの運転
4.0	自転車に乗る（≒16km/時未満、通勤）、階段を上る（ゆっくり）、動物と遊ぶ（歩く/走る、中強度）、高齢者や障がい者の介護（身支度、風呂、ベッドの乗り降り）、屋根の雪下ろし
4.3	やや速歩（平地、やや速めに＝93m/分）、苗木の植栽、農作業（家畜に餌を与える）
4.5	耕作、家の修繕
5.0	かなり速歩（平地、速く＝107m/分））、動物と遊ぶ（歩く/走る、活発に）
5.5	シャベルで土や泥をすくう
5.8	子どもと遊ぶ（歩く/走る、活発に）、家具・家財道具の移動・運搬
6.0	スコップで雪かきをする
7.8	農作業（干し草をまとめる、納屋の掃除）
8.0	運搬（重い荷物）
8.3	荷物を上の階へ運ぶ
8.8	階段を上る（速く）

メッツ	3メッツ未満の生活活動の例
1.8	立位（会話、電話、読書）、皿洗い
2.0	ゆっくりした歩行（平地、非常に遅い＝53m/分未満、散歩または家の中）、料理や食材の準備（立位、座位）、洗濯、子どもを抱えながら立つ、洗車・ワックスがけ
2.2	子どもと遊ぶ（座位、軽度）
2.3	ガーデニング（コンテナを使用する）、動物の世話、ピアノの演奏
2.5	植物への水やり、子どもの世話、仕立て作業
2.8	ゆっくりした歩行（平地、遅い＝53m/分）、子ども・動物と遊ぶ（立位、軽度）

出所）厚生労働省「生活活動のメッツ表・運動のメッツ表」（2023年8月版）

●運動活動のメッツ表

メッツ	運動活動の例
2.3	ストレッチング、全身を使ったテレビゲーム（バランス運動、ヨガ）
2.5	ヨガ、ビリヤード
2.8	座って行うラジオ体操
3.0	ボウリング、バレーボール、社交ダンス（ワルツ、サンバ、タンゴ）、ピラティス、太極拳
3.5	自転車エルゴメーター（30〜50ワット）、自体重を使った軽い筋力トレーニング（軽・中等度）、体操（家で、軽・中等度）、ゴルフ（手引きカートを使って）、カヌー
3.8	全身を使ったテレビゲーム（スポーツ・ダンス）
4.0	卓球、パワーヨガ、ラジオ体操第1
4.3	やや速歩（平地、やや速めに＝93 m/分）、ゴルフ（クラブを担いで運ぶ）
4.5	テニス（ダブルス）＊、水中歩行（中等度）、ラジオ体操第2
4.8	水泳（ゆっくりとした背泳）
5.0	かなり速歩（平地、速く＝107 m/分）、野球、ソフトボール、サーフィン、バレエ（モダン、ジャズ）
5.3	水泳（ゆっくりとした平泳ぎ）、スキー、アクアビクス
5.5	バドミントン
6.0	ゆっくりとしたジョギング、ウェイトトレーニング（高強度、パワーリフティング、ボディビル）、バスケットボール、水泳（のんびり泳ぐ）
6.5	山を登る（0〜4.1 kgの荷物を持って）
6.8	自転車エルゴメーター（90〜100ワット）
7.0	ジョギング、サッカー、スキー、スケート、ハンドボール＊
7.3	エアロビクス、テニス（シングルス）＊、山を登る（約4.5〜9.0 kgの荷物を持って）
8.0	サイクリング（約20 km/時）
8.3	ランニング（134 m/分）、水泳（クロール、ふつうの速さ、46 m/分未満）、ラグビー＊
9.0	ランニング（139 m/分）
9.8	ランニング（161 m/分）
10.0	水泳（クロール、速い、69 m/分）
10.3	武道・武術（柔道、柔術、空手、キックボクシング、テコンドー）
11.0	ランニング（188 m/分）、自転車エルゴメーター（161〜200ワット）

注）＊試合の場合
出所）厚生労働省「生活活動のメッツ表・運動のメッツ表」（2023年8月版）

資料7　児童福祉施設における「食事摂取基準」を活用した食事計画について

令和2年3月31日　子母発0331第1号
各都道府県・各指定都市・各中核市民生主管部（局）長宛
厚生労働省子ども家庭局母子保健課長通知

　「食事による栄養摂取量の基準」（令和2年1月21日厚生労働省告示第10号。以下「食事摂取基準」という。）が改正され令和2年4月1日から適用されることに伴い、「児童福祉施設における食事の提供に関する援助及び指導について」（令和2年3月31日雇児発0331第1号・障発0331第8号厚生労働省子ども家庭局長・社会・援護局障害保健福祉部長連名通知）を発出したところであるが、児童福祉施設における食事の提供の基本となる食事計画について、下記の事項に留意の上、効果的に実施されるよう、貴管内児童福祉施設への周知方よろしく御配意願いたい。

　なお、本通知の施行に伴い、平成27年3月31日雇児母発0331第1号本職通知「児童福祉施設における「食事摂取基準」を活用した食事計画について」は令和2年3月31日をもって廃止する。

　また、本通知は、地方自治法（昭和22年法律第67号）第245条の4第1項の規定に基づく技術的助言である。

記

1　児童福祉施設における「食事摂取基準」を活用した食事計画の基本的考え方

(1)　「食事摂取基準」は、エネルギーについて、成人においては「ボディ・マス・インデックス（BMI）」、参考として「推定エネルギー必要量」、栄養素については「推定平均必要量」「推奨量」「目安量」「耐容上限量」「目標量」といった複数の設定指標により構成されていることから、各栄養素及び指標の特徴を十分理解して活用すること。

(2)　「食事摂取基準」は、健康な個人及び集団を対象とし、国民の健康の保持・増進、生活習慣病の予防を目的とし、エネルギー及び各栄養素の摂取量の基準を示すものである。よって、児童福祉施設において、障害や疾患を有するなど身体状況や生活状況等が個人によって著しく異なる場合には、一律の適用が困難であることから、個々人の発育・発達状況、栄養状態、生活状況等に基づいた食事計画を立てること。

(3)　子どもの健康状態及び栄養状態に応じて、必要な栄養素について考慮すること。子どもの健康状態及び栄養状態に特に問題がないと判断される場合であっても、基本的にエネルギー、たんぱく質、脂質、ビタミンA、ビタミンB_1、ビタミンB_2、ビタミンC、カルシウム、鉄、ナトリウム（食塩）、カリウム及び食物繊維について考慮するのが望ましい。

(4)　食事計画を目的として「食事摂取基準」を活用する場合には、集団特性を把握し、それに見合った食事計画を決定した上で、献立の作成及び品質管理を行った食事の提供を行い、一定期間ごとに摂取量調査や対象者特性の再調査を行い、得られた情報等を活かして食事計画の見直しに努めること。その際、管理栄養士等による適切な活用を図ること。

2 児童福祉施設における「食事摂取基準」を活用した食事計画の策定に当たっての留意点

(1) 子どもの性、年齢、発育・発達状況、栄養状態、生活状況等を把握・評価し、提供することが適当なエネルギー及び栄養素の量（以下「給与栄養量」という。）の目標を設定するよう努めること。なお、給与栄養量の目標は、子どもの発育・発達状況、栄養状態等の状況を踏まえ、定期的に見直すように努めること。

(2) エネルギー摂取量の計画に当たっては、参考として示される推定エネルギー必要量を用いても差し支えないが、健全な発育・発達を促すために必要なエネルギー量を摂取することが基本となることから、定期的に身長及び体重を計測し、成長曲線に照らし合わせるなど、個々人の成長の程度を観察し、評価すること。

(3) たんぱく質、脂質、炭水化物の総エネルギーに占める割合（エネルギー産生栄養素バランス）については、三大栄養素が適正な割合によって構成されることが求められることから、たんぱく質については13％〜20％、脂質については20％〜30％、炭水化物については50％〜65％の範囲を目安とすること。

(4) 1日のうち特定の食事（例えば昼食）を提供する場合は、対象となる子どもの生活状況や栄養摂取状況を把握、評価した上で、1日全体の食事に占める特定の食事から摂取することが適当とされる給与栄養量の割合を勘案し、その目標を設定するよう努めること。

(5) 給与栄養量が確保できるように、献立作成を行うこと。

(6) 献立作成に当たっては、季節感や地域性等を考慮し、品質が良く、幅広い種類の食品を取り入れるように努めること。また、子どもの咀嚼や嚥下機能、食具使用の発達状況等を観察し、その発達を促すことができるよう、食品の種類や調理方法に配慮するとともに、子どもの食に関する嗜好や体験が広がりかつ深まるよう、多様な食品や料理の組み合わせにも配慮すること。また、特に、小規模グループケアやグループホーム化を実施している児童養護施設や乳児院においては留意すること。

3 児童福祉施設における食事計画の実施上の留意点

(1) 子どもの健全な発育・発達を目指し、子どもの身体活動等を含めた生活状況や、子どもの栄養状態、摂食量、残食量等の把握により、給与栄養量の目標の達成度を評価し、その後の食事計画の改善に努めること。

(2) 献立作成、調理、盛りつけ・配膳、喫食等各場面を通して関係する職員が多岐にわたることから、定期的に施設長を含む関係職員による情報の共有を図り、食事の計画・評価を行うこと。

(3) 日々提供される食事が子どもの心身の健全育成にとって重要であることに鑑み、施設や子どもの特性に応じて、将来を見据えた食を通じた自立支援にもつながる「食育」の実践に努めること。

(4) 食事の提供に係る業務が衛生的かつ安全に行われるよう、食事の提供に関係する職員の健康診断及び定期検便、食品の衛生的取扱い並びに消毒等保健衛生に万全に期し、食中毒や感染症の発生防止に努めること。

• 資料編 •

資料8 保育所における給与栄養目標量の設定のポイントと設定例

●保育所における給与栄養目標量設定のポイント

① 推定エネルギー必要量は、最大値を参考に設定（1〜2歳児950 kcal、3〜5歳児1,300 kcal）。
② たんぱく質は13〜20％エネルギーを適用し、重量（g）換算して1〜2歳児は31〜48 g、3〜5歳児は42〜65 gを参考に設定。
③ 脂質は20〜30％エネルギーを適用し、重量（g）換算して1〜2歳児は21〜32 g、3〜5歳児は29〜43 gを参考に設定。
④ 炭水化物は50〜65％エネルギーを適用し、重量（g）換算して1〜2歳児は119〜154 g、3〜5歳児は163〜211 gを参考に設定。
⑤ 食物繊維は、1〜2歳児は7 g/1,000 kcal、3〜5歳児は目標量を適用。
⑥ その他の栄養素は、推奨量の最大値を参考に設定（男子の値を適用）。
⑦ 食塩摂取量は、目標量を参考に設定（男子の値を適用）。
⑧ 個人別推定平均必要量を算出（個別体重使用）し、その平均値及び最大値と最小値を求め、その結果により、推定平均必要量の最大値を給与栄養目標量に適用したことが妥当かの確認。
⑨ 体格の判定に際してカウプ指数を使用。併せて身体計測値を成長曲線に記録しながら、その曲線の伸びに注意し、肥満・やせが気になる場合については継続した指導が必要＊。

＊ 乳幼児身体発育評価マニュアル（平成23年度厚生労働科学研究費補助金）を参考とする。
出所）厚生労働省「日本人の食事摂取基準（2025年版）―『日本人の食事摂取基準』策定検討会報告書―」2024年をもとに作成

ある特定の保育所における給与栄養目標量（設定例）

●1〜2歳児の給与栄養目標量（男子）

	エネルギー (kcal)	たんぱく質 (g)	脂質 (g)	炭水化物 (g)	食物繊維 (g)	ビタミンA (μgRAE)	ビタミンB₁ (mg)	ビタミンB₂ (mg)	ビタミンC (mg)	カルシウム (mg)	鉄 (mg)	食塩相当量 (g)
食事摂取基準（A）（1日当たり）	950	31〜48	21〜32	119〜154	7	400	0.4	0.6	35	450	4.0	3.0未満
昼食＋おやつの比率（B）＊	50%	50%	50%	50%	50%	50%	50%	50%	50%	50%	50%	50%
1食（昼食おやつ）の給与栄養目標量（C＝A×B/100）	475	16〜24	11〜16	60〜77	3.5	200	0.2	0.30	17.5	225	2.0	1.5未満
保育所における給与栄養目標量（Cを丸めた値）	480	20	14	70	4	200	0.2	0.30	17.5	225	2.0	1.5未満

＊ 昼食及び午前・午後のおやつで1日の給与栄養量の50％を給与することを前提とした。

● 3～5歳児の給与栄養目標量（男子）

	エネルギー(kcal)	たんぱく質(g)	脂質(g)	炭水化物(g)	食物繊維(g)	ビタミンA(μgRAE)	ビタミンB₁(mg)	ビタミンB₂(mg)	ビタミンC(mg)	カルシウム(mg)	鉄(mg)	食塩相当量(g)
食事摂取基準(A)（1日当たり）	1,300	42～65	29～43	163～211	8	500	0.5	0.8	40	600	5.0	3.5未満
昼食＋おやつの比率(B)*1	45%	45%	45%	45%	45%	45%	45%	45%	45%	45%	45%	45%
1食（昼食）の給与栄養目標量（C＝A×B/100）	585	19～29	13～19	73～95	3.6	225	0.23	0.36	18	270	2.3	1.6未満
家庭から持参する米飯110gの栄養量(D)*2	185	3	0	40	0.3	0	0.02	0.01	0	3	0.1	0
E＝C－D	400	15～25	13～20	34～56	3.3	225	0.21	0.35	18	267	2.2	1.6未満
保育所における給与栄養目標量（Eを丸めた値）	400	20	17	45	3.5	225	0.21	0.35	18	267	2.2	1.6未満

＊1　昼食（主食は家庭より持参）及び午前・午後のおやつで1日の給与栄養量の45％を給与することを前提とした。
＊2　家庭から持参する主食量は、主食調査結果（過去5年間の平均105g）から110gとした。
出所）厚生労働省「日本人の食事摂取基準（2025年版）」策定検討会『日本人の食事摂取基準（2025年版）』策定検討会報告書」2024年をもとに作成

資料9　学校給食摂取基準と食品構成表

●児童又は生徒一人一回当たりの学校給食摂取基準

区　分	基準値			
	児童（6歳～7歳）の場合	児童（8歳～9歳）の場合	児童（10歳～11歳）の場合	生徒（12歳～14歳）の場合
エネルギー（kcal）	530	650	780	830
たんぱく質（％）	学校給食による摂取エネルギー全体の13％～20％			
脂質（％）	学校給食による摂取エネルギー全体の20％～30％			
ナトリウム（食塩相当量）（g）	1.5未満	2未満	2未満	2.5未満
カルシウム（mg）	290	350	360	450
マグネシウム（mg）	40	50	70	120
鉄（mg）	2	3	3.5	4.5
ビタミンA（μgRAE）	160	200	240	300
ビタミンB₁（mg）	0.3	0.4	0.5	0.5
ビタミンB₂（mg）	0.4	0.4	0.5	0.6
ビタミンC（mg）	20	25	30	35
食物繊維（g）	4以上	4.5以上	5以上	7以上

注1）表に掲げるもののほか、次に掲げるものについてもそれぞれ示した摂取について配慮すること。
　　亜　　鉛……児童（6歳～7歳）2mg、児童（8歳～9歳）2mg、児童（10歳～11歳）2mg、生徒（12歳～14歳）3mg
注2）この摂取基準は、全国的な平均値を示したものであるから、適用に当たっては、個々の健康及び生活活動等の実態並びに地域の実情等に十分配慮し、弾力的に運用すること。
出所）「学校給食実施基準」平成21年文部科学省告示（最終改正：令和3年2月12日）別表

●学校給食の標準食品構成表（幼児、児童、生徒１人１回当たり）　　　　　　　　　　　　（単位：g）

区分			幼児の場合	児童（6歳～7歳）の場合	児童（8歳～9歳）の場合	児童（10歳～11歳）の場合	生徒（12歳～14歳）の場合	夜間課程を置く高等学校及び特別支援学校の生徒の場合
主食	米飯の場合	米	50	50	70	90	100	100
		強化米	0.15	0.15	0.21	0.27	0.3	0.3
	パンの場合	小麦	40	40	50	70	80	80
		イースト	1	1	1.25	1.75	2	2
		食塩	1	1	1.25	1.75	2	2
		ショートニング	1.4	1.4	1.75	2.45	2.8	2.8
		砂糖類	1.4	1.4	1.75	2.45	2.8	2.8
		脱脂粉乳	1.4	1.4	1.75	2.45	2.8	2.8
ミルク		牛乳	155	206	206	206	206	206
おかず		小麦粉及びその製品	4	4	5	7	9	9
		芋及び澱粉	20	26	30	34	35	35
		砂糖類	3	3	3	3	4	4
		豆類	4	4.5	5	5.5	6	6
		豆製品類	12	14	16	18	18	18
		種実類	1.5	2	3	3.5	3.5	3.5
		緑黄色野菜類	18	19	23	27	35	35
		その他の野菜類	50	60	70	75	82	82
		果物類	30	30	32	35	40	40
		きのこ類	3	3	4	4	4	4
		藻類	2	2	2	3	4	4
		魚介類	13	13	16	19	21	21
		小魚類	2.5	3	3	3.5	3.5	4
		肉類	12	13	15	17	19	19
		卵類	5	5	6	8	12	12
		乳類	3	3	4	5	6	6
		油脂類	2	2	3	3	4	4

備考１）１か月間の摂取目標量を１回当たりの数値に換算したものである。
　　２）適用に当たっては、個々の児童生徒等の健康及び生活活動等の実態並びに地域の実情等に十分配慮し、弾力的に運用すること。
出所）「学校給食摂取基準の策定について（報告）別紙１」学校給食における児童生徒の食事摂取基準策定に関する調査研究協力者会議　2011年

索　引

数字・欧文

24時間思い出し法　161
ADL　→日常生活動作
ATP　→アデノシン三リン酸
ATP-CP系　→非乳酸性機構
BMI　→体格指数
IADL　→手段的日常生活動作
METs　→メッツ
PDCAサイクル　42
PEM　→たんぱく質・エネルギー栄養障害
QOL　→生活の質
SGA　→主観的包括的栄養評価法

あ

アクティブガイド　→健康づくりのための身体活動指針
アデノシン三リン酸　200
一次予防　11
ウエスト周囲径　24
ウエットタイプ　106
運動　200
栄養アセスメント　16
栄養教育　36
栄養ケア計画　35
栄養ケア・マネジメント　15
栄養スクリーニング　16
栄養補給　35
エネルギー産生栄養素バランス　39
エネルギー収支バランス　42
エネルギー蓄積量　108
エネルギー必要量　204
嚥下調整食　198

か

介護食　196
外食　158
カウプ指数　31, 90, 108, 116
過期産　89
学童期　127
完全給食　135
寒冷防御　224
基礎代謝量　204
急性適応　225
急速代謝回転たんぱく質　185
休養　235
巨赤芽球性貧血　21
巨大児　89
起立性調節障害　144
グリコーゲン　205, 217
クワシオルコル　111
減圧症　224
健康づくりのための身体活動・運動ガイド2023　202, 258
健康日本21　10
高圧環境　224
高温環境　222
後期高齢者　184
高血圧　19
高山病　225
行動体力　202
高齢期　54, 184
誤嚥性肺炎　187
極低出生体重児　89
孤食　142
個食　142
骨格筋量　25
混合栄養　83
献立作成　46
コンタミネーション　126

さ

災害時　226
サイクル献立　50
最大酸素摂取量　201
サルコペニア　33, 184, 188
産褥期　74, 79
酸素摂取量　201
持久系スポーツ　203
持久力　202
脂質異常症　19
思春期　140
思春期スパート　26, 127
周産期　89
終末殺菌法　91
主観的包括的栄養評価法　16
手段的日常生活動作　188
授乳期　74
授乳・離乳の支援ガイド　92, 261
瞬発力　202
小球性低色素性貧血　21
消極的休養　235
症候性肥満　111
小児　108
小児期　54
上腕筋周囲長　25
上腕筋面積　25
上腕三頭筋皮下脂肪厚　25
上腕周囲長　25
除去食　111, 125
食事計画　45
食事調査　34
食事バランスガイド　11
食事歴法　35
食生活指針　257
食物アレルギー　102, 111, 124, 137
食物摂取頻度調査法　34
食欲不振　111
除脂肪体重　25, 185
暑熱防御　223
神経性食欲不振症　→神経性やせ症
神経性無食欲症　→神経性やせ症
神経性やせ症　143
人工栄養　83
新生児期　89
身体計測　22
身体的疲労　235
身体発育曲線　27, 90, 108, 116, 140
身長　22
身長体重曲線　26, 116
推奨量　39, 42
推定エネルギー必要量　38, 108, 204
推定平均必要量　39, 42
水分補給　206
睡眠　231
ストレス　226
スポーツ　200
生活の質　14, 188
正期産　89
正球性貧血　21

成人期　54, 169
精神的疲労　235
静的アセスメント　18
青年期　155
積極的休養　235
ゼラチン　199
前期高齢者　184
先天性代謝異常症　89
早産　89
壮年期　169

た
体格指数　24, 31, 203
大球性貧血　21
体脂肪率　24
体重　22
体重減少率　24
第二次性徴　127, 139
第二発育急進期　26, 127, 139
耐容上限量　39, 43
脱水　226
多領域からの栄養ケア　36
短期目標　36
単純性肥満　111
たんぱく質・エネルギー栄養障害
　25, 33, 111, 188
中期目標　36
中食　213
中年期　169
長期目標　36
超低出生体重児　89
調理　51
つわり　62
低圧環境　225
低栄養　33, 188
低温環境　223
低出生体重児　89
低体温　223
適応　226
鉄欠乏性貧血　21, 74, 143, 211
展開食　50

凍傷　224
凍瘡　224
動的アセスメント　19
糖尿病　19
特殊環境　222
特定健診・特定保健指導　11
ドライタイプ　103
とろみ調整食品　198

な
内臓脂肪症候群　メタボリックシンドローム
日常生活動作　15
日射病　223
日本人の食事摂取基準（2025年版）
　38, 244
乳酸系　201
乳酸性機構　200
乳児期　89
乳児ボツリヌス症　92
乳児用調製粉乳　98
妊娠悪阻　62
妊娠期　66
妊娠高血圧症候群　22, 62
妊娠糖尿病　22, 63
妊娠貧血　62
妊娠前からはじめる妊産婦のための
　食生活指針　58, 257
熱中症　206, 223, 238
年齢区分　54
ノンレム睡眠　231

は
パーセンタイル　27
パワー系スポーツ　203
非乳酸性機構　200
非ふるえ産熱　224
非ヘム鉄　216
肥満　13, 111, 143
肥満度　31
評価　37

標準体重　24
疲労　235
貧血　19
浮腫　71
フレイル　33, 184, 188
ベビーフード　103
ヘム鉄　216
偏食　111
補食給食　135
母乳　75
母乳栄養　83

ま
マス・スクリーニング　89
マラスムス　111
慢性適応　225
慢性疲労　235
ミルク給食　135
無菌操作法　91
無酸素運動　201
無酸素系　200
メタボリックシンドローム　11, 19, 107, 130, 171
メッツ　203, 259
目安量　39, 42
目標量　39, 43
モニタリング　36

や
やせ　13, 111, 143
有酸素運動　201
有酸素系　201
要因加算法　204
幼児期　107
予後判定アセスメント　19

ら
離乳　92
臨床診査　17
レム睡眠　231
ローレル指数　31, 127, 132, 140

参考文献

● 第1部
第1－3章

厚生労働省「日本人の食事摂取基準（2025年版）―『日本人の食事摂取基準』策定報告書―」2024年
https://www.mhlw.go.jp/content/10904750/001316585.pdf

Willett, W.：Nutritional Epidemiology, 2nd ed., 1998／田中平三監訳「食事調査のすべて―栄養疫学―第2版」第一出版　2003年

田中平三「『臨床栄養』別冊　日本人の食事摂取基準（2010年版）完全ガイド」医歯薬出版　2009年

特定非営利活動法人日本栄養改善学会監修、鈴木公・木戸康博編『管理栄養士養成課程におけるモデルコアカリキュラム準拠　第2巻　食事摂取基準　理論と活用』医歯薬出版　2012年

第4章

渡邉早苗・宮崎由子・吉野陽子編『スタンダード人間栄養学これからの応用栄養学演習・実習―栄養ケアプランと食事計画・供食―』朝倉書店　2012年

独立行政法人国立健康・栄養研究所監修、戸谷誠之・伊藤節子・渡邊令子編『健康・栄養科学シリーズ　応用栄養学　改訂第5版』南江堂　2015年

田中弥生・宗像伸子「『臨床栄養』別冊　おいしい、やさしい介護食―症状に合わせて選べる5段階食―」医歯薬出版　2004年

竹中優・土江節子編『応用栄養学　栄養マネジメント演習・実習　第4版』医歯薬出版　2017年

● 第2部
第1章

竹中優・土江節子編『応用栄養学　栄養マネジメント演習・実習　第4版』医歯薬出版　2017年

日本産科婦人科学会・日本産婦人科医会編「産婦人科診療ガイドライン―産科編2023」

日本糖尿病学会編『糖尿病診療ガイドライン2024』南江堂　2024年

日本糖尿病・妊娠学会編『改訂第3版　妊婦の糖代謝異常　診療・管理マニュアル』メジカルビュー社　2021年

田中敬子・為房恭子編『応用栄養学』朝倉書店　2009年

五関正江・小林三智子『応用栄養学実習　第2版　―ケーススタディーで学ぶ栄養マネジメント―』建帛社　2010年

寺田和子・保屋野美智子・山本初子・中原経子・飯塚美和子・麻見直美・小林三智子・三浦麻子『応用栄養学　改訂7版』南山堂　2010年

岡井崇・綾部琢哉編『標準産科婦人科学　第4版』医学書院　2011年

第2章

独立行政法人国立健康・栄養研究所監修、戸谷誠之・伊藤節子・渡邊令子編『健康・栄養科学シリーズ　応用栄養学　改訂第5版』南江堂　2015年

鈴木和春・重田公子・近藤雅雄編『コンパクト応用栄養学　第2版』朝倉書店　2016年

水野克己監修、本郷寛子・瀬尾智子・水野紀子編『これでナットク母乳育児』へるす出版　2009年

飯野好明・佐藤康世・保倉夕紀子『看護国試シリーズ　みるみる母性看護　第5版』医学評論社　2016年

第4章

栢下淳・上西一弘編『栄養科学イラストレイテッド　応用栄養学』羊土社　2014年

岩田章子・寺嶋昌代編『新・子どもの食と栄養』みらい　2021年

「厚生労働科学研究班による食物アレルギーの栄養食事指導の手引き2022」研究代表者：海老澤元宏
https://www.foodallergy.jp/wp-content/themes/foodallergy/pdf/nutritionalmanual2022.pdf

厚生労働省「保育所におけるアレルギー対応ガイドライン（2019年改訂版）」
https://www.mhlw.go.jp/content/000511242.pdf

日本小児アレルギー学会食物アレルギー委員会『食物アレルギー診療ガイドライン2021』協和企画　2021年

海老澤元宏監修、今井孝成・高松伸枝・林典子編『食物アレルギーの栄養指導』医歯薬出版　2012年

第5章

文部科学省・国立教育政策研究所「令和6年度全国学力・学習状況調査報告書」
https://www.nier.go.jp/24chousakekkahoukoku/

文部科学省・国立教育政策研究所「平成31（令和元）年度全国学力・学習状況調査報告書」
https://www.nier.go.jp/19chousakekkahoukoku/

文部科学省「学校給食における食物アレルギー対応指針」平成27年3月
https://www.mext.go.jp/component/a_menu/education/detail/__icsFiles/afieldfile/2015/03/26/1355518_1.pdf

第7章

独立行政法人国立健康・栄養研究所監修、戸谷誠之・伊藤節子・渡邊令子編『健康・栄養科学シリーズ　応用栄養学　改訂第5版』南江堂　2015年

江澤郁子・津田博子編『Nブックス　三訂　応用栄養学』建帛社　2011年

農林水産省「食育に関する意識調査報告書」（令和6年3月）
https://www.maff.go.jp/j/syokuiku/ishiki/r06/pdf_index.html

農林水産省「若い世代の食事習慣に関する調査結果」（令和元年11月）
https://www.maff.go.jp/j/syokuiku/websurvey/websurvey.html

第9章

内閣府『令和6年版　高齢社会白書』

第11章

堀江祥允・堀江和代編『新版　応用栄養学実習書』光生館　2008年

灘本知憲・宮谷秀一編『新食品・栄養科学シリーズ　応用栄養学　第3版』化学同人　2012年

国立健康・栄養研究所・日本栄養士会「災害時の栄養・食生活支援マニュアル」
https://www.dietitian.or.jp/data/manual/h23evacuation5.pdf

日本栄養士ウェブサイト「日本栄養士会災害支援チーム（JDA-DAT）について」
https://www.dietitian.or.jp/jdadat/about/

応用栄養学実習ワークブック 第4版

2013年4月15日　初版第1刷発行
2015年4月10日　第2版第1刷発行
2018年3月1日　第2版第4刷発行
2020年4月1日　第3版第1刷発行
2023年3月1日　第3版第3刷発行（補訂）
2025年3月31日　第4版第1刷発行

編　　集　　北島　幸枝
発 行 者　　竹鼻　均之
発 行 所　　株式会社 みらい
　　　　　　〒500-8137　岐阜市東興町40　第5澤田ビル
　　　　　　TEL 058-247-1227代　FAX 058-247-1218
　　　　　　https://www.mirai-inc.jp/

印刷・製本　　サンメッセ株式会社

ISBN 978-4-86015-639-8　C3077
Printed in Japan　　　　　　乱丁本・落丁本はお取り替え致します。